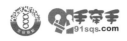

风湿病问答集锦

Questions and Answers on Rheumatic Diseases

主　编　肖　飞

编　者　张　莉　贾玉华　王敏骏　何晓灵
　　　　仇　波　沈　颖　白　蕊　费正弦
　　　　刘荣军　马　驰　赵永刚　胡　俊
　　　　崔　永　宫　健　钱　宇　李秋实
　　　　贺利军　魏可思　马肃平　施　瑛
　　　　胡佳敏

U0264626

复旦大学出版社

牵手医患

有这样一个调查:2005 年,1 000 余位风湿病患者接受了"问卷调查",其中有两个问题为:您在就诊时,最希望的是什么? 您在离开诊室后,最期望的是什么? 近100％的患者回答,希望能在就诊时同医生多交流,希望在离开诊室后,能同医生保持联系,及时得到医生的指导。

有这样一个平台:2006 年,一个旨在促进"医患沟通"的互动网站问世。手牵手博客(www.91sqs.com)汇集了近12 000位医生,他们在这个平台建立自己的博客空间,跨越地域交流临床经验、讨论疑难病症。

有这样一群医生:他们在 2006～2013 年,用业余时间,无私地在手牵手博客平台为患者解答疑问,如同临床会诊,为患者解除困惑,奉献医生的群体智慧,为看病难、看病贵的难题找到了解决方法。

有这样一本问答集:问题来自真实世界的患者,答案来自临床一线的风湿科医生。一个问题得到数位医生从不同角度的解答。他们相互切磋,拾遗补漏,聚沙成塔,积水成渊。经数年的耕耘积累,我们把在手牵手博客平台上进行的问答汇集成独特的医生、患者问答集。

本问答集涉及类风湿关节炎、系统性红斑狼疮(含狼疮肾炎）、银屑病关节炎、强直性脊柱炎、痛风、骨关节炎、干燥综合征共 7 种常见风湿病，收录来自风湿病患者的近 400 个问题，汇集来自 25 个地区、262 家医院、500 位医生给予的解答。平均每个问题都被 2 位以上医生答复，其中被答复次数最多的问题曾被全国各地共 15 位医生解答。

我们的患者通过学习成为了专家，成为了健康的驾驭者。他们互相鼓励，不再孤独、恐慌、无助。他们和医生成为了伙伴，不再为门诊时间短而惋惜，不再为忘记问问题而遗憾。在诊室外，他们可以在手牵手博客给医生留言咨询，得到来自全国多位专家的关注。

这个"医患交流"的博客平台已经成为医生及患者的家园。同时，2013 年，这个平台已升华成一个全媒体平台，包括医学百科、医学图书馆、医患在线交流、医学博客、疾病自我诊断、科室网站、手机医学新闻、医学视频和医学杂志等多种媒体形式，将为医生、患者提供更专业的医学服务和更便捷的沟通途径。

今天，我们与 500 余位风湿病专家共同编写这本世界上独一无二的《风湿病问答集锦》，对每一个问答进行了认真、严格地审核，尽最大努力保证了文集的科学性，同时也努力使本问答集更加通俗易懂。

感谢所有参与书籍编写的专家的热情支持、辛勤劳动，希望本书和手牵手全媒体能够成为医患沟通的桥梁，帮助患者更好地配合医生、战胜疾病！

2014 年 5 月

前言

　　风湿免疫性疾病是一类常见临床疾病,累及全身各个系统。风湿病危害可用"5D"来形容,即痛苦(Discomfort)、残疾(Disability)、死亡(Death)、药物毒性(Drug toxicity)、经济损失(Dollar lost)。许多患者由于缺乏风湿病基本常识,病急乱投医,听信江湖广告,采用游医偏方,使病情越治越重,给患者本人和家庭带来难以承受的痛苦和经济负担。另外,医院风湿科医生每天都要超负荷接诊大量患者,医生在门诊很难有充足时间和条件逐个解答每位患者和家属的问题。

　　对此,网络技术提供了很好的解决方案——"手牵手网站"(网址 www.91sqs.com)自 2006 年开通以来,已有近12 000位医生在网站开通个人博客,定期为广大病友在线答疑,内容涵盖了疾病病因、诊断、治疗、康复、保健等各方面。不同医生从不同视角的解答勾勒出疾病基本的立体图像,帮助病友们掌握科学对待疾病的态度和方法,使患者能更好地战胜疾病,并在一定程度上缓解了"看病难、看病贵"的难题。

　　为了让更多的病友能看到这些精彩的问答,我们整理网站上风湿病患者最常见问题的医患交流内容,经过风湿病专家多次审校、修订,集全国风湿病专家之群体智慧,兼顾科学性和实用性,编撰、出版成书。希望本书能提高病友对此类疾病的认识,最大限度地保护和挽救病友的生活能力和工作能力,使他们重获身心健康!

本书介绍了7种疾病,即类风湿关节炎、系统性红斑狼疮(含狼疮肾炎)、银屑病关节炎、强直性脊柱炎、痛风、骨关节炎、干燥综合征。每种疾病采用患者或患者家属提问,医生或专家解答的形式,生动活泼,有科学性和实用价值。每种疾病的介绍包括疾病简介、病因和发病机制、临床表现、辅助检查、诊断和鉴别诊断、治疗方法、预防保健、妊娠生育、病例问答、病友心声等内容,简明扼要,实用性很强。

您若是病友,可以登录网站(91sqs.com)选择医生,提出您的问题;您若是医生,也请登录网站(91sqs.com)查看您的空间,在百忙中为需要您指导的病友解惑答疑。您的行动是促进和谐社会建设的良方。

本书籍仅供参考,不作为诊疗依据。如病友出现病情波动,请及时前往医院就诊。祝您早日康复!

我们诚恳地希望国内前辈专家与广大读者对本书的不足与疏漏给予指正。

编者
2014 年 5 月

目 录

类风湿关节炎

疾病简介

类风湿关节炎（RA）是一种以累及周围关节为主的多系统性、炎症性的自身免疫病。常以小关节起病，多为对称性，先影响关节滑膜，随后侵蚀关节软骨和骨组织，导致关节结构的破坏、关节畸形、功能丧失。同时还可损害心、肺、肾、神经等内脏器官，导致多系统损害，是一种多系统自身免疫性疾病。

确切病因至今不明，有一定的家族遗传倾向，遗传、环境、感染等因素都可能在 RA 的发病中起到一定作用。RA 患者约占世界人口的 1%，中国人患病率为 $0.32\% \sim 0.36\%$。女性多发，为男性的 $2 \sim 3$ 倍，$40 \sim 65$ 岁为发病高峰年龄。

RA 临床病程不一，大多数 RA 患者病程迁延，在病程早期的 $2 \sim 3$ 年内致残率较高，如未能及时诊断和及早合理治疗，3 年内关节破坏达 70%。积极、正确的治疗可使 $50\% \sim 80\%$ 以上的 RA 患者病情缓解。仅有少数（10%）在短期发作后可以自行缓解，不留后遗症。

RA 的诊断标准：①晨僵至少 1 小时（6 周）；②3 个或 3 个以上关节肿（6 周）；③腕、掌指或近端指间关节肿（6 周）；④对称性关节肿（6 周）；⑤类风湿皮下结节；⑥手 X 线片改变（至少有骨质疏松和关节间隙狭窄）；⑦类风湿因子阳性（滴度＞1∶32）。确诊 RA 只要具备以上标准中的任意 4 条即可。

RA 对手关节的损伤是很大的，而且还会损伤关节以外的组织。关节肿胀会造成功能方面的障碍，影响正常的生活和工作。随着病变的进展、关节破坏的加重，就会出现关节畸形、强直、功能丧失等。此外,RA 还能对心、肺、血液、神经、血管和皮肤等关节外组织、器官造成损害。

目前,RA 尚无根治方法。但是患者如能早期诊断,早期使用改善病情抗风湿药,合理治疗,可以达到控制症状并改善预后。

目前治疗 RA 的药物大致分为以下 3 类。

第一类为非甾体抗炎药(NSAIDs),特点是起效快,具有抗炎、止痛、消肿、退热作用,但不能改善病情的进展,不能减轻骨质损害和致残。在病情活动期可用于控制症状。此种药物主要包括吲哚美辛、双氯芬酸、美洛昔康及塞来昔布等。

第二类药物为改善病情抗风湿药(DMARDs),能控制病情发展,阻止骨质破坏,是 RA 治疗的主要药物。目前常用的改善病情抗风湿药有来氟米特(爱若华)、甲氨蝶呤(MTX)、柳氮磺吡啶(SSZ)等。其中,仅爱若华是专为针对 RA 发展的改善病情抗风湿药,其余则为挪用治疗其他病的药物。现主张早期即给予改善病情抗风湿药。

第三类药物为糖皮质激素(简称激素),如泼尼松(强的松)、甲泼尼龙(甲基强的松龙)。能迅速减轻关节疼痛和肿胀,但不能改善病情的进展和关节破坏,长期应用有明显的不良反应,如满月脸、骨质疏松、糖尿病、感染等。

近年新上市的生物制剂也逐步在 RA 治疗中使用,并取得一定疗效。

因不能去除病因,目前只能通过药物使病情处于一种稳定状态,故治疗类风湿关节炎要做好长期用药的打算。定期复诊、监测病情发展和诊治情况,对类风湿关节炎患者的康复有很大帮助。

医生,我是一名女性类风湿关节炎患者,33 岁,刚刚确诊。国家卫生部门已将类风湿关节炎确定为我国主要的慢性病之一。请教医生,这种病在我国的患病率达到多少? 目前国内大概有多少患者? 该病的预后如何?

● **甘肃兰州大学第二医院风湿科魏希翠医生**
上海华山医院风湿科万伟国医生

RA 是最常见的风湿性疾病之一,在我国的患病率为 $0.32\%\sim$ 0.36%,因此中国患者总人数至少可达 500 万。该病可以发生在任何年龄,以中年人发病较高,女性发病率是男性的 $2\sim3$ 倍,因此女性患者远多于男性患者。从总体上看,我国类风湿关节炎的病情进展较西方国家为轻,但其对劳动力的损伤或造成关节严重功能障碍,以及致残的情况仍不容忽视。该病病程长、致残率高,希望能早诊断、早治疗,应到正规医院风湿免疫科规范治疗,坚持用药。

病因和发病机制

● 北京人民医院风湿科陈适医生
  广州军区广州总医院中医风湿科陈志煌医生
  河北白求恩国际和平医院风湿科李振彬医生
  陕西西安市第五医院风湿科丁景春医生

　　类风湿关节炎（RA）的病因研究迄今尚无定论，目前认为是遗传易感因素、环境因素及免疫系统失调等各种因素综合作用的结果。

　　（1）环境因素：目前没有证实有导致本病的直接感染因子，但一些感染因素（细菌、支原体和病毒等）可能通过某些途径影响RA的发病和病情进展。其机制为：①活化 T 细胞和巨噬细胞并释放细胞因子；②活化 B 细胞产生 RA 抗体，滑膜中的 B 细胞可能分泌致炎因子，如 TNF - α、B 细胞可以作为抗原呈递细胞（APC），提供 CD4$^+$ 细胞克隆增殖和效应所需要的共刺激信号；③感染因子的某些成分和人体自身抗原通过分子模拟而导致自身免疫性的产生。

　　（2）遗传易感因素：流行病学调查显示，RA 的发病与遗传因素密切相关。家系调查发现 RA 先证者的一级亲属发生 RA 的概率为 11%。对双生子的调查结果显示，单卵双生子同时患 RA 的概率为 12%～30%，而双卵双生子同患 RA 的概率只有 4%。许多地区和国家进行研究发现 HLA‑DR4 单倍型与 RA 的发病相关。

（3）免疫系统失调：免疫系统失调是 RA 的主要发病机制，是以活化的 CD4$^+$T 细胞和 MHC－Ⅱ型阳性的 APC 浸润滑膜关节为特点的。滑膜关节组织的某些特殊成分或体内产生的内源性物质也可能作为自身抗原被 APC 呈递活化 CD4$^+$T 细胞，启动特异性免疫应答，导致相应的关节炎症状。在病程中 T 细胞库的不同 T 细胞克隆因受到体内外不同抗原的刺激而活化增殖，滑膜的巨噬细胞也因抗原而活化，使细胞因子，如 TNF－α、IL－1、IL－6、IL－8 等增多，促使滑膜处于慢性炎症状态。TNF－α进一步破坏关节软骨和骨，结果造成关节畸形。IL－1 是引起 RA 全身性症状如低热、乏力、急性期蛋白合成增多的主要细胞因子，是造成 C 反应蛋白和红细胞沉降率升高的主要因素。另外，B 细胞激活分化为浆细胞，分泌大量免疫球蛋白。免疫球蛋白和 RF 形成的免疫复合物，经补体激活后可以诱发炎症。RA 患者中过量的 Fas 分子或 Fas 分子和 Fas 配体比值失调都会影响滑膜组织细胞的正常凋亡，使 RA 滑膜炎免疫反应得以持续。

医生您好，我是一名 27 岁的类风湿关节炎患者。人家都说这种病一般多发生在女性身上，我是男性为什么也会得呢？是不是我的病情会比一般女性患者重或者预后差？

● **湖南中南大学湘雅二医院风湿科李芬医生**

类风湿关节炎一般只是女性多见，并不等于没有男性患者。至于发生在你身上的疾病预后，你可以找专科医生就诊，在详细了解你的病史、实验室指标及影像学的改变后，相信你会有一个明确的认识。一般情况下，有家族史、女性患者、关节起病急、症状重、炎性指标高、抗体滴度高，以及发病之初就累及足趾小关节者，预后不好。

医生您好！我患有类风湿关节炎，这个病遗传吗？

● **北京世纪坛医院风湿科王秀娟医生**

　山东烟台毓璜顶医院风湿科袁威玲医生

　　类风湿关节炎是与遗传相关的疾病,这就是说你的下一代患类风湿关节炎的可能性比其他人会大一些,但不必过于紧张,只是发病的概率高一些,并不是一定发病。

　　经早期家系调查和双生子患病率的研究发现,类风湿关节炎发病有轻微的家族聚集倾向和双生子共同患病的现象,提示遗传因素在类风湿关节炎的发病中起一定的作用。研究表明,类风湿关节炎患者有一种 HLA－DR4(人类白细胞抗原 DR4)共同的遗传基因,说明类风湿关节炎和 HLA－DR4 相关,尤其在严重病例,但并不是具有这种基因的人都会患类风湿关节炎。类风湿关节炎有遗传易感性,但不是唯一的因素,其发病是多种因素综合作用的结果。

　　医生您好,我今年 27 岁,女性。我和母亲都是类风湿关节炎患者,我的症状还算稳定,但是还没有生育。有人说这病遗传,请问类风湿关节炎遗传概率有多大?

● **广东中山大学附属第一医院风湿科梁柳琴医生**

　　类风湿关节炎的病因非常复杂,是一个与环境、遗传等多种因素密切相关的疾病。遗传因素在类风湿关节炎的发病中起一定的作用,同卵双生子的共同患病率为 $12\%\sim15\%$,异卵双生子为 $2\%\sim5\%$。在类风湿关节炎患者家庭中,一级亲属的患病率比一般人群高 10 多倍,其中女性亲属患病率要高于男性。类风湿关节炎的发病有一定的遗传倾向,但不是由单一基因所决定的,不属于遗传性疾病。我国普通人群的患病率只有 0.3% 左右,因此你不必过分担心。

　　医生您好,我和我母亲都是类风湿关节炎患者。有人说这病遗传,我女儿今年 15 岁,我也挺担心她的,请问类风湿关节炎是否可以预防?

● **北京西苑医院风湿科马芳医生**

类风湿关节炎的发病确实与遗传因素有关,有效的预防类风湿关节炎是医生和患者共同的愿望,但就目前的医学发展水平,还远远达不到这个目标。对于有家族史的人群来说,注意休息、锻炼身体、预防一切感染、避免着凉、远离湿冷的环境,就是我们能够最大限度采取的预防措施了。

● **重庆西南医院中医风湿科王勇医生**

准确而言类风湿关节炎具有遗传倾向而非遗传疾病,你女儿患类风湿的概率相对而言比其他人群要高,但并不代表你女儿一定会患此病,所以你也不必过分担心。预防的话可以适当运动锻炼,增强身体素质。

临床表现

请教医生,类风湿关节炎的病理改变是什么?

● **湖南中南大学湘雅医院风湿科罗卉医生**

类风湿关节炎的基本病理改变是滑膜炎。关节外病理改变有类风湿皮下结节和类风湿血管炎。

● **北京军区总院风湿科刘坚医生**

类风湿关节炎的病理机制主要包括滑膜炎、血管炎,其中以滑膜炎为主。如果合并血管炎一般都较严重,常常需要大剂量激素治疗,甚至需用环磷酰胺等免疫抑制剂,当然甲氨蝶呤、来氟米特(爱若华)也是一个不错的选择。

医生您好!请问类风湿关节炎为什么会发生关节畸形?

● **浙江大学医学院附属第一医院风湿科徐立勤医生**

类风湿关节炎是一种慢性、全身性、自身免疫性疾病,主要侵犯全身各处关节,呈多发性和对称性、慢性、增生性滑膜炎。当累及软骨和骨质时,出现关节软骨和关节囊的破坏,最后导致关节强直畸形。

● **上海中山医院风湿科姜林娣医生**

类风湿关节炎的病理变化主要在关节滑膜,滑膜炎症、增生,释放在关节腔内的炎性物质使关节软骨破坏变薄。同时,增生的炎性组织侵入关节骨质边缘,一方面阻断软骨和关节液的接触,影响其营养;另一方面,产生某些水解酶,造成对关节软骨、软骨下骨、韧带和肌腱中胶原基质的破坏,使关节面受损,关节周围肌肉萎缩,韧带拉长以至断裂。这样,维持关节结构和功能的关节面、关节周围肌肉和韧带被破坏,导致关节畸形、活动受限。

　　类风湿关节炎病理改变如图1所示,左为正常关节,右为发病关节。

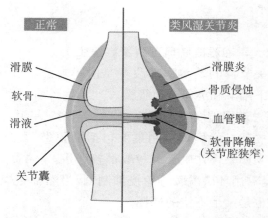

图1　类风湿关节炎病理改变示意图

咨询一下,我是一名类风湿关节炎患者,最近拍了一个膝关节X线片,医生说我的关节间隙变窄了,请问为什么会变窄?

● **江苏江阴中医院风湿科薛益兴医生**

　　这是由疾病造成的,关节间的滑膜因为炎症损害正常的关节液,导致不能正常保护关节处的关节软骨,而且炎症也会导致骨质流失,久而久之就会导致关节间隙变窄。

我是一名类风湿关节炎患者,现在手的关节有些变形了,为什么会这样?

● **北京人民医院风湿科何菁医生**

患者朋友您好!类风湿关节炎会造成关节滑膜血管翳的增生和软骨的破坏,最早累及小关节,特别是双手近端指间关节。若不及时应用 DMARDs(改善病情抗风湿药)会导致关节变形。所以希望您能到正规医院的风湿免疫科去就诊,使用适合您的药物,把病情控制住。

类风湿关节炎对人体有哪些影响?

● **北京中日友好医院风湿科马丽医生**
大连医科大学附属第二医院风湿科刘海燕医生
山西晋城市人民医院风湿科霍毓萍医生

类风湿关节炎(RA)的临床表现多样,从主要的关节症状到关节外多系统受累的表现。RA 多以缓慢而隐匿的方式起病,在出现明显关节症状前可有数周的低热,少数患者可有高热、乏力、全身不适、体重下降等症状,以后逐渐出现典型关节症状。少数则有较急剧的起病,在数天内出现多个关节症状。

(1)关节:可分滑膜炎症状和关节结构破坏的表现,前者经治疗后有一定可逆性,但后者一经出现很难逆转。RA 病情和病程有个体差异,从短暂、轻微的少关节炎到急剧进行性多关节炎均可出现,通常伴有晨僵。

1)晨僵:早晨起床后病变关节感觉僵硬,称为"晨僵"(日间长时间静止不动后也可出现),好像胶黏着样的感觉,持续时间超过1 小时者意义较大。95%以上的 RA 患者出现晨僵。晨僵持续时间和关节炎症的程度呈正比,它常被作为观察本病活动指标之一,只是主观性很强。

2)痛与压痛:关节痛往往是最早的症状,最常出现的部位是腕、掌指关节、近端指间关节,其次是足趾、膝、踝、肘、肩等关节。大多呈对称性、持续性,但时轻时重。疼痛的关节往往伴有压痛,受累关节的皮肤出现褐色色素沉着。

3）关节肿:多因关节腔内积液或关节周围软组织炎症引起,病程较长者可因滑膜慢性炎症后的肥厚而引起肿胀。凡受累的关节均可肿胀,常见的部位为腕、掌指关节、近端指间关节、膝等关节,多呈对称性。

4）关节畸形:见于较晚期患者,关节周围肌肉的萎缩、痉挛加重畸形。最为常见的晚期关节畸形是腕和肘关节强直、掌指关节的半脱位、手指向尺侧偏斜和呈"天鹅颈样"及"纽扣花样"表现。重症患者关节呈纤维性或骨性强直,失去关节功能,致使生活不能自理。

5）特殊关节:①颈椎的可动小关节及周围腱鞘受累出现颈痛、活动受限,有时甚至因颈椎半脱位而出现脊髓受压。②肩、髋关节周围有较多肌腱等软组织包围,由此很难发现肿胀。最常见的症状是局部痛和活动受限,髋关节往往表现为臀部及下腰部疼痛。③累及颞颌关节见于1/4的RA患者,早期表现为讲话或咀嚼时疼痛加重,严重者有张口受限。

6）关节功能障碍:关节肿痛和结构破坏都可以引起关节的活动障碍。美国风湿病学会将因本病而影响了生活的程度分为4级:①Ⅰ级,能照常进行日常生活和各项工作;②Ⅱ级,可进行一般的日常生活和某种职业工作,但参与其他项目活动受限;③Ⅲ级,可进行一般的日常生活,但参与某种职业工作或其他项目活动受限;④Ⅳ级,日常生活自理和参与工作能力均受限。

（2）关节外表现:

1）类风湿结节:是本病较常见的关节外表现,可见于20%～30%的患者,多位于关节隆突部及受压部位的皮下,如前臂伸面、肘鹰嘴突附近、枕部、跟腱等处。其大小不一,结节直径由数毫米至数厘米、质硬、无压痛,呈对称性分布。此外,几乎所有脏器,如心、肺、眼等均可累及。其存在提示本病在活动。

2）类风湿血管炎:RA 患者的系统性血管炎少见,体格检查能观察到的有指甲下或指端出现的小血管炎,其表现和滑膜炎的活动性无直接相关性,少数可引起局部组织的缺血性坏死。

3）肺受累:很常见,男性多于女性,有时可为首发症状:①肺间质病变是最常见的肺病变,见于约 30% 的患者,逐渐出现气短和肺功能不全,少数出现慢性纤维性肺泡炎则预后较差。肺功能和肺影像学检查异常,特别是高分辨 CT 有助早期诊断。②结节样改变,肺内出现单个或多个结节,为肺内的类风湿结节表现。结节有时可液化,咳出后形成空洞。③Caplan 综合征,尘肺患者并发 RA 时易出现大量肺结节,称为 Caplan 综合征,也称类风湿性尘肺病。临床和胸部 X 线片表现均类似肺内的类风湿结节,数量多,较大,可突然出现并伴关节症状加重。病理检查结节中心坏死区内含有粉尘。④胸膜炎,见于约 10% 的患者。为单侧或双侧性的少量胸腔积液,偶为大量胸腔积液。胸腔积液呈渗出性,糖含量很低。⑤肺动脉高压,一部分是肺内动脉病变所致,另一部分为肺间质病变引起。

4）心脏受累:急性和慢性的 RA 患者都可出现心脏受累,其中心包炎最常见,多见于 RF 阳性、有类风湿结节的患者,但多数患者无相关临床表现。通过超声心动图检查约 30% 出现小量心包积液。

5）胃肠道:患者可有上腹不适、胃痛、恶心、食欲缺乏(纳差),甚至黑粪,多与服用抗风湿药物,尤其是非甾体抗炎药有关,很少由 RA 本身引起。

6）肾:本病的血管炎很少累及肾,偶有轻微膜性肾病、肾小球肾炎、肾内小血管炎及肾脏的淀粉样变等报道。

7）神经系统:神经受压是 RA 患者出现神经系统病变的常见原因。受压的周围神经病变与相应关节的滑膜炎的严重程度相关。最常受累的神经有正中神经、尺神经及桡神经。神经系统的受累可以根据临床症状和神经定位来诊断,如正中神经在腕关节处受压而出现腕管综合征。随着炎症的减轻,患者的神经病变逐渐减轻,但有时需要手术减压治疗。脊髓受压表现为渐起的双手感觉异常和力量的减弱、腱反射多亢进、病理反射阳性。多发性单神经炎则因小血管炎的缺血性病变造成。

8）血液系统:患者的贫血程度通常和病情活动度相关,尤其是和关节的炎症程度相关。RA 患者的贫血一般是正细胞正色素性贫血。本病出现小细胞低色素性贫血时,贫血可因病变本身或因服用非甾体抗炎药而造成胃肠道长期少量出血所致。此外,与慢性疾病性贫血的发病机制有关。在患者的炎症得以控制后,贫血也可以得以改善。在病情活动的 RA 患者常见血小板增多,其增高的程度和滑膜炎活动的关节数正相关,并受关节外表现的影响,血小板增高的机制还不是很明确。Felty 综合征是指 RA 患者伴有脾大、中性粒细胞减少,有的甚至有贫血和血小板减少。RA 患者出现 Felty 综合征时并非都处于关节炎活动期,其中很多患者合并有下肢溃疡、色素沉着、皮下结节、关节畸形,以及发热、乏力、食欲减退和体重下降等全身表现。

9）干燥综合征:30%～40%的 RA 患者在疾病各个时期均可出现此综合征,随着病程的延长,干燥综合征的患病率逐渐增多。口干、眼干是此综合征的表现,但部分患者症状不明显,必须通过各项检查证实有干燥性角膜、结膜炎和口干燥征。

医生,我是一名类风湿关节炎患者,现在有晨僵现象,请问为什么会出现这样的情况?

● 北京人民医院风湿科穆荣医生

类风湿关节炎患者的关节较长时间不运动后出现活动障碍、僵硬叫晨僵现象,是关节滑膜炎症的表现。

类风湿关节炎的基本病理变化是滑膜炎和血管炎。发生滑膜炎时,滑膜和关节囊充血、水肿、增厚、变粗糙,肉芽组织形成,造成关节内循环障碍。关节周围组织的血管炎导致血管管径狭窄,引起关节外循环不畅。在活动时,血液和淋巴尚能正常流动,长期静止不动就易淤滞不畅。出现晨僵的原因就在于睡眠或运动减少时,水肿液蓄积在炎性组织,使关节周围组织肿胀所致。患者活动后,随着肌肉的收缩,水肿液被淋巴管和小静脉吸收,晨僵也随之缓解。

这种现象对于有正常睡眠的类风湿关节炎患者来说每天循环 1 次,因此出现每天 1 次的晨僵现象。

晨僵持续时间和关节炎的严重程度成正比,是观察和判断病情轻重的重要指标之一,随着疾病缓解可以逐渐减轻或消除。

请问医生,类风湿关节炎会导致股骨头坏死吗?

● **北京中日友好医院风湿科周惠琼医生**

您好!股骨头坏死的原因很复杂,和其局部的血供及炎症均有关系。类风湿关节炎引起股骨头坏死的很少见,但可以发生。原因很多:①类风湿关节炎本身引起,即关节炎累及髋关节导致股骨头坏死。②类风湿关节炎患者长期制动、卧床,也可导致股骨头循环障碍,血供不良导致坏死。③部分患者长期服用糖皮质激素也可导致股骨头坏死。此时要对原发病进行积极治疗,合理使用激素。

请问医生,类风湿关节炎会引起心脏病吗? 包括哪些?

● **大连医科大学附属第二医院风湿科张彦医生**

类风湿关节炎(RA)可以引起心脏病变,其中以心包损害最常见,如心包炎、心包积液。RA 有心包损害临床表现者约占 10%,有超声心动图异常者为 20%～30%。其他可有:心肌结节性肉芽肿和弥漫性纤维化病变、冠状动脉炎、心瓣膜病变等,部分患者可有相应临床表现。

● **山东枣庄市中医院风湿科申康医生**

类风湿关节炎可以有心脏并发症,但一般没有明显的自觉症状,因此往往不被发现,而常在尸检时被发现,可有心包炎或心包积液、传导系统受累、心肌病变等。

辅助检查

我是一名 38 岁女性,怀疑得了早期类风湿关节炎,请问都要做哪些检查?

● **辽宁大连医科大学附属第二医院风湿科张彦医生**

需要检查血清中抗角蛋白抗体(AKA)、抗核周因子(APF)、抗环瓜氨酸肽抗体(CCP)、类风湿因子(RF)及红细胞沉降率(ESR)、C 反应蛋白(CRP)等炎症指标,必要时接受双手及腕关节X 线摄片或磁共振成像(MRI)检查以确诊。

医生您好,我是一个类风湿关节炎患者,请问在治疗过程中需做哪几项检查?

● **中国医科大学附属盛京医院风湿科刘冬梅医生**

需要检查血常规、尿常规、肝功能、肾功能以除外药物不良反应;还应该定期检查类风湿因子、红细胞沉降率、C 反应蛋白,看疾病是否活动。

检查间隔时间要看病情和治疗时间。若为近期初治患者,需要 1～3 个月检查 1 次;若病情已经长期稳定,可半年检查1 次。

请问医生,类风湿因子(RF)阳性是否是诊断类风湿关节炎的唯一指标?

16

● **浙江桐庐县中医院骨科金建伟医生**

答案是否定的。类风湿因子(RF)肯定不是诊断类风湿关节炎的唯一指标,原因如下。

(1)类风湿因子(RF)是诊断类风湿关节炎的指标之一。只有 70% 的类风湿关节炎患者 RF 阳性。其他疾病及部分健康人 RF 也可阳性。在正常人中也有 5% 的阳性率,并且随着年龄的增大,阳性率也增高。

(2)RF 阳性,可以是类风湿关节炎,但是系统性红斑狼疮、干燥综合征等也可以出现阳性。非风湿病,如肝炎、感染、感染性心内膜炎也可以出现 RF 阳性。但如果已确诊类风湿关节炎,RF 滴度越高,则提示患者的关节炎更为严重,更容易导致关节破坏。

(3)RF 阴性,也不一定排除风湿病,仍有 20%~30% 的类风湿关节炎患者可以出现 RF 阴性。

因此,不能简单地依据 RF 阳性就确诊患者为类风湿关节炎。RF 不是类风湿关节炎的特异性指标。RF 阴性不能排除类风湿关节炎,RF 阳性不能肯定是类风湿关节炎。

我是一名类风湿关节炎患者,最近医生给我查了一个什么抗 CCP,这个检查到底有什么用?

● **北京中日友好医院风湿科金笛儿医生**

抗 CCP 叫做抗环瓜氨酸肽抗体。根据研究,此抗体在类风湿关节炎的敏感度有 75%~87.6%,特异度可达到 89%~99%,比类风湿因子的特异度 67%~81.7% 高得多,且在 70% 的发病 1 年内类风湿关节炎患者血清中可检测到抗环瓜氨酸肽抗体的存在,同时抗环瓜氨酸肽抗体阳性也可以用来预测严重破坏的类风湿关节炎,因此抗环瓜氨酸肽抗体对于类风湿关节炎的早期确诊及预后评估是极有帮助的。2006 年,美国风湿病协会评出的"十大年度进展"中就有抗 CCP,可见其意义非同一般。

诊断和鉴别诊断

请问医生,怎样诊断类风湿关节炎?

● **陕西西京医院临床免疫科郭颖华医生**

　　1958 年美国风湿病学学会提出类风湿关节炎诊断标准,并于 1987 年进行修正,许多国家都采用这一标准。现介绍如下:①晨僵持续至少 1 小时(每天),病程持续至少 6 周;②有 3 个或 3 个以上关节肿,至少 6 周;③腕、掌指或近端指间关节肿至少 6 周;④对称性关节肿至少 6 周;⑤类风湿皮下结节;⑥手 X 线片改变(至少有骨质疏松和关节间隙的狭窄);⑦血清类风湿因子含量升高。确诊 RA 只要具备以上标准中的任意 4 条即可。

类风湿关节炎如何能做到早期诊断?

● **重庆医科大学附属第一医院中医科李荣亨医生**

　　类风湿关节炎如何早期诊断并及时治疗,已成为世界各国研究的一个重点。临床上出现单关节炎或不对称的大关节炎,可能是类风湿关节炎的早期,是类风湿关节炎发病的早期阶段。此时,类风湿因子很可能阴性,不够类风湿关节炎的诊断标准,而关节症状仍在发展,关节结构破坏仍在进行。因此,早期诊断显得越发重要。

　　抗角蛋白抗体是一种抗鼠食管角质层的抗体,在早期类风湿关节炎患者中,其阳性率达 40% 左右,常用间接免疫荧光法检测。

此外,Sa、RA33和核周因子(APF)抗体的检测正在由实验室走向临床,它们对类风湿关节炎的早期诊断较为敏感。同时行关节腔穿刺做关节液检查及关节镜的滑膜活检等都有助于不典型关节炎的诊断。尽管如此,对于早期诊断类风湿关节炎,仍未发现敏感性、特异性高的手段,还需进一步的研究。对于用目前方法不能确诊的关节炎患者只能密切随诊,以对症治疗为主。

风湿病就是类风湿关节炎吗?

● **陕西西京医院临床免疫科杜望磊医生**

不是。风湿是中医学对人体四肢、关节、肌肉出现酸胀、麻木和疼痛等症状的总称,也称为痹症。人们常说的"不通则痛"就是指的这一大类疾病,可辨证为风、寒、湿、热痹。很多人在风雨天关节疼痛,而实际上并无关节损害。风湿与类风湿不可视为同类疾病。如果说有哪种药能同时治疗这两种病,那么只能认为这种药的作用能舒筋活血、消炎止痛。这一类药物,类风湿患者能用,但只能用于辅助治疗。

医生您好! 请问类风湿关节炎和骨关节炎有什么区别?

● **山西大医院风湿科张莉芸医生**

患者您好! 骨关节炎与类风湿关节炎是两种完全不同的疾病。

(1)两者的发病机制不同:骨关节炎是软骨退行性变;类风湿关节炎则是一种全身性的自身免疫性疾病。

(2)病理改变不同:骨关节炎主要病变在软骨,出现软骨退行性变,骨增生形成骨刺,较重时引起软骨下骨破坏;类风湿关节炎主要病变在滑膜,滑膜炎逐渐侵蚀到骨,引起骨破坏。

(3)发病年龄不同:骨关节炎在老年发病,随年龄的增高,发病率也增高;类风湿关节炎发病高峰在 40～50 岁。

(4)最常受累的关节不同:骨关节炎常侵及远端指间关节,周围少有炎症表现,其次为负重关节,而腕、掌指关节较少受累;类风湿关节炎最常受累的关节是掌指关节、腕关节及近端指间关节,而很少累及远端指间关节。

（5）对全身的影响不同:骨关节炎一般只局限在骨、关节,除由于骨增生压迫神经和血管的继发症状外,不直接影响其他脏器;类风湿关节炎则除关节外,可以累及全身许多脏器,如肺脏、肝脏、心脏等。

（6）实验室检查不同:骨关节炎一般无特异性的血清学变化;类风湿关节炎可以出现包括类风湿因子在内的许多自身抗体。

（7）遗传学不同:骨关节炎与 HLA 中的各个位点无显著相关性;而类风湿关节炎发病与 HLA－DR4 有一定相关性。

（8）用药及治疗反应不同:类风湿关节炎的治疗药物主要是改善病情抗风湿药,非甾体抗炎药只在疼痛时应用;而骨关节炎则以非甾体抗炎药为主,应用于类风湿关节炎的改善病情抗风湿药对骨关节炎无效,甚至有害。

除上述各种不同外,还可列出许多不同之处。总之,骨关节炎与类风湿关节炎是两种完全不同的疾病。

● **山东中医药大学附属医院风湿科刘英医生**

首先看骨关节炎:40 岁以上为多发,其中 10％的患者有明显症状,通常发展缓慢,持续数年;累及少数关节,可以双侧同时发生,关节发红、发热、肿胀的程度不重,晨起关节僵直比较常见,但持续时间短,少于 20 分钟;只影响某些关节,如手、大脚趾、髋关节、膝关节和脊椎,除非是因为外伤才会影响腕关节、肘关节或踝关节。

再看类风湿关节炎:通常发病年龄为 25～50 岁,可以突然发生,在几周或几个月内;通常影响多个关节,从双侧小关节开始,导致发红、发热、肿胀;晨起关节僵直且持续时间长,通常几个小时,影响许多关节,包括指关节、腕关节、肘关节和肩关节;经常导致疲劳和体重下降。

● **北京解放军总医院风湿科王炎焱医生**

类风湿关节炎是一种病因不明的自身免疫性疾病,多见于中年女性,主要表现为对称性、慢性、进行性多关节炎。关节滑膜的慢性炎症、增生,形成血管翳,侵犯关节软骨、软骨下骨、韧带和肌腱等,造成关节软骨、骨和关节囊破坏,最终导致关节畸形和功能丧失。类风湿因子多为高滴度阳性,红细胞沉降率、C反应蛋白等炎性指标多升高,X线片表现多有骨的侵蚀和破坏。

　　骨关节炎为退行性骨关节病,发病年龄多在40岁以上,主要累及膝、脊柱等负重关节。活动时关节痛加重,可有关节肿胀、积液。手指骨关节炎常被误诊为类风湿关节炎,尤其在远端指间关节出现Heberden结节和近端指间关节出现Bouchard结节时易被视为滑膜炎。骨关节炎通常无游走性疼痛,大多数患者红细胞沉降率正常,类风湿因子阴性或低滴度阳性。X线片示关节间隙狭窄、关节边缘呈唇样增生或骨疣形成。

● 河北唐山市工人医院风湿科周玉秀医生

　　类风湿关节炎和骨关节炎的区别在于:骨关节炎是中老年人的常见病,以关节软骨退行性病变及骨质增生为主要特点,主要发生于膝关节,关节有广泛骨质增生,关节内有游离体,红细胞沉降率不快,类风湿因子阴性。类风湿关节炎累及肢端小关节,多个关节受累,以骨质疏松为主,红细胞沉降率快,类风湿因子阳性。

治疗方法

我刚被确诊为类风湿关节炎，想请问医生，如果不治疗，这个病可以自己痊愈吗？

● **河南省中医院骨内科孟庆良医生**

类风湿关节炎是一种自身免疫性疾病，是慢性病。目前医学水平尚不能根治。但是及时治疗可以阻止骨质破坏、延缓病情、减少致残、延长寿命，所以你要配合医生，科学地、积极地治疗。

请问医生，类风湿关节炎能根治吗？

● **广东省人民医院风湿科张晓医生**

目前类风湿关节炎尚不能根治，但是及时有效的治疗可以延缓病情的进展，提高患者的生活质量及延长寿命。

● **新疆医科大学第五附属医院风湿科焦江医生**

目前类风湿关节炎不能根治。类风湿关节炎目前强调达标治疗，首要目标是临床缓解。临床缓解的标准为：①晨僵时间小于 15 分钟；②无乏力；③无关节痛（通过询问病史得知）；④活动时无关节疼痛或压痛；⑤软组织或腱鞘无肿胀；⑥红细胞沉降率（ESR，魏氏法）女性＜30 毫米/小时，男性＜20 毫米/小时。符合上述 6 条中 5 条或 5 条以上，持续时间至少 2 个月，达到临床缓解。在达到临床缓解基础上，骨关节放射学检查发现破坏不再有进展，并且这种状态在不用药情况下维持≥6 个月就是完全缓解，

22

是类风湿关节炎治疗的最理想目标。建议您去专科医院早期诊断、正规治疗。

> 请问医生,为什么类风湿关节炎要定期到医院检查,这种病需要终身服药吗?

● 北京中日友好医院风湿科祖宁医生

　　类风湿关节炎患者需要定期到医院复诊,这是因为一方面要检测病情变化,另一方面要及时发现治疗过程中药物的不良反应。定期在医生的指导下进行必要的检查,根据病情变化及时调整治疗方案,可以提高疗效并能减少不必要的不良反应。

　　一般情况下,类风湿关节炎的疗程要根据患者的病情变化来决定,治疗后病情控制良好的患者可以停药,部分患者可能需要终身服药。

● 山东中医药大学附属医院风湿科周海蓉医生

　　类风湿关节炎是一种以关节滑膜炎为特征的慢性全身性自身免疫性疾病,滑膜炎的持久反复发作,导致关节软骨及骨质破坏,甚至导致关节畸形及功能障碍。本病大多为慢性病程,伴有反复病情活动发作。如不及时治疗,病情得不到控制,极易出现关节畸形及功能障碍,甚至出现关节外的其他系统受累,如肺、心脏及血管炎等。因此,经常到风湿病专业医生处就诊和用药是必要的。

> 类风湿关节炎患者如何进行正规的药物治疗?

● 浙江宁波镇海炼化职工医院风湿科毛玉山医生

　　大部分类风湿关节炎患者的骨关节破坏发生在发病最初两年。因此,类风湿关节炎治疗的关键是早期选择正确药物、合理正规地治疗。现用于类风湿关节炎的药物种类繁多,概括起来可分为以下几类。

　　(1)非甾体抗炎药(NSAIDs):常用药有双氯芬酸、吲哚美辛(消炎痛)、布洛芬、西乐葆等,通过抑制前列腺素产生消炎和止痛作用,迅速减轻滑膜炎症,缓解关节疼痛、肿胀症状,但不能控制病情进展。

（2）改善病情抗风湿药（DMARDs）：包括金制剂、甲氨蝶呤、来氟米特（爱若华）、柳氮磺吡啶及羟氯喹等。这类药物起效慢,但作用时间长,能够调整类风湿关节炎患者免疫状态、控制病情发展,也称为"缓解病情药"。其中,来氟米特（商品名：爱若华）是美国食品药品监督管理局（FDA）批准的第一个专门用于治疗类风湿关节炎的改善病情抗风湿药。

（3）糖皮质激素：如泼尼松（强的松）等,能迅速控制滑膜炎症,控制关节肿胀症状,一般用于疾病早期,DMARDs 未起效时；或者全身症状较重,需尽快缓解症状的类风湿关节炎患者。宜小剂量使用,控制症状后逐渐减量,避免长期大量应用。

（4）生物制剂：如肿瘤坏死因子拮抗剂等,联合 MTX 或来氟米特,能迅速控制病情发展,临床疗效好,但治疗费用较昂贵。

对于具体患者来说,一般可用 1 种非甾体抗炎药控制症状,2～3种改善病情抗风湿药物控制病情进展。如经济条件允许或疾病严重需要时可以考虑使用生物制剂。

请问医生,什么是"改善病情抗风湿药"?

- **河南安阳市人民医院风湿免疫科赵保明医生**
  西安交通大学医学院第一附属医院风湿科张进安医生

改善病情抗风湿药（DMARDs）也称慢作用抗风湿药（SAARDs）。此类药物能抑制患者组织和关节的进行性损伤,延缓或阻止病情发展,逐渐改善患者的症状和体征,4～6 个月治疗疗效稳定,患者红细胞沉降率、类风湿因子等指标能更有效地恢复正常。此类药包括羟氯喹、金制剂、青霉胺、柳氮磺吡啶、甲氨蝶呤、来氟米特、环磷酰胺、硫唑嘌呤、环孢素、雷公藤等。

一般认为 RA 诊断明确后都应使用 DMARDs,药物的选择和应用的方案要根据患者的病情活动性、严重性和进展而定。

● **南京军区总院中医科陈林囡医生**
  中国医科大学附属盛京医院风湿科张晓莉医生

不是。糖皮质激素有较强的抗炎作用,能迅速控制类风湿关节炎(RA)的炎症,减轻关节肿痛。但该药不能阻断 RA 病程的进展和关节破坏,而且长期应用还可能产生不良反应,并形成依赖性,骤然停药时还可出现撤药综合征或反跳现象,使用不当会出现机会感染、无菌性骨坏死等。因此,RA 患者不常规使用激素治疗,但是在严格掌握适应证和仔细观察临床反应的情况下应用激素对于控制活动期 RA 的炎症是很有帮助的。

● **河北唐山市中医院风湿科张英来医生**
  湖南长沙市三医院风湿科胡筱薇医生
  山东中医药大学附属医院风湿科杜秀兰医生
  陕西西京医院临床免疫科朱平医生

应根据患者病情和激素用量而定。当改善病情抗风湿药起效后,患者症状稳定、化验正常才可逐渐减量。激素减量不宜过快,以免造成不良影响。激素减量要在医生指导下进行,患者自己不能胡乱减量或停用。

● **西安市第五医院风湿科王颖医生**

糖皮质激素的减量方法因人而异,具体要根据患者病情是否稳定、激素使用方式。通常要等到疾病临床症状基本消失 2 周,一般为用药 3~4 周后逐渐减量。虽有多种减量方法,但减药原则一样,即根据病情减至最小的有效维持量。例如,使用泼尼松(强的松)每日 40 毫克以上,病情相对稳定,可每周或每 2 周减量 5~10

毫克/日至30毫克/日,然后每2～4周减2.5～5毫克/日至15毫克/日,以后更缓慢地减量。患者症状、体征及实验室指标常是减量的依据。

有人主张隔日减药,当减至15～20毫克/日后可隔日减量,直至有一天不用药。与每日服用同等总剂量相比,此法可保留或恢复下丘脑-垂体-肾上腺轴的功能,而发生骨质疏松、库欣面容及感染倾向少,且利于儿童生长发育。另一优点是有利于发现病情活动的症状,这些症状一般出现在下一天早晨服药前,这提示会有复发的可能。

若长期应用激素减量不成,或减量过程中病情反复,应及早加用免疫抑制剂。

请问治疗类风湿关节炎时,是否可以在关节腔内注射激素?

● **西安市第五医院风湿科丁景春医生**

正如许多病友感受到的一样,关节腔内注射糖皮质激素能够迅速缓解疼痛、抗炎消肿,但应该由医生根据疾病情况衡量利弊之后再决定是否使用。

医生您好!请问类风湿关节炎患者只吃止痛药治疗类风湿关节炎行吗?

● **浙江温州医学院附属第一医院肾内科陈朝生医生**

类风湿关节炎患者只吃止痛药肯定不行。

常用止痛药即非甾体抗炎药(NSAIDs)具镇痛消肿作用,是改善类风湿关节炎患者症状的常用药,但不能控制病情,必须与改善病情抗风湿药同服。因为止痛药只能暂时缓解疼痛,对改善骨质破坏没有作用。患者确诊类风湿关节炎后应尽早使用“改善病情抗风湿药”,除改善症状外,还能延缓或改善类风湿关节炎患者的骨质病变,减轻或预防骨质破坏、畸形,改善患者长期预后。常用药物有来氟米特(爱若华)、甲氨蝶呤(MTX)、羟氯喹等。

医生您好,请问类风湿关节炎患者长期服用止痛片会出现哪些不良反应? 如何合理使用止痛片?

● **江苏省中西医结合医院风湿科耿洁医生**

类风湿关节炎患者常用止痛药即非甾体抗炎药(NSAIDs),这类药通过抑制环氧酶(COX)减少前列腺素的产生,在改善症状的同时也损害了某些组织,如胃黏膜、肾等,而出现:①各种胃肠道不适,甚至胃溃疡、出血、穿孔。②因肾排钠功能一过性受抑制而出现水肿、血压升高等。同时抑制 COX－1 和COX－2 的 NSAIDs 称为非选择性 COX 抑制剂;以抑制 COX－2 为主者称为选择性COX－2 抑制剂,后者的胃肠道严重不良反应较其他 NSAIDs 为低。

无论选择何种 NSAIDs,都会出现胃肠道不良反应。使用中必须加以注意,剂量都应个体化。只有在一种 NSAIDs 足量使用 1～2 周后无效才更改为另一种;应避免两种或两种以上 NSAIDs 同时服用,因其疗效不叠加,而不良反应增多;老年人宜选用半衰期短的 NSAIDs。对有溃疡病史的老年人,宜服用选择性 COX－2 抑制剂以减少胃肠道的不良反应。

医生您好! 我是类风湿关节炎患者,请问治疗类风湿关节炎是中药效果好,还是西药效果好?

● **湖南中南大学湘雅医院风湿科罗卉医生**

您好,从目前的医学来讲,治疗类风湿关节炎西医有很多循证医学的证据,而且国内外大量的长时间随访研究都证实了西医治疗的疗效。我个人意见是治疗类风湿关节炎不能单用中医方法,但是可以在西医治疗的基础上加用中成药制剂,如正清风痛宁等。如果不考虑生育的问题,也可以用雷公藤治疗。

您好！我是类风湿关节炎患者,最近出现贫血,血红蛋白70克/升,请问与这个病有关吗？该怎么治疗？

● **北京首钢医院风湿科金京玉医生**

您好！您的血红蛋白(血色素)70克/升提示是中度贫血。类风湿关节炎活动期可以有中度贫血,这提示病情较重,需对类风湿关节炎系统治疗,随着病情好转,贫血会得到改善。当然,前提是排除其他原因导致的贫血,如营养不良性贫血、失血性贫血、肾性贫血、骨髓疾病导致的贫血等。所以,建议您到医院进行全面检查,明确贫血原因后,才能决定治疗。

● **广州军区广州总医院中医风湿科刘正民医生**
河北衡水市国际和平医院风湿免疫科刘丽医生
辽宁中医药大学附属第一医院风湿科刘智慧医生
山东聊城市第二人民医院风湿科陈美璞医生

类风湿关节炎的贫血原因是多因素的,就本病来讲属于慢性病贫血的范畴,与促红细胞生长素减少、骨髓造血功能障碍、患者饮食不佳、继发感染等都有关系。另外,口服非甾类止痛药影响胃黏膜对造血原料(如铁)的吸收、甲氨蝶呤等对骨髓的抑制或溶血等均是贫血原因之一。这种贫血单单应用纠正贫血治疗疗效不佳,应该积极控制原发病,然后加以补充铁剂、保护胃黏膜等辅助治疗才能奏效。经验表明,控制好类风湿关节炎后,贫血可以得到较快纠正。

● **河北开滦集团有限责任公司医院风湿科韩依轩医生**
江苏南京市第一医院血液免疫科徐燕丽医生
上海仁济医院风湿科戴岷医生

类风湿关节炎患者贫血的发生率为 16%～65%,是关节外表现的常见症状。贫血的程度常与类风湿关节炎的活动与否有关。患者往往无自觉症状,多数是通过化验检查才发现。但在某些患者,贫血可为首发症状。典型的类风湿关节炎贫血属慢性病性贫血,一般为轻度至中度的正细胞正色素性贫血,有的以低色素小细胞性贫血为主要类型。缺铁性贫血约占类风湿关节炎贫血中的 25%,这与类风湿关节炎患者的铁代谢障碍有关。在类风湿关节炎中,也合并有其他类型贫血,包括纯红细胞再生障碍、自身免疫性溶血性贫血,这些均与类风湿关节炎的免疫功能缺陷直接有关。偶尔可见巨幼细胞贫血,而且叶酸缺乏所致的较维生素 B_{12} 缺乏者更常见。

● **陕西西安市第五医院风湿科张静医生**

类风湿关节炎患者为什么常发生贫血? 虽经国内外学者大量研究,发病机制尚不完全清楚,归纳起来主要有 3 个方面的因素:①从单核-巨细胞系统动员铁有障碍,使铁的利用率下降。②红细胞寿命缩短,正常人为 114～120 天,而类风湿关节炎患者为 80～90 天。有学者观察过,当将慢性疾病贫血患者的红细胞输给正常人时,红细胞寿命是正常的,若将正常的红细胞输给这类贫血患者时,红细胞的寿命缩短。说明类风湿关节炎贫血患者红细胞寿命缩短的因素在红细胞之外。正常情况下,骨髓对这种红细胞寿命中等程度缩短是可以代偿的,而类风湿关节炎患者则不能正常地代偿。③骨髓对贫血反应不足,不能有效代偿性增加造血能力。总之,贫血的治疗依赖于有效地治疗类风湿关节炎。由于类风湿关节炎的贫血往往不太严重,而且不再进展,极少需要输血。

请问治疗类风湿关节炎需要依据季节进行药物调整吗?

● **辽宁大连第二人民医院血液科王燕真医生**

类风湿关节炎在寒冷季节容易加重,但用药上不需要依据季节调整,而是要根据病情的真实情况调整治疗方案。

您好,我是类风湿关节炎患者,请问我怎么判断病情是否活动。有时候关节很疼,可是红细胞沉降率正常,也不知道该不该加药?

● **西安交通大学医学院第一附属医院风湿科崔巍医生**

您好,您可以这样判断:关节肿胀数≥3 个,并有以下至少 2 条则提示病情活动:①晨僵时间≥1 小时/天;②红细胞沉降率≥28 毫米/小时;③C 反应蛋白增高;④5 个或 5 个以上关节有压痛。

● **河南省人民医院肾病风湿科楚天舒医生**

类风湿关节炎确诊后要正规治疗、定期复查。治疗过程中可以从 3 个方面评估病情:①症状,如关节疼痛、肿胀等症状加重,是否伴随寒冷、劳累等诱因。②生物化学、免疫检查,如 C 反应蛋白,免疫全套检查,肝、肾功能。这些化验毕竟是辅助检查,要综合起来判断,看是否有病变活动。有时实验有误差,实验检查异常与临床疾病活动可能不一致。如果关节疼痛明显,即使红细胞沉降率正常还是要调整用药,因为临床表现更客观。③定期复查X 线片。

总之,类风湿关节炎是一种顽症,要在医生的指导下认真治疗、定期复查、综合分析以得到更好的疗效。

● **北京协和医院风湿科徐东医生**

您好,类风湿关节炎活动期的判断是一个综合的判断。除了您的临床表现外,实验室检查也很重要。而您的症状除了关节疼痛外,肿胀、晨僵时间、关节压痛及有无其他脏器受累都是很重要的评判指标。如果只是偶尔因为劳累或天气变化等原因出现的关节疼痛而无其他任何活动的证据,并不一定要马上加强治疗。因为病情的判断是个很专业的问题,我建议您在自我感觉病情变化的情况下及时就诊,由医生给您作出判断和调整用药,千万不要自行加减药物,这样对您是有百害而无一利的。

请问医生,如何评价类风湿关节炎药物的治疗效果?

● **河北省人民医院风湿科陶杰梅医生**

评判类风湿关节炎药物疗效的指标是美国风湿病学会（ACR）规定的类风湿关节炎改善指标 ACR20、50、70，即规定一些观察指标，若患者达到 20％、50％ 或 70％ 的缓解即达到 ACR20、50 或 70 缓解。

这些指标包括：关节压痛数、关节肿胀数及下列 5 项中至少 3 项：患者对疼痛的评分、患者对疾病全面的评估、医生对患者的全面评估、患者躯体活动评分（HAQ 指数）、急性期反应物（如红细胞沉降率或 C 反应蛋白）。

举例说明：若患者有 20％ 的压痛关节缓解、20％ 的肿胀关节缓解及下列 5 项中至少 3 项：患者对疼痛的评分、患者对疾病全面的评估、医生对患者的全面评估、对患者躯体活动的评价、急性期反应物（如红细胞沉降率或 C 反应蛋白）有 20％ 的指标缓解，即可说明患者达到 ACR20。同理类推 ACR50 及 ACR70。

请问患了类风湿关节炎是不是用的药越多越好，需要终身服药吗？

● **浙江绍兴第二人民医院风湿科张颖医生**

类风湿关节炎的治疗并不是药吃得越多越好，需要根据病情进行个体化治疗，而且大多数患者并不需要终身服药。

● **山西医科大学第二医院风湿科李军霞医生**

不是。患了类风湿关节炎要根据病情用药，一般情况下 2～3 种药物联合应用。理论上应终身服药，但实际上如果病情长期稳定，有些患者可以停药。

医生您好！我是类风湿关节炎患者，因为要长期服药，请问怎样减少药物的不良反应？哪天医学专家能让我们彻底打破"药罐子"？

● **山西医科大学第二医院风湿科王彩虹医生**

　　首先要到正规医院接受专科医生的正规治疗，不要轻信无不良反应或可以根除的广告。目前从世界医学的发展水平来看，类风湿关节炎是不可能根治的，但能延缓病情发展，减缓骨质破坏。医生会通过个体化治疗，尽量减少药物的不良反应。

● **重庆大坪医院风湿科刘重阳医生**

　　类风湿关节炎属于自身免疫性疾病，大部分患者需要长期用药。但如果诊断及时，治疗正规，控制较好，有些患者可以停药，只需加强锻炼、生活注意、防止感冒。如需长期用药，正规医院医生会针对病情选择不良反应较少的药物，并且会随时调整用药方案。

● **上海仁济医院风湿科胡大伟医生**

　　类风湿关节炎要长期服药。减少药物的不良反应最主要的是：用最少的药物控制病情的发展，同时注意定期做血常规、肝功能等检查。目前该病还不能根治，要靠药物控制。

　　请问治疗类风湿关节炎，针灸是不是有效方法？

● **北京中日友好医院风湿科祖宁医生**

　　类风湿治疗主要以药物为主，可以辅以理疗、针灸等方法以帮助减轻症状，但具体的情况要根据患者个体病情的不同来决定，单一治疗方法一般不能有效控制症状。

　　咨询一下，类风湿关节炎如果用药物治疗都没有效果，还有什么更好的治疗手段吗？

● **湖南中南大学湘雅医院风湿科赵洪军医生**

　　如果治疗效果欠佳，可以采用生物制剂治疗。如果晚期出现畸形并失去功能的关节可以采用外科手术治疗。

风湿病问答集锦

医生您好,在什么情况下类风湿关节炎患者需要做关节置换
手术?

● **北京中日友好医院风湿科王丽英医生**

　　严重及晚期的类风湿关节炎可能会导致关节畸形,影响患者
的正常生活。如果患者一般状况允许,未并发其他系统严重的疾
病,可以考虑关节置换术以部分恢复关节功能。

预防保健

类风湿关节炎患者想要康复需要注意哪些问题?

- **北京中日友好医院风湿科章璐医生**

类风湿关节炎是一个慢性系统性疾病,需要在饮食、锻炼等日常生活和服药等方面都多加注意。在配合医生积极治疗的同时,注意搭配合理、营养健康的饮食,注意劳逸适度,克服情绪消沉,保持乐观积极的情绪对待疾病和生活;要保持每天 7～8 小时的睡眠;有条件的可请专业医生或理疗师对关节部位进行物理按摩,注意防寒、防潮、保暖等。

- **重庆西南医院中医风湿科方勇飞医生**

我个人认为没有什么特殊要求。以下一些建议是普遍适用的:①慎医药:坚持规范化的治疗是前提,病情缓解后可以在医生指导下选择性地将药物减量至停用。②防劳倦:避免过度劳累,病变关节不可过度活动。③节饮食:少食刺激性食物,减少对胃肠损害。不可饮酒,以免伤肝(因为一些抗风湿药物可能伤肝)。④适寒温:随时增减衣物,防止受凉。⑤调情志:保持良好心态。

医生您好! 请问类风湿关节炎患者有什么日常生活注意事项吗?

- **山西太原钢铁医院王燕临医生**

日常生活要注意保暖、减少运动、适当锻炼,可以补点钙,加强营养。类风湿关节炎是一种慢性、炎性、系统性的自身免疫性疾病,表现为外周小关节持续性和进行性的滑膜炎,一年四季均会出现疼痛症状。夏天湿度大,穿着单薄,由于天热、休息不规律,因而引起疼痛。日常生活中注意休息要有规律,不要长时间使用空调、洗冷水澡,另外避免过度疲劳,以提高自身免疫力。

● **陕西西京医院临床免疫科吴振彪医生**

患类风湿关节炎之后,急性期可以短期休息,一般在3周左右。因为长期休息,过度限制活动,关节、肌肉废用的结果将造成关节僵硬、肌肉萎缩,反而于健康不利。在慢性缓解期,要加强关节功能锻炼,以保持和增进病变关节的活动功能,防止畸形和强直。总之,应劳逸结合,适当锻炼,保持心情舒畅;认识到该病是一个长期、慢性的过程,需医患配合、坚持治疗。

请问医生,类风湿关节炎患者如何自我保健?

● **北京中日友好医院风湿科章璐医生**

类风湿关节炎是一种慢性疾病,在治疗的基础上还需要患者注意自身的保养和调理。具体包括:加强锻炼,提高身体素质,增加自身抵抗力;注意保暖,避免风寒、潮湿等外邪侵袭;平时的工作和生活要安排得当,注意劳逸结合,避免劳累和熬夜;在疾病流行期间注意自我保护,不到人多的地方去,预防和控制感染;饮食也要控制,避免其他疾病,影响类风湿关节炎治疗;长期患病过程中,要保持良好的心态。有一些患者是由于精神受刺激、过度悲伤、心情压抑等诱发本病的;而在患病之后,情绪波动又往往使病情加重。这些都提示精神(或心理)因素对本病有一定的影响。因此,保持正常的心理状态,对维持机体的正常免疫功能是重要的。有些类风湿关节炎是在患者患了扁桃体炎、咽喉炎、鼻窦炎、慢性胆囊炎、龋病等感染性疾病之后而发病的。这是由于人体对这些感染的病原体发生了免疫反应而引起本病的,所以,预防感染和控制体内的感染病灶也是重要的。

● **重庆大坪医院风湿科刘重阳医生**

类风湿关节炎患者多伴有关节受累,除适当使用药物控制病情发展外,日常生活中也应注意保护关节功能,具体建议以下。

(1)避免过度强烈使用小关节:关节发炎时,会变得不稳定,更容易受损伤。类风湿关节炎患者用力的时候,小关节,如手指关节就更易出现变形。因此,在日常生活中,患者应尽量利用较大和有力的关节,如提重物时,尽量不用手指而用手臂和肘关节,不只用手指作支持,应以手掌来支撑。拧瓶盖时,不要只用手指拧,应以掌心加压力来拧。

(2)避免关节长时间保持一个动作:如不要长时间站立,在适当时候坐下来休息。坐下时,应经常变换坐姿、转换双脚位置,舒展下肢的筋骨,或起来走动一下。应避免手指长时间屈曲,如写字、编织、打字、修理,应不时停下来休息,舒展一下手指。活动时如果感到关节疼痛,应立即停止活动,检查活动方法是否不当。注意工作与休息的平衡,并根据病情及时作出调整。

(3)避免关节长时间处于变形位置:无论睡眠、走路或坐下时都要保持良好姿势,如坐下时,膝关节不要过分屈曲,双足应平放在地上。

(4)避免过度体力消耗:要注意减少工作和日常生活的体力消耗,如家里物品的放置应科学合理,轻便和不常用的物品放在高处,常用物品放在伸手可及的地方,笨重和不常用的物品放在柜子的下面。安排好工作的程序,尽量使用工具,以减少弯腰、爬高、蹲低等动作。搬物品时,可使用手推车,以节省能量。

咨询一下,类风湿关节炎患者能否进行体育锻炼？如果可以,一般适宜哪种活动？

● 陕西西安市第五医院风湿科周雅婷医生

类风湿关节炎是一种慢性全身性疾病。因其病因尚未明晰，又无理想的治疗方法，所以在药物治疗的同时，还要注意加强康复关节功能的练习，以避免或延缓关节僵硬和畸形的发生。当然关节功能康复要在医生指导下进行，要动静结合，以动为主。主动锻炼与被动锻炼相结合，以主动锻炼为主。切不可因关节疼痛而放弃功能锻炼，锻炼要循序渐进，不可急于求成。坚持适当的体育锻炼是保持和恢复关节功能的重要措施。

类风湿病的关节畸形并不是本病的必然结果，只要诊断及时，治疗合理，注意康复锻炼，就可能保持整体关节、肌肉的平衡。特别是晚期患者出现某种残疾时，包括衣、食、住、行、个人卫生所必需的基本动作和技巧都是康复治疗的重点内容。应根据类风湿关节炎患者的具体情况进行训练，如尚无明显关节活动功能障碍时，应做活动幅度较大的生活上的自我服务动作；如已有明显的功能障碍时，要重点保持洗漱、吃饭、步行、上厕所等功能；已有支撑或行走困难时，应首先教患者学会正确地使用拐杖、轮椅和其他工具。

类风湿关节炎患者康复锻炼可以起到以下作用：保持关节活动度，避免僵直挛缩；防止肌肉萎缩，保持肌肉张力；促进血液循环，改变局部营养状态；振奋精神，增强体质，增强康复的信心；有利于五脏六腑、气血功能的保持与加强等。

类风湿关节炎患者康复锻炼的内容包括几下几点。

（1）缓解疼痛：①保持安静：急性期宜保持安静，在卧床中保持肢体的良好体位，每天取 2～3 次俯卧位，尽量避免髋膝关节屈曲，在卧床期间，进行最小限度运动，同时可用护膝或弹力绷带，起到保温和轻微的固定作用。②湿热疗法全身浴：晨起时手指或腿部发硬和明显疼痛时，泡在 38～40℃ 的温水中，或用红外线照射双手和双膝，使毛细血管扩张，增加局部血液循环。③保持关节活动度训练：轻微的疼痛和关节发硬时，可轻微地做运动，进行关节活动训练，改善或消除局部淤血，起到良好的止痛效果。

④避免负荷:尽量避免疼痛部位负重,减小其负荷。

(2) 运动疗法:类风湿关节炎的运动锻炼主要是全身性与关节功能的锻炼,主动或被动地运动与活动关节,以增加关节活动度,恢复与保持关节功能,预防和改善关节周围肌肉萎缩。进行体育锻炼原则包括:首先,体育锻炼和关节体操的具体方法较多,要根据自己的病情和关节功能障碍的程度,适当酌情选用,不要强求。伴有消耗性疾病、发热和心、肺、肾病时,不要进行全身性锻炼,适当活动关节即可。其次,要动与静相结合。关节及身体运动(活动)锻炼应以动为主,动静结合;整体与局部锻炼相结合;以主动运动为主,被动运动为辅。关节炎急性期,要适当休息,避免炎症加重,以助炎症的消退。当关节炎症和疼痛减轻后,可做一些不使关节肿痛加重的活动,以增加肌力,防止关节挛缩、强直及肌肉失用性萎缩。还有,锻炼要量力而行、循序渐进、坚持不懈、恢复关节功能与体力的原则施行。每日活动量由小到大,由轻微到积极,逐渐增加;活动时间由短到长,次数由少渐多,以致达到自己每天适当的活动量时,长期坚持锻炼,持之以恒,不可因为关节疼痛就不运动了。目前常用的运动疗法有以下几种。

1) 医疗体操:根据需要选择动作、作用部位和运动量,具有针对性强、适应面广的优点,是运动疗法的主要方面。

2) 作业疗法:又称劳动治疗。指利用适当的生产劳动来锻炼身体,为患者将来重返工作岗位作准备,常用的方法有编织、手工、木工、金工、园艺等。

3) 日常生活活动训练:疾病严重时,患者的日常生活必须活动,如衣、食、住、行、个人卫生等都有困难。为了保存和重新获得这些基本动作和技巧,就需要进行日常生活活动训练。

4) 耐力运动:指步行、慢跑、爬坡、骑自行车、游泳、跳绳等,以锻炼患者耐力的运动。

5) 太极拳、八段锦、练功疗法:是传统的运动疗法,具有调身、调息、调心相结合的特点,有机地结合身体运动、呼吸运动和集中思维的锻炼,起到调整和增强身体功能的作用,适宜于慢性疾病的长期锻炼。

● **广东中山大学附属第一医院风湿科叶玉津医生**

类风湿关节炎的患者在急性期需要休息,但长期的休息和制动会促使肌肉的挛缩和无力,加重关节的功能障碍,因此在关节炎症消退、疼痛缓解后,应该进行适当的肌肉和关节功能锻炼。最常用的是肌肉等长收缩,即在不活动关节的前提下收缩(绷紧)肌肉以增加肌力,一次收缩 6 秒,休息数十秒,可重复多次。还可进行有氧运动以增加心肺耐力,如游泳、平地快步行走、立定式脚踏车、改良太极拳等,每周 3～5 次,每次 20～60 分钟,根据个人情况对运动量进行调整,以运动过程中没有明显的疼痛和不适、运动后两小时无明显的疲劳感为宜。基本原则是避免关节、肌肉的过分用力和重复收缩。具体的运动方式可咨询康复或理疗科医生。

● **上海中山医院风湿科姜林娣医生**

浙江温州市第二人民医院风湿科李素蘋医生

类风湿关节炎患者可以锻炼,但要适度,要在医嘱下进行锻炼,主要是康复性的锻炼,如游泳、慢跑等都比较合适。

● **山西阳泉煤业集团总医院肾内科陆宪英医生**

类风湿关节炎急性期 3～4 周内以休息为主,慢性期要进行主动或辅助性锻炼、关节运动以防止关节僵硬、进行性活动受限,频率以一天两次为好。另外还可以温水中运动以减轻疼痛,改善关节活动度。

● **山东中医药大学附属医院风湿科孙素平医生**

类风湿关节炎患者应每日进行适当关节功能锻炼,如手腕背伸、掌屈活动、握拳运动,根据身体耐受情况可进行慢走、打太极拳等运动。但运动不可过量,以不感觉疲劳为原则。

● **辽宁中医药大学附属第一医院风湿科陈颖医生**

患者可以根据病情轻重做一些功能体操、游泳、打太极拳和气功,其动作缓慢、轻柔,较适用于本病患者。

● **黑龙江大庆油田总医院风湿科陈坊医生**

适当进行体育锻炼,避免长期剧烈的运动。宜在清晨或傍晚较凉爽时进行体育锻炼,但不宜做剧烈运动,以免汗多损伤阳气。也不要在运动后用冷水沐浴、洗头,以免引起寒湿痹证。平日应该做到劳逸结合,睡眠充足,注意饮食卫生。类风湿关节炎患者应减少手指运动,用指过度可加重病情。如果患者正处于疾病的活动期,关节肿胀明显,请不要采用按摩或热敷。阴雨或天气寒冷时,不应采取户外活动,可以多穿衣服防寒。在日常生活中应选用适合自己的运动方式。

医生您好,我是类风湿关节炎患者,听说游泳可以防止关节畸形,是这样的吗?

● **北京东直门医院风湿肾内科赵进喜医生**

运动有利于降低类风湿关节炎患者的致残率,这是肯定的,如太极拳,在国外就有研究报告。至于游泳应当有类似机制。只是还应该注意水温等因素,类风湿关节炎患者本身就是阳虚畏寒,应避免冷水刺激。无论什么措施,都应该具体情况具体分析。祝你早日康复!

类风湿关节炎患者的饮食应注意什么?

● **辽宁中医药大学附属第一医院风湿科高明利医生**

这位患者的问题据有普遍性,以下是我个人的观点:①如果是单纯的类风湿关节炎患者,饮食上没有严格禁忌。②由于类风湿关节炎是一个慢性疾病,提倡患者多吃一些营养丰富的食品,当然这里要排除保健品。③多吃水果,蔬菜含有维生素的食品。④在急性发作期,应该避免吃海鲜等发物,清淡饮食。

● **北京世纪坛医院风湿科赵绵松医生**

单就类风湿关节炎而言,并没有特殊的饮食要求。

对过去曾明显诱发和加重自己病情的食物应该避免,其他食物都可以吃,要吃得丰富多彩,才能保证营养全面、合理。

由于类风湿关节炎引起继发骨质疏松的比较多,建议患者多食用一些含钙量大的食品,如牛奶、海产品及坚果类食品。

如果有类风湿血管炎表现、四肢偏冷、怕冷现象,建议日常可以用黄芪泡水饮用。

● 陕西西京医院临床免疫科吴振彪医生

关于类风湿关节炎患者的饮食治疗,至今尚有争论。主要有两种方法:一为"补充治疗",一为"取消治疗"。所谓补充治疗,即补充类风湿关节炎患者体内缺乏或对缓解疾病有益的食物,如鱼油和夜樱草油。所谓取消治疗,是指去掉饮食中患者不能耐受的食物。对于类风湿关节炎患者,不必太着意于饮食,尚无充分证据表明饮食治疗能改变类风湿关节炎患者的病程。

患类风湿关节炎后,有些患者认为生病一定与身体素质有关,因此应尽可能地多吃自认为有营养的食物。也有些患者听说本病与变态反应有关,因而担心食物过敏会引起发病或加速病情发展,夏天不敢吃冷饮,平时不敢吃鱼、虾、鸡蛋、豆腐、海产品,以至食谱单调,营养不全面。显然,这样做对疾病的好转和康复都是不利的。平时饮食到底应该如何安排呢?首先,对过去曾明显诱发和加重自己病情的食物应该避免食用,其他食物都可以吃,要吃得丰富多彩,才能保证营养全面、合理。当然,不要过多吃肥腻食物、海产品及过酸、过咸的食品。由于类风湿关节炎是慢性的,患者处于长时间的慢性消耗中,因此,要注意改善患者的营养摄入,促进患者食欲。要注意选择高蛋白、高维生素和易消化的食物,还应注意菜肴的色香味,也可以增加餐饮量或次数,以供给足够的热量。

请教医生,患了类风湿关节炎除了服药以外,有没有食疗的方法?

● 山东泰山医学院附属医院风湿科翟乾勋医生

多年以来,许多学者一直在探索饮食与类风湿关节炎发生、加重或缓解之间的关系,试图通过饮食的调整促进疾病的恢复或防止病情的加重,即饮食疗法。尽管这方面的研究已经做了很多,但是在某些方面还存在争议。一般来说,不饱和长链脂肪酸,如鱼油等,以及某些微量元素,如硒等有使类风湿关节炎症状缓解的作用。不仅能减少疼痛和肿胀的关节数目,而且可以减少晨僵时间,增强握力,改善疲劳症状等,但不能改变病程。另外,一般认为能量的缺乏可以影响免疫反应,热量的减少可引起免疫反应的抑制,故有利于类风湿关节炎的病情控制。所以一般主张类风湿关节炎患者要清淡饮食,避免油腻及高热量食物的摄入。但必须说明的是,至今尚无确凿的证据说明饮食疗法可以改变类风湿关节炎的病程,所以饮食疗法只能作为辅助措施。同时也希望今后能发现更多的具有循证医学证据的饮食疗法,造福于类风湿关节炎患者。

医生你好,我是类风湿关节炎患者,我在夏秋之交容易发病,空气湿度大会不舒服。请问气候变化对类风湿关节炎有影响吗?

● **陕西西安市第五医院风湿科杜鹃丽医生**

寒冷潮湿是类风湿关节炎的加重因素。90%的类风湿关节炎患者对气候变化敏感,气候变化大、湿度高的地区,类风湿关节炎的患病率高。在阴天、下雨、寒冷、潮湿时,类风湿关节炎患者关节及其周围血管、神经功能不全,引起血管舒缩缓慢、不充分,致使皮温升降迟缓而导致对外界温度较为敏感。当遇到潮湿时,湿度增加,使关节神经的敏感性增加,而寒冷时,血流缓慢,血中和滑膜内纤维蛋白原增多及血中肾上腺素水平升高,甚至血栓形成,加上温度下降时血中冷球蛋白凝集及滑液内透明质酸含量增多,致使滑液黏度增高,加大了关节运动的阻力,关节肿胀和疼痛均可加重。类风湿关节炎的患者应注意气候与环境因素的变化,及时做好预防,以利于疾病的康复。

请问医生,天气寒冷时,感冒会诱使类风湿关节炎发病吗?
需要预先接种流感疫苗吗?

● **北京同仁医院风湿科王振刚医生**

天气变化,不少关节炎患者会感觉不适,有时感冒或感染可以导致疾病复发。但预防感染是一个长期的任务,平时应注意加强防寒保暖,戴口罩,注意个人卫生,功能锻炼,营养均衡等。类风湿关节炎不在优先接种范围内,不建议风湿病患者打流感疫苗预防。

妊娠生育

类风湿关节炎患者能结婚生育吗?

● **北京中日友好医院风湿科张英泽医生**

类风湿关节炎患者可以结婚,和谐的婚姻对病情有益无害。类风湿患者多表现为关节肿痛及周身僵硬,愉悦的情感与和谐的性生活对缓解疼痛和僵硬有好处。虽然类风湿关节炎患者的发病与遗传背景有关,特别是与遗传基因 HLA - DR4 有关,但这种疾病是遗传和环境共同作用的结果,所以遗传给下一代的概率不是很高,单卵双生子同患类风湿的概率仅为 27%,所以结婚生育都不会受到限制。

● **重庆医科大学附属第一医院中医科荣晓凤医生**

从我们 30 余年来对大量类风湿关节炎患者的观察,以及有关专家的研究来看,多数人一般发育正常,性激素的分泌水平无特殊变化。故类风湿关节炎患者同正常人一样,有情爱的自由,也有生育的权利。当然,类风湿关节炎仍有一定的特殊性,即遗传倾向,但其间的关系并不十分密切。有类风湿关节炎的人,其子女并不一定患类风湿关节炎,"沾亲带故"者毕竟少数,这决不能说明他们不能恋爱、结婚,不能生儿育女。

请问医生,类风湿关节炎患者怀孕了应该注意些什么,可以生育吗?

● **西安解放军 323 医院血液科王黎明医生**

你好,类风湿关节炎患者在病情未得到控制之前不应考虑生育。如要考虑生育,应在停用免疫抑制剂一段时间以后,病情稳定时才可以考虑生育。在妊娠早期服药存在影响胎儿正常发育的可能,目前多数药物对胎儿影响的资料缺乏。类风湿关节炎患者若怀孕,更应严格定期做孕期检查。

● **北京世纪坛医院风湿科赵绵松医生**

类风湿关节炎患者由于前期曾经使用一些免疫抑制剂,故抵抗力偏低,怀孕后要注意避免去公共场所,防止感染,注意补充维生素及钙剂,多数类风湿关节炎患者怀孕后关节症状可能较前减轻,药量可以减少或停止。建议患者在做产前检查时要同时到风湿科门诊就诊,监测类风湿关节炎的病情活动状况。

● **湖北宜昌中心医院风湿科崔向军医生**

对于患有类风湿关节炎的育龄期女性患者,若病情稳定是可以怀孕的。因为类风湿关节炎本身不会对胎儿造成影响,但母亲患有继发性干燥综合征或血清化验抗 SSA 抗体阳性,可导致新生儿狼疮,这是类风湿关节炎患者在怀孕前要高度重视的。

约 70% 的类风湿关节炎女性患者在妊娠期间病情可以改善,大部分在妊娠 3 个月病情可缓解。尽管如此,妊娠期间病情会出现波动,而且大部分妊娠期间病情稳定的患者多在分娩后复发。

对于类风湿关节炎的育龄女性,问题并不在于怀孕,关键是妊娠时需要在专科医师指导下用药。

病例问答

....

医生您好,我有类风湿关节炎,最近经常心慌气短,休息后好些,请问会是类风湿引起的吗?

● **山东中医药大学附属医院风湿科周海蓉医生**

类风湿关节炎(RA)是一个以周围关节为主的多系统炎症性的自身免疫病。可以引起多种关节外表现,心脏是其常见的受累脏器之一,可引起心包、心肌、心内膜及冠状动脉的损害。心脏损害与 RA 活动及病情严重程度相关。临床可以表现为心动过速、胸闷、气短等等症状。X 线片可以发现心包炎性渗出,心电图可以出现心肌缺血表现。此外,也有研究认为,RA 患者罹患冠状动脉粥样硬化性心脏病的危险性明显增高。所以,建议您到医院进行相关检查,在医生指导下进行系统治疗,以免延误病情。

我是类风湿关节炎患者,各项检查显示属早期,目前在吃甲氨蝶呤,但是我想再配中药吃行不行?

● **内蒙古包头中心医院肾病风湿科孙秀丽医生**

大量循证医学证明目前治疗类风湿关节炎的方法是有效和得当的,其中改善病情药物,即 DMARDs 具有改善和延缓病情的作用。它们以甲氨蝶呤为基本用药,常与羟基氯喹、来氟米特等联合应用即可使多数病例得到良好的缓解,不必要配合中药。

> 医生您好,我是类风湿关节炎患者,请问类风湿因子是怎么回事? 以前是阴性,现在是阳性,是病情加重了吗?

● **山东中医药大学附属医院风湿科周翠英医生**

类风湿因子是判断类风湿关节炎的重要指标,单独的根据类风湿因子是不能判断病情的,还需要综合其他的指标。

> 医生您好,我患类风湿多年,有时出现类风湿结节,有时还会破,反反复复,请问有没有什么特效药?

● **山东省泰安市中心医院风湿科陈东育医生**

类风湿结节是一种较硬、圆形或椭圆形的小结,浅表结节发生于关节周围受压或摩擦较多的部位,如手背、足背、肘关节后方的鹰嘴突、头的枕部、骶部、坐骨结节、踝部。出现类风湿结节是病情活动的一个标志,说明您的病情一直没有控制好。您应该正规服用柳氮磺吡啶、来氟米特、甲氨蝶呤等改善病情抗风湿药,必要时加用激素治疗。

> 医生您好,我是女性类风湿关节炎患者,得病 20 多年,现在每天服用泼尼松片 15 毫克;钙尔奇 D 1 次,每次 1 粒。关节疼痛有所减轻,但腰痛比原来加重,请问医生,我老是腰痛会不会是骨质疏松? 该怎么治疗?

● **山东中医药大学附属医院风湿科周海蓉医生**

不知您的年龄,假如接近绝经期,又有糖皮质激素长期应用史,加上类风湿关节炎疾病本身,骨质疏松症的可能性还是比较大的。不过明确诊断最好还是到医院进行双能 X 线测量骨密度后更加准确。并应排除腰椎间盘症等其他疾病。不能单纯从你的描述中进行猜测。假如属于骨质疏松症,可以增加钙尔奇 D 的剂量为每日两片,增加双磷酸盐制剂。如疼痛较重,还可应用降钙素。另外,可适当选择补肾壮骨、活血化瘀的中药口服等。

请问医生,类风湿关节炎是否可以根治?

● **浙江大学医学院附属第一医院风湿科徐立勤医生**

你好,类风湿关节炎和高血压、糖尿病一样,无法根治,但可以控制。如果早期发现,接受了正规、科学的治疗,完全可以达到满意的疗效,不影响正常的生活学习工作。如果发现的较晚,只要及时正规治疗,也可以控制症状,阻止疾病的发展。随着科学技术的发展,相信不久的将来,会找到根治类风湿关节炎的方法。

我是一名类风湿关节炎患者,请问如果平时关节疼痛,可服用哪种止痛药?

● **山西大医院风湿科张莉芸医生**

类风湿关节炎的疼痛多数由关节炎引起,这种疼痛可以采用抗炎药物止痛,这类抗炎药物包括非甾体抗炎药物(如双氯芬酸、萘丁美酮、美洛昔康等)和甾体抗炎药物[如泼尼松(强的松)等]。服用这些药物在止痛的同时可能出现相应的不良反应,所以在服药过程中如出现与原来疾病不同的症状,要到医院就诊,请医生判定是否为药物不良反应。

咨询一下,理疗对类风湿关节炎有用吗?

● **山西大医院风湿科张莉芸医生**

类风湿关节炎是以关节组织慢性炎症性病变为主要表现的自身免疫性疾病;而理疗是用热疗以增加局部血液循环,使肌肉松弛,起到消炎镇痛作用。

我是一个类风湿关节炎患者,一直服药治疗,但类风湿因子检查一直是阳性,听说这与我吸烟有关,请问如果戒烟能转阴吗?

● 山西医科大学第二医院风湿科高惠英医生

不能,戒烟对病情的治疗有好处,但必须通过正规的治疗类风湿因子才能转阴。

医生,请问泡温泉可以治疗类风湿关节炎吗?对类风湿关节炎有好处吗?

● 山西医科大学第二医院风湿科高惠英医生

如在类风湿关节炎病情稳定、康复期阶段,适当泡温泉对有些患者会有一定的好处。但在急性活动期、关节明显肿痛时可能不太适合,主要还需通过药物等治疗最终控制病情。

医生您好!有网站介绍类风湿关节炎患者可以饮牛奶保健,可是有其他的患者跟我说最好不要喝,您有什么建议?还有,鱼肝油能服用吗?

● 山西医科大学第二医院风湿科李军霞医生

牛奶是普通的营养食品,提倡正常饮用。但是鱼肝油,如果偏食或营养不良,应该在医生的指导下,按需服用,应避免过量。

医生您好!我在网上看了很多类风湿关节炎的知识,想问您一个问题:多数类风湿关节炎患者一般经过多长时间的正规治疗就能够进入缓解期?(这个缓解期的标志是指:疼痛明显减轻,可以停用止痛药,只用改善病情抗风湿药维持治疗)

● 山西医科大学第二医院风湿科李军霞医生

改善病情抗风湿药起效比较缓慢,一般在 2 个月起效,3～6个月病情趋于稳定,疼痛减轻,就可以考虑逐渐减少或停用止痛药,但因类风湿关节炎致病因素是多方面的,病情易反复,需要视病情变化调整用药。

医生您好,我是类风湿关节炎患者,发病 3 年了,现在左肘关节伸不直,走路疼痛。经服用甲氨蝶呤 1 周 5 粒,病情能得到控制,想问就吃甲氨蝶呤一种药能得到很好控制吗? 这药要吃到什么时候能停?

● **江苏常熟第一人民医院风湿科曹向东医生**

　　这位患者,你好,你的情况可能是一次疾病的急性加重,肘关节和膝关节是类风湿关节炎的主要累及关节,单用甲氨蝶呤可能效果不够,可以加用来氟米特或者联合生物制剂,可取得满意疗效,当然具体情况还是有个体差异的。至于何时能停药,每个人的情况不一样,你最好在当地的风湿专科医生处就诊随访,听从专业的意见。

您好! 我是类风湿关节炎患者,由于最近有点劳累,我的手腕出现一个类风湿结节,但是并没有觉得疼痛,请问该怎么处理,要紧么?

● **江苏省中医院风湿科郭峰医生**

　　能否了解你的年龄还有病史,一般情况我们是这样做的,很多类风湿患者都会有这种结节,建议你做一下红细胞沉降率和 C 反应蛋白的检查,了解疾病的进展,如果指标高可以考虑用一点糖皮质激素,如果不高请仍然以控制病情进展为主。

我是一个类风湿关节炎的患者,患病 2 年,此前没有接受过正规治疗,间或吃些中药,一直在看中医。3 个月前,在医院风湿科就诊,开了 3 个月甲氨蝶呤,效果不太好,复诊时医生推荐用生物制剂,不知道是否合适?

● **湖北十堰人民医院风湿科熊焰医生**

　　类风湿关节炎的治疗是因人而异的,长期的治疗应考虑的因素包括年龄、病程、症状轻重、炎症指标、机体状态。你的病程 2 年,一直未接受正规治疗,3 个月前刚开始用甲氨蝶呤,效果不理想。我认为该病是慢性病,治疗需要一段时间,另外可以考虑甲氨蝶呤联合其他药物的治疗,如来氟米特、羟氯喹、柳氮磺吡啶片等,具体用药可由医生定。你的医生推荐用生物制剂可以考虑,所有治疗要在医生指导下进行,同时要动态观察各种指标,如血、尿常规和肝、肾功能。不能自己用药。

医生您好,我母亲是一名类风湿关节炎患者,患病已经有 5 年了,在吃甲氨蝶呤,最近 1 周漏服了,需不需要补服? 这种情况会不会对病情产生影响?

● **黑龙江哈尔滨医科大学附属第二医院风湿科李洋医生**

继续服用甲氨蝶呤就可以了,不用补,不会对病情产生太大影响。

医生您好,我今年 55 岁,最近被诊断为类风湿关节炎,可是服用阿司匹林和布洛芬都过敏,请问应该服用什么药物呢? 平时应多注意些什么呢?

● **广东深圳市人民医院风湿免疫科孙保东医生**

类风湿关节炎的治疗除服用非甾体抗炎药之外,还应服用病情改善药。非甾体抗炎药除了布洛芬,还有非常多的选择,如美洛昔康、西乐葆等。请你一定加上改善病情抗风湿药。可到当地医院风湿专科就诊。注意事项:保暖、适当的锻炼、补钙、规律的生活、按时复诊及遵医嘱。

专家您好,我母亲 58 岁,患类风湿关节炎近 40 年。最早的发病症状是身体发热,手关节红肿、疼痛,像火烧一样,中午前后加重,凌晨以后减轻。由于当时也不知是什么病,耽误了最佳治疗时机,后来手、脚畸形也不再疼痛。随着年纪变大,眼睛患葡萄膜炎,肺出现纤维化,腿部及脚的皮肤出现黑斑,不知这些是否与类风湿有关,尤其近期持续低烧,午后最高37.6℃,清晨无。服用了医生开的阿奇霉素、白芍总苷胶囊、仙灵骨葆胶囊。请教专家,我母亲的病情到了什么阶段?我们该怎样做呢?

● **广州市第一人民医院风湿科蔡小燕医生**

从提供的资料来看,你母亲的病史较长,一直没有系统、规范的治疗,现在关节已有变形,并出现眼睛和肺部的病变,类风湿关节炎的病情应该属于晚期或相对比较晚的病变。但晚期不等于没得治疗,不同的时期、不同的病情都可以治疗,也应该继续治疗,建议到当地大医院的风湿免疫专科进一步治疗。

我是类风湿关节炎的患者,病变以右手手腕为主。发病已有4年,因为前3年都未正确治理,所以现在右手手腕关节活动范围减小,已呈现鹅颈形状。最近拍片检查报告中写道:右手桡腕关节、腕间关节、腕掌关节及左侧关节面模糊,关节间隙变窄,以上关节诸骨边缘骨质不同程度侵蚀,毛糙不整。双手诸骨皮质变薄,骨小梁模糊,双手关节软组织肿胀。病变以右手手腕为主。我想问,这已经是关节畸形了吗?如果是还有无补救方法?激素治疗可以吗?

● **广东省人民医院风湿科罗日强医生**

如果 X 线片已经显示关节面模糊、关节间隙变窄、有骨质侵蚀,也算关节畸形了。让已经破坏的关节变回正常是不可能了,但还是要用药治疗防止继续发展。类风湿关节炎是可以使用激素的,但要在专科医生的指导下使用,并且要使用其他改善病情抗风湿药。请去风湿专科门诊做正规的诊治。

我患类风湿关节炎 5 年了,部分手关节严重变形,医生建议我手术,不知道要怎样手术,对以后是否有影响?

● **甘肃兰州大学第一医院风湿科陈燕飞医生**

外科手术是晚期类风湿关节炎治疗的主要手段之一。手部关节畸形多采用关节固定术、肌松解术等,其目的是为了减轻疼痛,改善关节功能及外形,提高患者的生活质量。如"鹅颈样"畸形,可以应用肌松解术来矫正,如有关节破坏最好行关节固定术。手关节炎术后常见的并发症为粘连、水肿等,只要严格按照外科医师的指导进行术后康复训练,就可以最大限度地提高手术效果,预防并减少并发症的出现。

医生您好,常看到有人说类风湿关节炎在关节没有变形之前完合可以治愈,这是真的吗? 吃什么药? 非常期待你的回答。

● **北京西苑医院风湿科周彩云医生**

类风湿关节炎早期治疗确实可以改善预后,但临床除了 15％左右"长期临床缓解型"的病例,本病还没有完全治愈的方法。如果经济条件许可,可以考虑在病情早期应用包含生物制剂在内的综合治疗,可以明显改善预后。

医生您好! 我母亲患有严重的类风湿关节炎,并且家族里面也有两位患有同样疾病的女性。我担心我是否已遗传了该种疾病。不知贵院有无检测类风湿关节炎遗传基因的项目,非常感谢!

● **北京西苑医院风湿科马芳医生**

类风湿关节炎确实与遗传有有关,但目前医院还不能进行基因方面的检测。您如果担心,可以到医院查一下抗环瓜氨酸肽抗体。据研究,这种抗体在类风湿发病前 14 年就可以检测得到。另外可以查查类风湿因子和抗核抗体。值得一提的是,类风湿一般是在一些外界环境的作用下发病的,因此平时注意保暖、适度锻炼才是最好的预防方式。

医生您好,我母亲是一名类风湿关节炎患者,患病已经有 10 多年了,由于家住农村,一直没怎么正规治疗,现在关节变形比较严重,不知道有什么办法可以治疗?

● **北京同仁医院风湿科王振刚医生**

对于类风湿关节炎,如果能够做到早诊断、早治疗,目前的治疗可以是大多数患者得到好处。对于晚期患者,目前的药物治疗只能做到控制病情,防止关节破坏进一步加重,但不能使已经破坏了的关节再恢复到正常。尽管如此,还是建议开始规范治疗。其实很简单,最常用的药物是甲氨蝶呤,每周服用 1 次,每次 4 片即可。不要太在意药物的说明,此药较便宜,适合于经济情况较差的患者。如果服药后有较大胃肠不良反应的话,也可以选用来氟米特。

我今年 43 岁,女性,患类风湿关节炎 3 年,近 2 年来经常浑身疼痛,关节变形,有时会发热,去诊所检查说膝盖里有水,请问医生这样的情况该怎么治疗啊?

● **北京世纪坛医院风湿科赵绵松医生**

从您描述的情况来讲,目前属于类风湿关节炎的活动期,关节内的积液需要进行关节腔穿刺抽取液体,并同时给予治疗类风湿的药物,发热还要进行一些检查,了解是否存在感染。治疗类风湿的药物包括有甲氨蝶呤、来氟米特等,同时给予消炎镇痛类药物,必要时给予激素类药物控制急性期炎症症状。

专家您好,我是类风湿关节炎的病患,患病 9 年。这几年,跑了很多中西医诊所,也尝试了各种中西医疗法,并未取得良好的成效,恼人的疼痛并未减轻,如影随形,无时无刻不在折磨着我,时而在脚时而在手,虽然疼痛难熬,却未敢摄取含有激素的药品,深知祸害无穷。恳请您能为我的病例提供宝贵治疗的意见。以下是最近我的验血报告:ESR107、C 反应蛋白 22。

● **北京良乡医院风湿科刘爱武医生**

　　类风湿关节炎如果诊断明确,治疗还是比较有效的,贵在坚持治疗,而不是到处求医。激素并不是"恶狼",毕竟这么多年的治疗经验总结,还是很有疗效的,虽然不可避免的有不少不良反应,如果我们在治疗之初就积极预防激素不良反应,其实在桥梁作用的过程中,还是很不错的。就您目前关节症状重,炎症因子高,可以短时间使用生物制剂的同时长期口服免疫抑制剂,如来氟米特、甲氨蝶呤控制病情,甚至可以小剂量激素口服。建议您到正规医院风湿免疫科就诊,根据您目前的情况制订最适合您的治疗方案。

我今年 50 岁,女性,我的手指在今年春节前突然长了一个包,到医院看病,诊断为类风湿关节炎,吃了一段时间的萘丁美酮片和骨刺宁胶囊,没有什么效果。想请教一下我这个病如何治疗,现在食指关节肿、弯曲、活动受限,手背痛。

● **北京良乡医院风湿科刘爱武医生**

　　如果您的诊断正确,类风湿关节炎的治疗仅靠止痛药是不够的,您应该加服控制症状的药物,如来氟米特、甲氨蝶呤等控制疾病进展的药物。所以建议您到有风湿病专科的医院就诊,明确诊断,进行正规的治疗有助于疾病的恢复。如果仅是萘丁美酮等对症治疗,会延误病情,耽误了疾病的最佳治疗时间。早诊断、早治疗是这个疾病取得良好预后的关键!

医生您好,我是类风湿关节炎患者,现在使用甲氨蝶呤(10 毫克)每周 1 次;硫酸羟氯喹每天 2 次,每次 2 片;来氟米特(10 毫克)每日 1 次,每次 1 片;乐松每日 3 次,每次 1 片。请问这些药有不良反应吗? 怎么总是感觉浑身无力似的! 这些药大约得吃多长时间才能见效啊?

● **北京解放军总医院风湿科赵伟医生**

任何药物都存在不良反应的风险,上述药物也不例外。但药物的不良反应都是可以预见的,因而我们可以通过连续的随诊来早期发现和预防,从而减轻或消除这些不良反应的发生。乏力本身就是类风湿关节炎的特点之一,随着病情的控制,这些症状都会渐渐减轻。服用上述药物治疗类风湿关节炎,起效时间在 2 个月以上。

医生您好,我是患类风湿关节炎的准妈妈,不打算母乳喂养,想请问一下专家,生完孩子后多久可以服药?

● **北京解放军总医院风湿科赵伟医生**

大多数情况下,妊娠期间类风湿关节炎症状会较妊娠前有所减轻。如果您目前处于妊娠中,在妊娠前已经停止服用治疗药物,并且不打算产后亲自哺乳的话,一般情况下。如果没有出现生产并发症的话(服药前应该复查血常规和肝功能正常),服用药物的时间不需要有太多严格限制。大概在产后 2 周到 1 个月左右就可以服用药物继续治疗了。

医生您好,我是类风湿关节炎患者,我现在服用的激素减到了 10 毫克/天,我想尝试着再减可以吗? 如果可以,该怎么减才算合理?

● **北京人民医院风湿科陈适医生**

类风湿关节炎患者应用糖皮质激素主要是因为炎症控制不满意或有关节外表现(如肺间质病变或血管炎)。如果是前者(炎症控制不满意），可根据关节炎症情况减药；如果是后者（关节外表现，如肺间质病变或血管炎），要请风湿科专家进行病情评估。

请教医生，我爷爷是一个类风湿关节炎患者，手指、手腕都变形了，现在服用甲氨蝶呤和来氟米特，病情控制比较好，请问一直吃药，手指变形会好转吗？

● **北京大学人民医院风湿科安媛医生**

您所提到的变形通常情况下是不能够逆转的。最可靠的是通过影像学检查，看看关节损害的程度就能够评价关节能够恢复的程度。尽管如此，仍然要接受治疗，要延缓关节进一步的破坏，尤其是延缓关节外损害的发生。所以仍然要坚持治疗。

我是类风湿关节炎患者，女性，36 岁。2001 年秋季发病，之前最多时服用甲氨蝶呤每周 7.5 毫克，柳氮磺吡啶是 0.5 克，3 次/天。但后来病情减轻时改为甲氨蝶呤不吃了，柳氮磺吡啶是 0.5 克，2 次/天（有时 1 次），但"双氯芬酸钠"一直在吃。最近由于用其他药物基本无效，开始吃甲氨蝶呤（每周 7.5 毫克，已 1 个多月）、柳氮磺吡啶（0.5 克，2 次/天，有 3 个月；前两天加量到 0.5 克，3 次/天）。我的问题是我的病情反复是不是和我的用药剂量不够有关，还是与长期用一类药而有了抗药性有关？

● **北京大学人民医院风湿科安媛医生**

患者朋友您好，您的病情出现反复，主要是您的服药方法上存在问题。双氯芬酸是控制症状为主的一线药，当病情缓解时应该首先停掉，继续应用甲氨蝶呤等改善病情抗风湿药。如果病情持续缓解，应该逐渐减少药物剂量，同时检测病情的控制情况。当用药控制病情时，一定要保证足够的剂量，而不是好时就少吃点。打个比方，"只有用大火才能烧开水"，水开了，即病情控制了，再逐渐减少药物的剂量，否则病情永远无法控制得很好，药物也无法减量。

类风湿关节炎

医生您好,我母亲是类风湿关节炎患者,想咨询用药问题。医生说柳氮磺吡啶只对初期类风湿关节炎起作用,所以就停用了。现在用甲氨蝶呤每周 6 粒＋羟氯喹 4 粒/2 次＋双氢芬酸(扶他林)＋甲泼尼龙片 8 毫克/天。因为我们还有很多柳氮磺吡啶,请问还用不用吃?

● **北京大学人民医院风湿科安媛医生**

患者朋友您好,类风湿关节炎患者用药方案是根据患者的病程、病情活动情况、内脏损害及合并情况而定的。我觉得您目前的治疗方案还是比较强的,如果病情控制好的话可以不用再服用柳氮磺吡啶,如果病情控制不佳可以在医生的指导下再联合柳氮磺吡啶进行治疗。目前不宜自行加用柳氮磺吡啶等药物。请您每 2～4 周检查一下血常规和肝肾功能,以了解药物有没有什么不良反应,如出现眼部不适应及时到眼科就诊,病情好转逐渐减少激素的用量。每 3 个月完善红细胞沉降率、C 反应蛋白、免疫球蛋白、类风湿因子、抗 CCP 抗体等检查评估病情控制情况,如果不好可以考虑加量或者联合其他的药物,如果病情控制得很好,可以考虑像下楼梯一样减少药物的用量。

医生您好,类风湿关节炎患者长期控制病情需用非甾体抗炎药吗? 如需用非甾体抗炎药,是否改善病情抗风湿药剂量不够? 类风湿关节炎急性期(静脉用激素)控制病情后,一般需用多久非甾体抗炎药? 另一疑问:类风湿关节炎患者急性期控制病情除改善病情抗风湿药外,首选激素还是非甾体抗炎药? 还是两者联用?

● **北京大学第三医院风湿科刘湘源医生**

类风湿关节炎患者长期控制病情的初期 1～3 个月需要用非甾体抗炎药,如之后仍需用非甾体抗炎药,提示改善病情抗风湿药剂量不够或疗效不好,类风湿关节炎急性期(静脉用激素)控制病情后,一般需用1～3个月非甾体抗炎药。类风湿关节炎患者急性期控制病情除服用改善病情抗风湿药外,首选激素还是非甾体抗炎药要根据情况来定,关节明显肿胀者用小剂量激素比较好。

医生您好,我妈妈患了多年的严重类风湿关节炎,但求良方减轻疼痛。我们各种办法都试过了,如针灸、中药、膏药、火疗但是都没有效果。现在她双侧胳膊肘部严重变形肿大,不能伸直,疼痛,不能入眠,人瘦面黄。我查到,这个病现在没有根治的药,但求良方减轻母亲疼痛。多谢了!

● **安徽淮南市第一人民医院风湿科陆方林医生**

类风湿关节炎的病因目前尚不清楚。从你对你母亲的病症的描述来看,她的类风湿关节炎处于活动期。因其一直没有接受正规治疗,故已发展为关节变形。目前要治疗的话,先要评估病情,如检查血常规、类风湿因子、红细胞沉降率、免疫球蛋白等,然后可以使用非甾体抗炎药及改善病情抗风湿药,同时加用小剂量激素。绝大部分症状都可以控制。可让她到附近正规医院的风湿科就诊。

医生,我怀疑自己患了风湿病,去做了检查,抗O抗体和类风湿因子指标都是正常的,红细胞沉降率34,有点高。请问是类风湿关节炎吗,该怎么治疗?

● **安徽淮南市第一人民医院风湿科陆方林医生**

类风湿关节炎是一种以多关节、对称性、关节肿胀疼痛晨僵为表现的病因不明的慢性炎症性疾病。一般以女性多见。类风湿因子正常并不能排除是类风湿关节炎,还可进一步检查抗CCP抗体、抗AKA抗体等特异性类风湿关节炎抗体。红细胞沉降率较快还是有炎症的,如再有关节疼痛、僵硬、皮疹等应尽快到风湿专科检查治疗,以免耽误病情。

医生您好,我是一名类风湿关节炎患者,男性,27 岁。人家都说这种病一般发生在女性身上,我为什么也会得呢? 是不是我的病情会比女性患者更重? 或者预后差?

● **安徽医科大学第一附属医院风湿科徐胜前医生**

你好,类风湿是一种自身免疫性疾病,病因不明,好发于女性,但男性患病也不少。你不必担心,只要正规治疗,能较好控制住病情。

医生您好,我是类风湿关节炎患者,今天去复查,医生说很久没有作风湿全套检查了,要求我作个风湿全套和免疫全套检查,请问在什么情况下有必要定期作风湿全套检查? 一般多长时间复查一次合适?

● **内蒙古医学院第一附属医院风湿科李鸿斌医生**

您好,如果您已被明确诊断为类风湿关节炎,复查中需要查血常规、肝功能、肾功能、血糖、免疫球蛋白定量、红细胞沉降率和 C 反应蛋白,有些时候加做 T、B 细胞计数和分类就够了。如果您的类风湿关节炎诊断不明确,则需要加做抗核抗体、抗 ENA 抗体和类风湿因子及抗 CCP 抗体等。您的描述中提到风湿全项,不同医院的定义不同,另外不同患者需要复查的项目也不同,要根据患者的不同情况而确定。

医生你好,我是类风湿关节炎患者,55 岁。请问我在治疗类风湿关节炎时,是否可以关节腔内注射激素? 疗效如何?

● **山东中医药大学附属医院风湿科周海蓉医生**

你好,对于类风湿关节炎患者中滑膜炎症较重、受累关节少、全身治疗有禁忌者,可关节腔内注射糖皮质激素,以缓解受累关节的疼痛、肿胀,抑制滑膜炎症,改善关节功能。但这种关节内注射不能改变病情进展。关节腔内注射的效果因人和关节部位不同而异,大多数患者的滑膜炎都能得到控制。

风湿病问答集锦

病友心声

编者按：和许多类风湿关节炎患者一样，下面这篇文章的作者也是一位类风湿关节炎患者，但不同的是，她同时还是一位医务工作者。因此，她既能从医生的角度，也能从患者的角度来分析、看待这个疾病。在患病过程中，这位病友曾经产生很多困惑，也有一些心得体会，希望能对广大类风湿关节炎病友管理、战胜疾病有所帮助。

类风湿关节炎病友如何自我管理疾病

作者：莎如茵

博客链接：http://www.91sqs.com/19394

"为什么患病的人是我？"对于我们这些被确诊为类风湿关节炎的患者来说，不要再把这当成一个委屈与不平的抱怨理由，而是要慢慢接受类风湿关节炎这个疾病，既然已经得病了，那就要学会接受并且正确面对疾病，自我管理疾病，学会与疾病共生存。

面对类风湿关节炎，病友需要什么

一旦得了类风湿关节炎，这个疾病可能会终身伴随我们，在疾病治疗的过程中，我们需要什么呢？

（1）需要科学的医学知识和就医指导。患者得到的疾病相关信息很多都是不正确的。患者可能通过很多途径，如网络、养生书籍等获得一些医学知识，但他们缺少真正的医学知识。就拿最简单的感冒来说，很少有人能分清病毒性感冒、支原体感冒和细菌感冒。对于感冒药和抗菌药的使用，真正了解的人也很少。连普通的感冒都有很多医学知识是患者不知道的，那就更别说类风湿关节炎这样复杂的疾病了。近二三十年来，医学不断发展，关于免疫学、与疾病共存、合理用药、自我管理和康复等重要的医学理念，真正了解、理解和接受的患者并不多。许多患者都需要了解科学的医学知识、正确的就医和自我康复指导。

（2）需要选择安全、有效、经济的药物。类风湿关节炎患者最需要的是药物，这个药物必须是可以控制疾病、疗效确切的。因为需要终身服药，所以患者会更加注重药物的不良反应。作为类风湿关节炎患者，谁都害怕药物的毒副作用。因为害怕不良反应，不少患者私自减少用药、停止用药，其实这对于治疗来说是很不规范的。在医生的指导下，注意监测药物的不良反应，大部分患者是可以做到安全用药的。药物价格对于大部分患者也是非常敏感的话题。类风湿关节炎患者需要长期用药，个人和家庭都背负沉重的经济负担，在医生的指导下，选择经济有效的药物也很重要。

（3）需要有针对性的心理辅导。类风湿关节炎患者出现心理问题的可能性很大，而心理因素会极大地影响患者的治疗。*Rheumatology* 杂志曾报道，30％的类风湿关节炎患者有抑郁表现。我接触的类风湿关节炎患者中普遍存在明显的悲观、失望、怀疑等情绪，甚至自暴自弃或盲目追求治愈，偏执得不撞南墙不回头、不到黄河不死心，对医生的治疗产生抵触的情况时有发生。这是因为疾病对于一个人的生活、工作、家庭、未来的影响很大，给类风湿关节炎患者太多不能承受的压力——如何正确治疗疾病、让身体恢复、面对现在和未来是萦绕在每位患者心头的梦魇。

世界卫生组织指出，健康不仅是不患有疾病，而是躯体、精神与社会整体的良好状态。治愈躯体疾病，常常被医学界设为终极目标，易评估、立竿见影，而精神及社会的良好状态易被忽视，难以评估。面对类风湿关节炎这个目前不能完全被治愈的疾病，一方面类风湿关节炎患者需要寻找专业的帮助和解答，类风湿关节炎患者的心理需要专业的疏导。另一方面,患者需要积极主动地了解病情,客观地接受现实,积极地调整心态,坦然地追求自我的社会价值。

为什么类风湿关节炎患者经过正规治疗效果仍然不好

有时候会遇见类风湿关节炎病友这样说:"我正规治疗了1年多,很多种药都用过,但却没有控制住类风湿关节炎的发展,而且病情越来越重"。短短几句描述集中反映了治疗效果不佳的问题,其实很多时候,疗效不佳并不是医生治疗的问题,而是患者自己的问题,因为患者对疾病的了解不够、对医生依从性差而导致治疗效果不好。

(1)患者急躁情绪影响治疗效果。类风湿关节炎的治疗不是立竿见影的事情,以治疗类风湿关节炎的病情改善药为例,药物通过抑制过度增殖的免疫细胞活性来治疗疾病,有效的用药方案通常需要1~2个月以后才起效。另外,类风湿关节炎患者初次开始药物治疗时,医生并不知道适合你的最佳用药方案是什么,这需要在实践中探索,并不断根据患者的具体情况、及时修正治疗方案才能取得最佳临床效果。

面对类风湿关节炎给患者带来的痛苦,有的患者感性地盼望能取得速效,往往不给医生也不给自己必要的治疗时间。一个方案坚持一段时间没有看到效果,就会害怕治疗失败、担心药物不行、怀疑医生水平有限。也有患者无视治疗中的依从性原则,不是去找原来的医生寻求帮助、调整治疗方案,而是自己擅做主张改变用药或者更换新的医生。甚至听从不靠谱的信息而选择不正规的治疗方法。

"1年时间内,10几种治疗药物都用遍了"就是典型的"打一枪换一个地方"式就诊。我曾经遇见一位病友,抱怨自己1年中3次就诊换了3位国内著名的风湿科专家,却没有一人能控制住病情。我跟她说不是疾病太难治,也不是专家都是虚名,如果3次就诊都找同一位专家,那么任何一个专家都可以控制住病情。很多时候,你不给医生机会,其实就是不给自己机会。

(2)不正规的减药和停药导致疾病复发。类风湿关节炎患者在正规治疗一段时间后,病情会被控制住,这个时候有些患者就想减药或停药。不少患者对药物监测不太上心,怕麻烦还要上医院,但他们对药物不良反应却非常上心。少用药物、不用药物就成为这些患者的一种心理诉求。每当疾病被控制得差不多的时候,她们就自行减药,甚至停药,因此导致疾病复发是很常见的。每复发一次,治疗难度就可能增加,用药量也可能比原来大,这样反复几次,疾病越来越难治,药物效果也会越来越差。

类风湿关节炎患者减药、停药,都要由风湿科专业医生做判断,需要根据患者的自我感觉、关节情况、实验室指标、骨质破坏等综合因素评判,然后判断治疗是否达标,是否调整治疗方案。患者只是自己觉得不痛了、正常了,不足以评判治疗是否达标。减药、停药的过程也需要严格的临床监测,不是药物减了就减了,停了就停了这么简单。

很多类风湿关节炎患者心里恐惧类风湿,但在治疗中却往往表现得随心所欲,他们觉得去医院麻烦,认为去医院没有必要,特别是在早期和控制得好的情况下,就可能更加随意地减药、换药、停药。其实,一些类风湿关节炎患者在治疗过程中,常常因为随意减药、换药和停药导致疼痛复发。症状消除后又觉得自己不是患者,心中反感上医院、吃药,急于摆脱类风湿关节炎患者的帽子。这样随心所欲,甚至有些马马虎虎地对待治疗,一来二去使类风湿关节炎治疗变得不规范。原本不难治疗的疾病,慢慢地变成“难以治疗的疾病”,甚至是“不死的癌症”了。

作为类风湿关节炎患者,我们感激各国专家、学者对疾病、健康的思考,感激他们的睿智,为我们点亮康复的明灯。作为类风湿关节炎患者,我们面对疾病,首先需要建立的是自信心,不仅是对治疗的信心,还有对自己的信心。目前的医学水平,可以让早期的类风湿患者,在科学合理的治疗下,控制病程发展,阻止骨质破坏、残疾的出现,“病而不残”早已经不再是梦想。随着新的治疗药物的出现、新的治疗理念的建立、医生诊治技术专业化的推进,天无绝人之路,天下其实也无可以绝人的疾病。患上了类风湿关节炎不是什么了不起的事情,让我们接受疾病,接受现实,接受自己,学会与疾病共生存,重建自尊与自信,让我们的人生因为疾病而精彩、丰富吧!

系统性红斑狼疮

疾病简介

....

　　系统性红斑狼疮(SLE)是一种临床表现有多系统损害症状的慢性系统性自身免疫病,其血清具有以抗核抗体为主的大量不同的自身抗体。本病病程以病情缓解和急性发作交替为特点。有内脏(肾、中枢神经)损害者预后较差。

　　SLE 好发于生育年龄女性,多见于 15～45 岁年龄段,女：男为 7～10：1。SLE 中国人群患病率为 70/10 万人,妇女中则高达 115/10 万人。SLE 临床表现复杂多样,多数呈隐匿起病,开始仅累及 1～2 个系统,表现为轻度的关节炎、皮疹、隐匿性肾炎、血小板减少性紫癜等;部分患者可由轻型突然变为重症狼疮,更多的则由轻型逐渐出现多系统损害(如肾脏、血液、呼吸、中枢神经系统等),甚至表现为狼疮危象。

　　SLE 目前还没有根治的办法,但恰当的治疗可以使大多数患者达到病情的完全缓解。强调早期诊断和早期治疗,以避免或延缓不可逆的组织脏器的病理损害。

　　常用的药物包括:非甾体抗炎药(NSAIDs);糖皮质激素(泼尼松);各类免疫抑制剂,如羟氯喹(HCQ)、硫唑嘌呤(AZA)、甲氨蝶呤(MTX)、环磷酰胺(CTX)、霉酚酸酯(MMF)、环孢素 A(CsA)、来氟米特(LEF)、他克莫司(FK506)、雷公藤总苷(TⅡ)等。

　　随着早期诊断手段增多和治疗水平提高,SLE 预后已明显改善。患者 1 年存活率约为 96%,5 年约为 85%,10 年约为 75%,20 年约为 68%。急性期患者的死亡原因主要是 SLE 的多脏器严重损害和感染,尤其是伴有严重神经精神性狼疮和急进性狼疮性肾炎者;慢性肾功能不全和药物(尤其是长期使用大剂量激素)的不良反应,冠状动脉粥样硬化性心脏病等是 SLE 远期死亡的主要原因。

系统性红斑狼疮是什么样的疾病?

● 陕西西京医院临床免疫科吴振彪医生

系统性红斑狼疮是一种多因素(遗传、性激素、环境、感染、药物、免疫反应)作用、各环节参与的特异性的自身免疫性疾病。该病多见于青年女性,可能与青年女性的雌激素水平相关。虽然目前对该病的发病原因尚未完全明确,但是多数医学者普遍认为红斑狼疮的发病机制是免疫活性细胞数量和功能失常,导致免疫功能紊乱,体内产生大量的自身抗体而引起免疫复合物及细胞毒型超敏反应,造成广泛的组织损伤和多系统的临床症状。

● 北京中日友好医院风湿科王丽英医生

系统性红斑狼疮是一种累及多系统多器官,具有多种自身免疫抗体的自身免疫疾病,发病机制主要是由于免疫复合物的形成,确切病因尚不明。

● 浙江大学医学院附属第二医院风湿科吴华香医生

系统性红斑狼疮(SLE)是一种累及全身多系统多器官、临床表现复杂、病程迁延反复的自身免疫性疾病。SLE 好发于年轻女性,男:女为 1∶7～10。据估算,全国大约有 100 万患者,并呈逐年增加的趋势。

SLE 临床表现多式多样,变化多端。早期可仅侵犯 1～2 个器官,因而表现不典型,容易误诊。以后可侵犯多个器官,而使临床表现复杂。大多数患者呈缓解与发作交替过程。

SLE 目前虽不能根治,但合理治疗后可以缓解,尤其是早期患者。故宜早期诊断、早期治疗。治疗原则是活动且病情重者,予强有力的药物控制,病情缓解后,则接受维持性治疗。具体治疗方案要由风湿科专科医生确定。

过去,由于对疾病认识不足,SLE患者死亡率很高,因此人们产生了恐惧感,甚至把它和癌症相提并论。近20年来,由于风湿免疫学的飞速发展,SLE的早期诊断和治疗已经不再是难题。大多数患者只要得到医生的正确诊断和治疗,特别是坚持长期治疗,病情多能控制,生活得很好,很多人还组织了幸福家庭,生儿育女,生活质量有了明显的提高。据统计,目前我国SLE患者的10年存活率达84%以上,已经处于国际先进水平。

医生您好!请问什么是药物性红斑狼疮?

由药物诱发的狼疮称药物性狼疮。已知有50多种药物可以诱发红斑狼疮,如抗心律失常的药物(普鲁卡因胺、奎尼丁等)、降压药[肼屈嗪(肼苯哒嗪)等]、抗结核药[异烟肼(雷米封)]。另外,抗癫痫药物、抗甲状腺功能亢进的药物、避孕药,以及某些抗生素,如青霉素、四环素、磺胺药也可诱发红斑狼疮。

药物性狼疮的主要临床表现一般在服用相关药物3个月以后,一般在停药后可恢复,而且症状也较系统性红斑狼疮轻,主要包括发热、面部皮疹、关节炎、浆膜炎,白细胞、血小板减少,罕见肾脏受累与中枢神经系统症状。

医生您好!请问什么是儿童系统性红斑狼疮?

系统性红斑狼疮(SLE)是一种慢性多系统自身免疫性疾病,在儿童期(≤14岁)发病称为儿童系统性红斑狼疮(pSLE)。pSLE的发病率近10年明显上升,在所有SLE患者中,pSLE占15%~20%,男、女比例为1:2.3~1:9。其生存率也有显著的提高,5年生存率从1995年的50%提高为2004年的90%。目前病因不清,可能由环境、激素和遗传因素共同作用引起。其中遗传因素在pSLE发病中起主要作用,而性激素及环境因素的作用相对较小。与成人SLE相比,pSLE器官受累早,病程进展更迅速。

(1)皮肤和黏膜损害:pSLE病程中可出现多种皮肤损害,包括蝶形红斑、口腔溃疡、血管炎样皮损等。

（2）关节、肌肉损害：在 pSLE 中，75％以上的患者有关节受累，常表现为对称、非侵蚀性关节炎，大小关节均可受累。X 线检查较少异常。关节炎可作为 pSLE 的始发表现。20％～30％的患儿出现肌痛，但多由治疗药物引起。

（3）心脏损害：pSLE 的心脏损害常表现为心包炎、心肌炎、心瓣膜病和冠状动脉疾病，无症状的心脏异常亦常见。pSLE 的冠心病的发生率比对照组显著增高。

（4）中枢神经系统损害：神经精神 SLE 在青少年和儿童患者中发生率为 20％～45％，是 pSLE 死亡的第三大原因，仅次于感染和慢性肾衰。发病的第一年受累率为 75％～80％。神经精神 SLE 缺乏有效的血清学诊断和监测指标。神经影像学、脑脊液检查对诊断具有重要价值，但部分患者结果正常。

（5）肺脏损害：有 5％～77％的 pSLE 患者肺受累，表现轻重不一。无临床症状但肺部放射学异常的 pSLE 患儿，40％以上存在肺功能异常。

（6）肾脏损害：60％～80％的 pSLE 以肾脏受累为首发症状，且受累程度与患者的预后有关，在确诊的第一年，约有 80％的患儿肾功能出现异常。通过肾活检可明确肾脏病理改变的类型。1982 年，世界卫生组织将狼疮肾分为 6 型，其中 IV 型最常见，也最易发展成肾终末期病变或导致死亡。儿童狼疮肾的预后和病理类型有关，近 10 年，儿童狼疮肾的预后有显著提高，5 年生存率提高至 93％。

（7）血液系统损害：在 pSLE 病程中，39％的患儿并发血液异常。15％以上的 pSLE 初始表现为自身免疫性血小板减少症，几年后可进展为 SLE。20％～30％抗核抗体阳性的特发性血小板减少性紫癜的患儿最后发展为 pSLE。75％的 pSLE 患者抗心磷脂抗体阳性，其中 54％的患儿发生血栓，故需终身抗凝治疗。

医生您好！请问什么是老年系统性红斑狼疮？

系统性红斑狼疮(SLE)好发于女性,尤其育龄期妇女发病率高。然而,SLE同样可发生于儿童及老年人。老年系统性红斑狼疮一般是指首次发病年龄≥50岁者,老年人中初发SLE者少见,占总数的6.8%～18%,目前报道的最大发病年龄为88岁。老年SLE临床特征与20～40岁出现的SLE有较多不同。

老年SLE的临床特征为:大多数资料显示女、男比例随年龄增加有下降的趋势。有关SLE患者非选择性的大型队列分析显示,老年SLE女:男为1.9～9:1。这可能反映了SLE与雌激素水平的关系,临床观察可见怀孕通常会加重病情,而绝经后SLE发病率下降。大量证据表明雌激素具有免疫调节作用,SLE患者的单核细胞能被雌激素激活,雌激素治疗使患有狼疮的小鼠病情恶化,而切除卵巢后则症状减轻。绝经及雌激素分泌减少可能是SLE发生率降低及随年龄增大其性别比例降低的原因。

老年SLE症状、体征通常复杂多变,早期多不典型,病情隐匿,可表现为体质下降、关节肌肉酸痛和意识情感的改变等,有的症状甚至像风湿性多肌痛,难以明确诊断。与年轻人SLE相比,关节痛、关节炎和皮肤红斑仍然是常见的,间质性肺炎、浆膜炎和贫血在老年SLE患者中增加;神经病变发病也升高。相反,脱发、蝶形红斑、光过敏、口和鼻腔溃疡、狼疮肾炎(LN)及淋巴结病的发生则明显下降。

肾脏受累是提示SLE病情严重程度的一个重要指标,而肾脏受累、蛋白尿,肾功能不全在晚发组较少见,故提示SLE的严重程度随年龄而降低。Cervera等报道肾炎的发生率在早发SLE组为41%,而在晚发组降至22%。Wilson等也报道了年龄与肾病的发生之间呈负相关。

老年SLE并发干燥综合征(SS)比例增高。一项2004年的研究报道对比并发或不并发SS的SLE患者后,发现前者年龄更大,而狼疮症状较轻,较少有肾脏受累但类风湿因子(RF)阳性,雷诺综合征较常见。荟萃分析显示,不仅在老年SLE患者,在那些并发RF阳性或并发SS的SLE患者中,肾脏受累的发生率较低,而RF阳性及 SS 在老年 SLE 中更为普遍,有必要进一步研究以确定何为老年 SLE 患者肾脏受累发生率较低的主要影响因素。

短暂性脑缺血(TIA)和意识、肢体运动障碍在老年 SLE 也十分常见,原因多见于抗磷脂抗体(aRL)综合征(APS)引起的血栓形成,动脉硬化和高血压引起的栓塞或出血,有时还会是因为糖尿病等代谢病、药物、抑郁症等引起,需要鉴别。

老年 SLE 主要死因多不是疾病本身,真正死因多是感染、消化性溃疡穿孔或出血、心血管病变和其他原因。老年 SLE 患者的非霍奇金淋巴瘤发生率较高,而其他肿瘤的发生率低于其他自身免疫病。

目前社会老龄化的进程加快,老年 SLE 日益受到重视,随着对其发病机制的研究逐步加深,相信治疗水平也会走上一个新台阶。老年 SLE 的治疗也应该提倡个性化,正确评估患者病情的轻重程度尤其重要,治疗时应权衡风险与效益之比,既要清楚药物的不良反应,又要明白药物给患者带来的预后影响。

请问老年性系统性红斑狼疮有何特点?

● 北京中日友好医院风湿科章璐医生

您好! 老年系统性红斑狼疮一般是指首次发病年龄≥50 岁者,症状、体征通常复杂多变。早期多不典型,病情隐匿,可表现为乏力、关节肌肉酸痛和意识情感的改变等,有的症状甚至像风湿性多肌痛,难以明确诊断。

与年轻人 SLE 相比,关节痛、关节炎和皮肤红斑仍然是常见的,间质性肺炎、浆膜炎和贫血在老年 SLE 患者中增加,神经病变发病也升高。

相反,脱发、蝶形红斑、光过敏、口和鼻腔溃疡、狼疮肾炎(LN)及淋巴结病的发生率则明显下降。

老年 SLE 并发干燥综合征(SS)的比例增高。

短暂性脑缺血(TIA)和意识、肢体运动障碍在老年 SLE 也十分常见,原因多见于抗磷脂抗体(aRL)综合征(APS)引起的血栓形成、动脉硬化和高血压引起的栓塞或出血。有时还会是因为糖尿病等代谢病、药物、抑郁症等引起,需要鉴别。

晚发 SLE 有不少是药物引起的药物性狼疮。老年人很少出现≥3 种典型临床表现,如出现不明原因的乏力、关节肿痛、雷诺现象、抗生素治疗无效的肺炎和模糊的神经精神症状(如头痛、注意力下降和失忆等),均要考虑到老年 SLE 可能。

● **河南省郑州市第五人民医院风湿免疫科史丽璞医生**

系统性红斑狼疮一般多发于育龄女性,流行病学显示一般系统性红斑狼疮多发于 15～35 岁,这不是说明老人就不患红斑狼疮。据统计,老年性红斑狼疮占系统性红斑狼疮患者的 12％,因此,老年性红斑狼疮并不少见,一般将 50 岁以上发病的系统性红斑狼疮称老年性红斑狼疮。对于老年发病患者,除有系统性红斑狼疮共有的临床表现外,其特点为:关节炎主要侵犯手部小关节,腕关节和膝关节,内脏损害以肾脏损害为主。另外,胸膜炎、心包炎、脑膜炎及肝、脾肿大较为突出。

> 医生您好,我是一名 **19 岁女性**,因为脸上有红斑、浑身酸痛无力,被确诊为系统性红斑狼疮,请问这是什么性质的病? 会传染吗?

● **西安交通大学医学院第一附属医院风湿科蒲丹医生**

你好,系统性红斑狼疮是一种临床表现有多系统损害症状的慢性系统性自身免疫疾病,其血清具有以抗核抗体为主的大量不同自身抗体。本病病程以病情缓解和急性发作交替为特点。主要临床表现为:①80％以上患者出现不同程度发热,以低、中度热常见。还可出现疲倦、乏力、体重下降等。②80％患者出现皮疹,包括颊部蝶形红斑、丘疹、盘状红斑、指掌部或甲周红斑、指端缺血,面部及躯干皮疹。③约 50％患者出现多发性浆膜炎,包括双侧中小量胸腔积液,中小量心包积液。④关节痛。⑤肾、心血管、神经系统、消化系统、血液系统都会出现不同症状。

此病较严重,治疗过程很复杂,应到正规医院风湿专科接受专业治疗,治疗需要一个长期的过程。目前尚无特效药物根治此病,主要是控制病情。随着早期诊治手段的增多,该病预后已明显改善。该病不是传染性疾病,但有一定的遗传倾向。

请教医生,系统性红斑狼疮的结局如何? 会致命吗?

● **内蒙古包头医学院第一附属医院风湿科王永福医生**
成都军区总医院中医风湿科郭明阳医生

SLE 患者未经有效治疗,生存时间短,死亡率高。并发狼疮肾炎,病理类型为Ⅰ、Ⅱ型者预后较好,Ⅲ型预后差;并发肾功能不全、狼疮脑病、急性狼疮肺炎者死亡率高。早期主要死亡原因为感染、狼疮脑病、狼疮肾炎,晚期主要为心血管疾病。

● **陕西西京医院临床免疫科李英医生**

狼疮患者的死亡原因多数是严重感染或病情活动,有心、脑、肾等脏器的严重损伤,因此你一定要配合医生,定期复查,避免感染。

● **辽宁大连市中心医院血液风湿科练诗梅医生**

首先,系统性红斑狼疮是一种良性疾病,只要遵照医嘱治疗和保护,可以长期稳定,并不可怕。其次,所有的疾病都是一样的,只要病情严重,或者出现重要脏器损伤,都有生命危险。SLE常见的危及生命的原因很多,包括肾损害、脑损害、心力衰竭、各种感染等。

医生您好,我出现面部及手臂红斑、脱发,持续时间 5 个月。今天验血得到结果,被诊断为 SLE。想了解这病严重吗? 平时该怎么控制?

● **成都中医药大学附属医院风湿科符小艳医生**

治疗主要着重于缓解症状和阻抑病理过程。由于病情个体差异大,应根据每个患者情况而异。

（1）一般治疗：急性活动期应卧床休息。慢性期或病情已稳定者可适当参加工作，精神和心理治疗很重要，应定期随访，避免诱发因素和刺激，避免皮肤直接暴露于阳光。生育期妇女应严格避孕。

（2）药物治疗：①非甾体抗炎药能抑制前列腺素合成，可作为发热、关节痛、肌痛的对症治疗。②糖皮质激素是目前治疗本病的主要药物，适用于急性或暴发性病例。③免疫抑制剂：主要用于激素减量后病情发作或激素有效但用量过大出现严重不良反应，以及狼疮肾炎、狼疮脑病等难以单用激素控制的病例。

如已确诊为 SLE，建议去专科医院就诊！

● **中南大学湘雅二医院风湿科谢希医生**

红斑狼疮是免疫系统疾病，坚持到正规风湿免疫科复诊及正规治疗，控制好病情就可以正常学习生活。具体治疗方案需要根据具体病情确定。

病因和发病机制

请问医生，系统性红斑狼疮的病因是什么？

● **山西医科大学第一医院风湿科刘秀梅医生**
　上海仁济医院顾越英医生

系统性红斑狼疮(SLE)的病因尚不明确，目前认为与以下因素有关。

(1) 遗传：

1) 流行病学及家系调查资料表明 SLE 患者第一代亲属中患 SLE 者 8 倍于无 SLE 患者家庭，单卵双胞胎患 SLE 者 5～10 倍于异卵双胞胎。但大部分病例不显示有遗传性。

2) 易感基因：多年研究已证明 SLE 是多基因相关疾病，有 HLA-Ⅲ类的 C2 或 C4 的缺损，HLA-Ⅱ类的 DR2、DR3 频率异常。它们的异常又和自身抗体的种类和症状有关，如 DR2/DQ1 (与抗 SSA 抗体相关)、DR3/DQ2(与抗 SSA、SSB 抗体相关)、DR2/DR6(与抗 Sm 抗体相关)。DR4 则减少 SLE 与狼疮肾炎的易感性。HLA 以外的易感基因有 lq23、lq41～42 及染色体 2、3、4、6 等多个部位。总的说来：①SLE 是个多基因病；②多个基因在某种条件(环境)下相互作用而改变了正常免疫耐受性而致病；③基因与临床亚型及自身抗体有一定相关性；④在实验动物中看到有保护性基因。

(2) 环境因素：

1) 阳光紫外线使皮肤上皮细胞出现凋亡，新抗原暴露而成为自身抗原。

（2）药物、化学试剂、微生物病原体等也可诱发疾病。

（3）雌激素：女性患者明显多于男性，女、男比例在更年期前阶段为 9∶1，在儿童期及老龄期为 3∶1。

请问医生，SLE 如何发病，这是一种自身免疫性疾病吗？

● **浙江大学医学院附属第二医院风湿科薛静医生**

关于 SLE 发病机制的研究颇多，下列结果均证实该病属体内免疫功能障碍的自身免疫性疾病。

（1）SLE 患者可查到多种自身抗体，如抗核抗体，抗单链、双链 DNA 抗体，抗组蛋白抗体，抗 RNP 抗体，抗 Sm 抗体等。以上均属抗细胞核物质（抗原）的抗体。其他尚有抗细胞质抗原抗体，如抗核糖体抗体；抗血细胞表面抗原的抗体，如抗淋巴细胞毒抗体、抗红细胞抗体、抗血小板抗体等。

（2）SLE 主要是一种免疫复合物病，这是引起组织损伤的主要机制。在 70% 患者有或无皮疹的皮肤中能查到免疫复合物沉积。多脏器的损伤也多是免疫复合物沉积于血管壁后引起。在胸腔积液、心包积液、滑液、脑脊液和血液中均能查到免疫复合物。免疫复合物最主要是由 DNA 和抗 DNA 抗体形成。

（3）免疫调节障碍在 SLE 中表现突出，大量自身抗体产生和丙种球蛋白升高，说明 B 细胞高度增殖活跃。T 细胞绝对量虽减少，但辅助性 T 细胞百分比常减少，而抑制性 T 细胞百分比增加，使 T4∶T8 细胞比例失调。近年研究发现，白细胞介素-1、白细胞介素-2 在 SLE 中皆减少，α 干扰素增多而 γ 干扰素减少或增多。

医生您好，请问系统性红斑狼疮会遗传给下一代吗？如果遗传，概率有多大？患者可以正常生育吗？

● **福建医科大学附属第一医院风湿科芮红兵医生**

SLE 不一定会遗传，虽然下一代患病的机会要比一般人大。

红斑狼疮遗传的概率不大，男孩更小。目前，上海交通大学医学院附属仁济医院随访的百余名生育的狼疮患者，其下一代中尚未发现有狼疮发病。其中最大的孩子已有 19 岁。

● **山西大医院风湿科冯玫医生**

系统性红斑狼疮有遗传倾向性及家族发病聚集性。当家庭中某一成员患系统性红斑狼疮，则其他成员的发病率增加，有 5％～12％的一级亲属（父母、兄弟、姐妹）发病；同卵双生子的系统性红斑狼疮发病一致率为 25％～70％，明显高于异卵双生子的 1％～3％；某些人种的发病率显著高于其他人种，如黑种人的发病率高于一般人群的 3 倍；人类遗传基因研究发现：某些人类白细胞抗原（HLA）与系统性红斑狼疮的发病有关；先天性补体 C4 及 C2 的缺乏，也易发生系统性红斑狼疮。遗传因素作为一个内因，还要有某些外因参与才可能发病。

● **浙江绍兴第二人民医院风湿科张颖医生**

临床研究表明，红斑狼疮的发病具有一定的遗传性，且属多基因遗传，即是多种致病遗传基因共同作用的结果。有报道指出红斑狼疮家族史的发生率可高达 5％～12％，同卵双生子中发病率高达 69％。但在家族遗传性的基础上，是否发生红斑狼疮，更大程度上取决于各种内外因素的存在，而且这种影响因素非常多。所以患红斑狼疮的育龄妇女在病情控制稳定 1 年以上可以考虑生育，愿每个患者拥有一个健康的宝宝。如果家庭中有系统性红斑狼疮的患者，其他家庭成员对此要有一定的警惕，并采取一些预防措施，如防止病毒感染；不要长时间在强日光下暴晒；避免过度劳累，保持心情舒畅；避免用已确定可诱发系统性红斑狼疮的药物等。另外，如果出现了红斑狼疮的相关症状，如皮疹、关节痛、脱发、蛋白尿或血尿等，应及时到风湿科请专科医生检查。这样，即使出现红斑狼疮，也可以做到早期诊断和治疗，防止并发症的出现。

医生您好,想咨询一下,我婆婆患有系统性红斑狼疮,那么我丈夫以后会得这种病吗? 我们刚刚结婚,如果我们以后有了孩子,我们的孩子会有遗传吗?

● 山西长治医学院附属和平医院风湿科公惠萍医生

男性系统性红斑狼疮的发病概率小于女性,狼疮有遗传倾向。

临床表现

医生您好,请问系统性红斑狼疮会出现哪些临床表现?

● 江苏常州市中医院风湿科周正球医生
  山西省武警总队医院风湿科王岚医生
  西安市第五医院风湿科王蔼萍医生
  四川成都军区总医院肾病科张凡医生

　　系统性红斑狼疮临床表现多样(图 2),早期表现往往不典型。

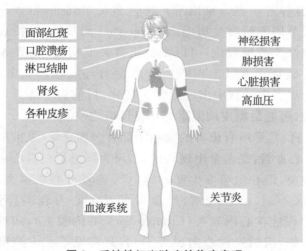

图 2　系统性红斑狼疮的临床表现

　　(1) 全身症状:活动期患者大多数有全身症状。约 90% 的患者在病程中出现各种热型的发热,尤以低、中度热为常见,发热应除外感染因素,尤其是在免疫抑制剂治疗中出现的发热。此外还可有疲倦、乏力、体重下降等表现。

(2)皮肤与黏膜:80%患者在病程中出现皮疹,包括颊部呈蝶形分布的红斑、盘状红斑、指掌部和甲周红斑、指端缺血、面部及躯干皮疹,其中以颊部蝶形红斑最具特征性。40%患者在日晒后出现光过敏,有的甚至诱发 SLE 的急性发作。浅表皮肤血管炎可表现为网状青斑,30%患者在急性期出现口腔溃疡伴轻微疼痛,40%患者有脱发,30%患者有雷诺现象。SLE 皮疹多无明显瘙痒,明显瘙痒者提示过敏,免疫抑制剂治疗后的瘙痒性皮疹应注意真菌感染。接受激素和免疫抑制剂治疗的 SLE 患者,如果不明原因出现局部皮肤灼痛,有可能是带状疱疹的前兆。在免疫抑制和(或)抗生素治疗后的口腔糜烂,应注意口腔真菌感染。

(3)浆膜炎:半数以上患者在急性发作期出现多发性浆膜炎,包括双侧中小量胸腔积液,中小量心包积液。

(4)肌肉、骨骼:关节痛是常见的症状之一,出现在指、腕、膝关节,伴红肿者少见。常出现对称性多关节疼痛、红肿。10%的患者因关节周围肌腱受损而出现 Jaccoud 关节病,其特点为可复的非侵蚀性关节半脱位,可以维持正常关节功能,关节 X 线片多无关节骨破坏。可以出现肌痛和肌无力,5%~10%出现肌炎。有小部分患者在病程中出现股骨头坏死,目前尚不能肯定是由于本病所致,可能是糖皮质激素的不良反应之一。

(5)肾:几乎所有患者的肾组织都有病理变化(见狼疮肾炎)。

(6)心血管:患者常出现心包炎,可为纤维蛋白性心包炎或渗出性心包炎,但心包填塞少见。约 10%患者有心肌损害,可有气促、心前区不适、心律失常,严重者可发生心力衰竭导致死亡。SLE 可出现疣状心内膜炎(Libman-Sack 心内膜炎),病理表现为瓣膜赘生物,与感染性心内膜炎不同,其常见于二尖瓣后叶的心室侧,且并不引起心脏杂音性质的改变。通常疣状心内膜炎不引起临床症状,但可以脱落引起栓塞,或并发感染性心内膜炎。SLE可以有冠状动脉受累,表现为心绞痛和心电图 ST‐T 改变,甚至出现急性心肌梗死。除冠状动脉炎可能参与发病外,长期使用糖皮质激素加速了动脉粥样硬化,抗磷脂抗体导致动脉血栓形成。

(7) 肺:约35%的患者有胸腔积液,多为中小量、双侧性。除因浆膜炎所致外,部分是因低蛋白血症引起的漏出液。患者可发生狼疮肺炎,表现为发热、干咳、气促,肺X线可见片状浸润阴影,多见于双下肺,有时与肺部继发感染很难鉴别。SLE所引起的肺间质性病变主要是急性和亚急性期的磨玻璃样改变和慢性期的纤维化,表现为活动后气促、干咳、低氧血症,肺功有色检查常显示弥散功能下降。约2%患者并发弥漫性肺泡出血(DAH),病情凶险,病死率高达50%以上。临床主要表现为咳嗽、咯血、低氧血症、呼吸困难,胸片显示弥漫肺浸润,血红蛋白下降及血细胞比容降低常是较特征性表现。对于临床症状不典型、鉴别诊断有困难的患者,在肺泡灌洗液或肺活检标本的肺泡腔中发现大量充满含铁血黄素的巨噬细胞,或者肺泡灌洗液呈血性,而无脓液或其他病原学证据,对于DAH的诊断具有重要意义。10%~20%的SLE存在肺动脉高压,其发病机制包括肺血管炎、雷诺现象、肺血栓栓塞等。

(8) 神经系统:又称神经精神狼疮(NP-SLE)。轻者仅有偏头痛、性格改变、记忆力减退或轻度认知障碍;重者可表现为脑血管意外、昏迷、癫痫持续状态等。存在上述表现,并除外感染、药物等继发因素的情况下,结合影像学、脑脊液、脑电图等检查可诊断NP-SLE。少数患者出现脊髓损伤,表现为截瘫、大小便失禁等,虽经治疗,往往有后遗症,脊髓的磁共振检查可明确诊断。有NP-SLE表现的均为病情活动者。引起NP-SLE的病理基础为脑局部血管炎的微血栓,来自心瓣膜赘生物脱落的小栓子,或有针对神经细胞的自身抗体,或并存抗磷脂抗体综合征。中枢神经受累者腰椎穿刺检查可有颅内压升高、脑脊液蛋白量增高、白细胞数增高,少数病例葡萄糖量减少。影像学检查对NP-SLE诊断有帮助。

(9) 消化系统:约30%的患者有食欲减退、腹痛、呕吐、腹泻或腹水等,其中部分患者以上述症状为首发,若不警惕,易于误诊。约40％患者血清转氨酶升高,肝不一定肿大,一般不出现黄疸。少数可并发急腹症,如胰腺炎、肠坏死、肠梗阻,这些往往与SLE活动性相关。消化系统症状与肠壁和肠系膜的血管炎有关。有消化道症状者需首先除外继发的各种常见感染、药物不良反应等病因。

(10) 血液系统:活动性SLE中血红蛋白下降、白细胞和(或)血小板减少常见。其中10％属于Coombs试验阳性的溶血性贫血。血小板减少与血清中存在抗血小板抗体、抗磷脂抗体及骨髓巨核细胞成熟障碍有关。约20％患者有无痛性轻或中度淋巴结肿大,以颈部和腋下为多见。淋巴结病理往往表现为淋巴组织反应性增生,少数为坏死性淋巴结炎。约15％患者有脾大。

(11) 抗磷脂抗体综合征(APS):可以出现在SLE的活动期,临床表现为动脉和(或)静脉血栓形成,习惯性自发性流产,血小板减少,患者血清不止一次出现抗磷脂抗体。SLE患者血清可以出现抗磷脂抗体不一定是APS,APS出现在SLE为继发性APS。

(12) 干燥综合征:有约30％的SLE有继发性干燥综合征并存,有涎(唾液)腺和泪腺功能不全。

(13) 眼:约15％患者有眼底变化,如出血、视盘水肿、视网膜渗出物等。其原因是视网膜血管炎。另外血管炎可累及视神经,两者均影响视力,重者可数日内致盲。早期治疗,多可逆转。

医生您好! 请问系统性红斑狼疮有哪些早期表现? 为什么容易造成误诊?

● 广东省人民医院风湿科罗日强医生

系统性红斑狼疮顾名思义,是一个多系统损害的自身免疫性疾病,早期症状不特异,包括发热、关节痛、皮疹、口腔溃疡、明显脱发、蛋白尿、血小板或白细胞低、贫血、胸腔积液或心包积液,甚至癫痫发作或其他一些精神症状，表现多种多样，这也是造成容易误诊的原因。

请教医生，系统性红斑狼疮主要体现在哪些方面？能预防吗？

● **上海龙华医院风湿科茅建春医生**

　　系统性红斑狼疮主要表现为：①不明原因发热，关节痛、关节炎，不伴关节畸形；②面部蝶形红斑，或遇冷面部红斑，日晒后加重；③口腔溃疡；④肌肉疼痛；⑤指（趾）端发青紫，冬天明显，或手足可见红色血管炎样皮疹；⑥脱发或发焦枯；⑦癫痫或精神症状；⑧溶血性贫血，红细胞、白细胞、血小板计数下降，蛋白尿，管形尿、红细胞尿、白细胞尿。若发现自己有上述表现，须速到相关医院风湿科就诊作进一步的检查，明确诊断，以免耽误病情，错过诊治时机。

　　关于预防方面有很多讲法，总结下来通常有以下几点：①避免长时间日光曝晒、紫外线照射；②避免寒冷刺激；③平时用药方面注意尽量避免使用青霉素、磺胺类、保泰松、肼屈嗪（肼苯哒嗪）、普鲁卡因胺、氯丙嗪、苯妥英钠、异烟肼、口服避孕药等药物，另外平时生活要有规律，适当锻炼，清淡饮食，不要多用化妆品等。

● **内蒙古医学院第一附属医院风湿科李鸿斌医生**

　　严格地讲，系统性红斑狼疮是不可预防的。其发病的主要因素是遗传背景和免疫学异常，其他因素均为诱发因素。目前所谓预防是避免诱发因素。

请问男性和女性系统性红斑狼疮患者临床表现有何差异？

● **北京同仁医院风湿科邓移风医生**

　　SLE 患者的男、女性比例为 1：9～10。一般来说男轻女重，重症患者表现类似。

请问医生,系统性红斑狼疮会损害关节,引起关节炎吗?

● **江苏南京市儿童医院免疫科钱小青医生**

　　大约 90％的患者有关节症状,关节痛是常见症状,出现在指、腕、膝关节,伴红肿者少见。偶有因关节周围肌腱受损而出现关节畸形,关节 X 线片多无关节骨质破坏。

本人是狼疮患者,症状缓解半年了,可现在大量脱发,请问是什么原因? 怎么解决?

● **北京中日友好医院风湿科周惠琼医生**

　　脱发是头部皮肤毛囊受损的表现,常见于系统性红斑狼疮患者,特别是活动期。如果您缓解半年后有出现脱发,要警惕狼疮复发的可能。您需要到医院去做相关的化验,以便及早发现问题,及时调整用药。另外,有些治疗狼疮的药物也可引起脱发,即药物的不良反应。

医生您好! 请问为什么得了红斑狼疮的人会怕光? 何谓狼疮的光敏感性?

● **安徽淮南市第一人民医院风湿科陆方林医生**
　广东中山大学附属第一医院风湿科叶玉津医生

　　皮肤被日光照射后,会发生一系列的生物效应反应,这些反应如同一把双刃剑。一方面,日光对人体是有益的,如促进维生素 D 的合成、杀菌消毒、治疗某些皮肤病等;另一方面,它可以对人体造成伤害,如引起急性皮肤病晒斑,加重或诱发红斑狼疮的发作。

　　紫外线(UV)被认为是激发红斑狼疮(SLE)的最重要的环境因素之一,部分红斑狼疮患者具有光敏感性。光过敏多是指对紫外线过敏,其原因较复杂,是皮肤受多种过敏原引起的皮肤变态反应。患者日晒后紫外线穿透皮肤达皮肤真皮层,受照射区皮肤出现红、灼、热、痛,造成原皮损加重或出现新皮损。同时,紫外线辐射还会导致"健康杀手"——自由基在体内急剧增加,使局部皮肤产生皱纹、色素沉积、细胞损害,甚至可改变免疫系统,造成更严重的光毒性和光过敏反应。

狼疮患者自身免疫本就存在问题,遇到日光照射不仅会出现皮肤症状,更会加重狼疮病情。红斑狼疮光敏感性常是多因素同时作用而导致的。与红斑狼疮光敏感性相关的多种因素有紫外线的致病波段及剂量、免疫学异常、遗传易感性、与其他疾病的相关性等。

● **四川成都中医药大学附属医院风湿科符小艳医生**

系统性红斑狼疮患者中有 40% 的人对阳光过敏,不能晒太阳。因为被强烈阳光暴晒后,患者的面部或手及其他暴露部位可出现红斑,而原有红斑皮损的患者暴晒后则使皮损加重,严重者会引起疾病的复发。红斑狼疮患者应避免在户外的阳光直晒下活动。如必须在阳光下活动时,一定要戴上遮阳帽或撑遮阳伞,穿长袖上衣和长裤,以免被阳光中的紫外线照射皮肤,加重病情或使疾病复发。

● **北京人民医院风湿科何菁医生**

紫外线(UV)被认为是激发红斑狼疮(SLE)的最重要的环境因素之一,部分 SLE 患者日晒后原皮损加重或出现新皮损,被称为具有光敏感性。系统性红斑狼疮(SLE)患者中 40% 有光敏感性,亚急性皮肤红斑狼疮(SCLE)患者中 52%～100% 有光敏感性,盘状红斑狼疮(DLE)患者中 50%～90% 有光敏感性。

由于狼疮患者可以通过紫外线照射诱发疾病的产生或复发,所以通常称阳光或紫外线照射引起的皮肤过敏现象,如皮疹、瘙痒等为光过敏。

狼疮患者确实应该注意避免紫外线的直接照射,特别是夏天出门要穿长袖,并撑伞。

● **浙江温州医学院附属第一医院皮肤科杨毅医生**

光敏性皮肤炎往往是在接触光敏性物质数小时到 24 小时

之间发生的,可为红色的丘疹、水疱、水肿,多发生在皮肤暴露的部位,一般有不同程度的瘙痒。一旦有了光敏性皮肤病,应尽可能寻找过敏原,以尽量避免,同时不要在发作期内接受日光或房间里紫外线灯的照射,最好不要搔抓,以免发生皮肤感染。轻者可用冷水湿敷,并口服一些抗组胺药物,外用一些安抚止痒的药物。如果病情较重,则需要在医生的指导下加用激素药。

什么是狼疮性脑病?有哪些表现?为什么会发生?

● **山西医科大学第二医院风湿科张琳医生**

狼疮脑病主要发生于 SLE 的活动期或终末期,由于病变累及中枢神经系统,故而出现一系列的精神、神经症状。在临床上当患者出现精神障碍伴有神经病变或脑脊液异常时多考虑为 SLE 本身所致的狼疮性脑病。由于免疫复合物形成后在小血管中沉积的结果,可引起中枢神经系统的缺血、缺氧,也可引起周围神经系统的损害。

我是一名女性狼疮患者,最近肾脏又出问题了。我知道有些肾病会引发高血压,请问我这种狼疮肾病会导致高血压吗?

● **陕西西京医院临床免疫科郭颖华医生**

高血压是 SLE 常见症状,发生率为 75%。发生原因包括:抗磷脂综合征、肾脏受累、大剂量或长期应用激素、妊娠等。高血压是死亡风险因素,有效控制高血压将改善 SLE 生存率。

请问医生,系统性红斑狼疮会引起女性停经吗?

● **安徽马鞍山人民医院风湿科焦宝珠医生**

红斑狼疮患者容易发生月经紊乱或停经,可由疾病本身引起,也可以由药物,如环磷酰胺、雷公藤等的不良反应所致。

● **山东省中医药大学附属医院风湿科刘英医生**

首先拍个胸片,看看有没有肺部感染、狼疮性肺炎及胸膜积液;其次,做一个心脏彩超看看有无心包积液。如果这两项都排除的话,有可能就是激素的不良反应。如果是老年人还要排除心脏疾患。

我是狼疮患者,使用泼尼松(强的松)、羟氯喹经常生口腔溃疡,请问和这个病有没有关系? 和用药有没有关系?

● **北京中日友好医院风湿科张英泽医生**
大连医科大学附属第二医院风湿科张晓萍医生

您经常出现口腔溃疡应该与本病有关,是病情控制欠佳的表现,因为80%的狼疮患者会出现皮肤黏膜损害,其中口腔溃疡是重要表现之一,是诊断该病的依据之一。口腔溃疡应该与您现在服用的药物泼尼松(强的松)和羟氯喹没有直接的关系,我想可能与您目前服用的药量偏低或者是所用药物种类偏少有关。建议可以与您的医师联系,重新评估激素和羟氯喹的疗效,是否考虑加大原药剂量或联合其他免疫抑制剂等。希望您及时就诊,以便您的医生能够及时掌握您的病情变化。

医生您好! 请问系统性红斑狼疮患者会不会有眼部病变?

● **大连医科大学附属第一医院风湿科彭洪菊医生**
山西医科大学第二医院风湿科高惠英医生

比较少见,如眼底血管病变、视神经炎等,需要到医院检查。

● **广西中医学院瑞康医院肾内科庞学丰医生**

部分患者可累及视网膜及角膜。视网膜特征性表现为视网膜的神经纤维层中有白色绒毛状渗出性病损,可造成视觉障碍,但一般为可逆性。

系统性红斑狼疮

● **江苏省中医院风湿科郭峰医生**

系统性红斑狼疮是一种发作和缓解交替发生的慢性疾病。由抗原和抗体免疫反应形成的血管炎,造成不同部位的组织损伤,产生相应的临床表现。因为全身各器官都有血液供应,血管受累必定会有损伤,所以有血管的部位均可受累,产生不同的临床表现。系统性红斑狼疮是一种全身性疾病,皮肤、肌肉、骨骼、心、肺、肝、脾、肾、脑、眼、耳、鼻、头发均可出现病变,只是不同的病期有不同的临床表现罢了。

辅助检查

医生您好,如我自己怀疑患有系统性红斑狼疮,该到医院进行哪些检查项目来明确诊断呢?

● **北京协和医院风湿科蒋颖医生**
江苏江阴人民医院风湿科高克明医生

如果怀疑患了狼疮,请到风湿科就诊。需要检查的项目有补体、自身抗体(抗核抗体、抗双链 DNA 抗体、抗 ENA 抗体谱等)、血常规、尿常规、红细胞沉降率、影像学检查等。

医生您好,我是红斑狼疮患者,请问判断系统性红斑狼疮病情活动指标有哪些? 多久查 1 次比较合适? 谢谢!

● **河北沧州人民医院肾内科杜书同医生**

有许多指标的变化能提示狼疮活动,如新发皮疹、活动性精神神经病变、蛋白尿出现或增加、红细胞沉降率增快等。低白蛋白血症,高球蛋白血症,抗 ds-DNA 抗体升高,补体 C3、C4、CH50 水平下降也与病情活动相关。抗核抗体(ANA)随病情变化可改变或不变,抗 Sm 抗体、抗 SSA 抗体、抗 SSB 抗体及抗 RNP 抗体一般不随疾病的缓解而改变,经治疗病情缓解后抗 ds-DNA 抗体效价可降至正常,补体可升至正常。因此,抗 ds-DNA 抗体及补体水平是判断 SLE 病情活动的主要实验室指标。

● **北京友谊医院风湿科段婷医生**

自身抗体、免疫球蛋白、补体必须要查,3～6个月查1次。但也要根据医生的建议,按照具体病情来分析。

请教专家,如何判断系统性红斑狼疮病情的活动性?

● **河北华北煤炭医学院附属医院风湿科王志文医生**

患者出现以下情况应考虑疾病活动,请及时去医院就诊:①较平时更易疲劳,经休息后没有明显改善。②出现不明原因的发热或不明原因的红细胞沉降率明显增快。③新近有明显的脱发。④新出现或经常发作的口腔或鼻部溃疡。⑤新出现的皮疹(如颊部红斑、盘状红斑、冻疮样皮损、多形性红斑样皮损、血管炎性皮肤病变、甲周红斑等)或原有皮疹加重。⑥关节疼痛、红肿,可伴晨僵或有关节积液。⑦血常规检查发现白细胞、血小板、血红蛋白低于正常水平或小便常规中出现尿蛋白及红细胞。

● **河南科技大学第一附属医院风湿科付建斌医生**

(1)根据症状:临床表现比原有的症状加重,出现发热、皮疹、黏膜溃疡、关节痛、抽搐等。

(2)根据体征:如新发皮疹、血管炎、关节肿胀、浆膜腔积液及其他相应体征。

(3)辅助检查:如血细胞减少,蛋白尿、血尿,红细胞沉降率加快,抗 ds - DNA 阳性,C3、C4 降低等。

(4)综合判断病情活动度评分,较为简明实用的为 SLEDAI 评分。SLEDAI 评分内容为:抽搐(8 分)、精神异常(8 分)、脑器质性症状(8 分)、感觉异常(8 分)、脑神经受累(8 分)、狼疮性头痛(8 分)、脑血管意外(8 分)、血管炎(8 分)、关节炎(4 分)、肌炎(4 分)、管型尿(4 分)、血尿(4 分)、蛋白尿(4 分)、脓尿(4 分)、新出现皮疹(2 分)、脱发(2 分)、发热(1 分)、血小板减少(1 分)、白细胞减少(1 分)。根据患者前 10 天内是否出现上述症状而定分,凡总分在 10 分或 10 分以上者考虑疾病活动。

> 请问狼疮患者需要检查那些自身抗体,这些自身抗体有什么意义?

● **湖南邵阳市第一人民医院风湿科王华杰医生**

SLE 患者自身抗体包括:①抗核抗体谱:抗核抗体(ANA)、抗 ds - DNA 抗体、抗 ENA 抗体(抗 Sm 抗体、抗 RNP 抗体、抗 SSA/RO 抗体、抗 SSB/La 抗体、抗 rRNP 抗体);②抗磷脂抗体;③抗组织细胞抗体;④其他(抗中性粒细胞胞质抗体)等。

● **内蒙古医学院第一附属医院风湿科肖镇医生**

关于狼疮患者需要检查什么自身抗体,实际上需要结合患者的具体情况来决定,并不是越多越好。例如,抗核抗体、抗 ENA 抗体、抗 ds - DNA 抗体、抗核小体抗体、抗磷脂抗体、抗核糖体 P 蛋白抗体、抗 β_2 糖蛋白 1 抗体等。应根据需要来定。用于诊断、疗效观察、预后判断等可以选择不同的检查。对于自身抗体的意义,要结合临床表现和其他检查来判断解释。

● **北京大学人民医院安媛医生**

抗核抗体阳性可以见于多种自身免疫病,如系统性红斑狼疮、干燥综合征、混合结缔组织病等;阴性的话则狼疮等的可能性很小。正常人少数可以存在低滴度的自身抗体,阳性率报道不一。

● **重庆大坪医院风湿科刘重阳医生**

抗双链 DNA(ds - DNA)抗体对诊断的特异性较高,但阳性率较低,为 40%~75%,与疾病活动和肾脏损害密切相关,抗体效价随病情缓解而下降。抗 Sm 抗体约在 30%SLE 中呈阳性反应,因其特异性高,又称为本病的特异性抗体。对于不典型、轻型或早期病例,按 SLE 标准不足确诊者,若抗 Sm 抗体阳性,结合其他表现可确诊。

● **河南商丘市第一人民医院肾病风湿科郭秀霞医生**

要知道狼疮肾炎并不是红斑狼疮发展到一定程度才有的表现,30%~50%的狼疮患者在疾病的早期即可出现肾脏损害,表现为仅有实验室检查才能发现的蛋白尿和(或)镜下血尿。因此,对任何一个新发现的狼疮患者,都应到肾病科门诊做相关的检查和随访。即使当时检查正常,也应该定期随访,以期在第一时间发现肾脏病。目前,一些新型的尿液检测指标甚至可以在还没有出现尿常规异常时就预测狼疮肾炎发生的风险。

总之,得了红斑狼疮的患者,请一定不要忘记尿液检查这个有力的武器! 密切监测、及时诊断和准确判断是狼疮肾炎治疗成功的重要保证。

● **北京顺义区医院风湿肾内科赵学刚医生**

红斑狼疮是一种全身性疾病,常累及神经、血液、肾脏、皮肤、关节、肺脏,个体差异较大,但肾脏是狼疮较多累及的重要脏器,其患者早期并无明显症状,但尿液检查可发现蛋白尿、血尿、管型尿、白细胞尿等,如出现尿液化验异常,可能存在狼疮肾炎的可能,应进一步检查,争取早期治疗,可明显延缓肾功能不全、肾衰竭的发展,因此应定期检查尿液。

医生,我想咨询一下,我是一名狼疮患者,最近肾脏出了问题,检查出了蛋白尿,医生叫我去做"肾活检"。请问这种检查是怎么做的? 对人的损伤大吗?

● **河北省三院肾内科林海英医生**

肾脏病理检查即肾穿刺活检术,其方法是采用特制工具从肾脏取下一块或几块小小的组织,通过病理检查,以对肾脏疾病做出准确的诊断。肾活检是诊断肾脏疾病的重要检查手段之一,是诊治肾脏病的金指标。具体方法:B超引导下确定右肾下极穿刺点的位置,局部消毒,2%利多卡因麻醉至肾被膜,接着将装入穿刺枪的穿刺针垂直刺入肾被膜,完成手术。一般取肾组织2条,每条约15毫米。手术时间10分钟左右。术后需卧床休息24小时,多饮水,多排尿。对肾脏损伤小,最常见的镜下或肉眼血尿。严重的会出现肾周血肿,会刺伤肾周围的器官,并发动静脉瘘、输尿管梗阻(大的血肿压迫)。不过该并发症发生率极低。目前由于穿刺枪的使用,肉眼血尿发生率都极低,是一种非常成熟的检查手段。但是做之前一定要详细检查,有禁忌证是不能做的。

医生您好,请问 SLE 检查有哪些进展?

系统性红斑狼疮(SLE)是一种典型的自身免疫性疾病,其发病原因不清,发病机制也尚未明确。一般认为是多因素的:受遗传因素和环境的影响,补体缺陷、B细胞和T细胞行为异常、细胞因子作用异常、细胞凋亡异常等。生物标记物可用来反映 SLE 的病理过程及治疗状况,并可用于判断预后、展示疾病活动性及指导临床治疗。长期以来,抗 ds-DNA 抗体、补体活性和免疫复合物等免疫学检测一直是 SLE 疾病活动性的经典标志。随着技术的进步和研究的深入,大量新的 SLE 相关的生物标记物开始出现。

(1)基因水平标志物:近年来的研究让人们越来越认识到遗传因素在 SLE 的发病中起决定作用。引起 SLE 疾病的基因并非单一基因,而是包括多重基因,这些基因以级联或相互作用的方式启动疾病的发生。

(2)细胞水平标记物:在 SLE 发病过程中,自身抗体及机体遗传因素使调节正常免疫应答过程的机制发生障碍,T细胞和B细胞均发生功能异常,细胞的相互作用协同扩大至对多种自身抗原应答,使免疫病理过程向恶性循环发展。

(3)血清水平标记物:传统上对临床诊断和治疗监控最为重要的两种抗体是抗 ds-DNA 抗体和 Sm 抗体,但由于这些抗体的特异性、敏感性等原因，利用这些抗体进行诊断仍存在很多缺陷。

但是到目前为止，仍然没有找到像甲胎蛋白（AFP）对于肝癌、前列腺特异性抗原（PSA）对于前列腺癌这样特异性的生物标志物，以至于许多病例都是在出现组织损伤后才被诊断，延误了诊断和治疗的最佳时机。其中遇到的主要障碍有：①与 SLE 相关的基因及表达产物同时与其他自身免疫病相关，特异性不高；②SLE 发病早期机体变化微小，病变产生的相关蛋白量很少，甚至无法检出；③个体之间存在较大差异。

相信随着科研技术的迅速发展和日益完善，一定能够找出与 SLE 相关的生物标记物，从而能针对性的设计药物，达到有效治疗的目的。

诊断和鉴别诊断

医生您好！请问怎样诊断系统性红斑狼疮？

● **陕西西安市第五医院风湿科陈庆平医生**
浙江解放军 117 医院中医风湿科赵治友医生
浙江温州医学院附属第一医院风湿免疫科朱小春医生

系统性红斑狼疮(SLE)是一种病因不明的慢性炎症性的自身免疫性疾病,可以累及多系统、多器官,临床表现复杂、缠绵难愈,多见于年轻女性。

目前普遍采用美国风湿病学会(ACR)1997 年推荐的 SLE 诊断标准。

(1)颊部红斑:固定红斑扁平或高起,在两颧突出部位。

(2)盘状红斑:片状高起于皮肤的红斑,黏附有角质脱屑和毛囊栓;陈旧病变可发生萎缩性瘢痕。

(3)光过敏:对日光有明显的反应,引起皮疹,从病史中得知或医生观察到。

(4)口腔溃疡:经医生观察到的口腔或鼻咽部溃疡,一般为无痛性。

(5)关节炎:非侵蚀性关节炎,累及 2 个或更多的外周关节,有压痛、肿胀或积液。

(6)浆膜炎:胸膜炎或心包炎。

(7)肾脏病变:尿蛋白＞0.5 克/24 小时或＋＋＋或管型(红细胞、血红蛋白、颗粒或混合管型)。

（8）神经病变：癫痫发作或精神病，除外药物或已知的代谢紊乱。

（9）血液学疾病：溶血性贫血，或白细胞减少，或淋巴细胞减少，或血小板减少。

（10）免疫学异常：抗 ds－DNA 抗体阳性或抗 Sm 抗体阳性或抗磷脂抗体阳性（包括抗心磷脂抗体或狼疮抗凝物，或至少持续 6 个月的梅毒血清试验假阳性，三者中具备 1 项阳性）。

（11）抗核抗体：在任何时候和未用药物诱发"药物性狼疮"的情况下，抗核抗体滴度异常。

该分类标准的 11 项中，符合 4 项或 4 项以上者，在除外感染、肿瘤和其他结缔组织病后，可诊断 SLE。其敏感性和特异性分别为 95％和 85％。

患者需要注意的是，您在发病的最初或许不具备分类标准中的 4 条，随着病情的进展方出现其他项目的表现。11 条分类标准中，免疫学异常和高滴度抗核抗体更具有诊断意义。一旦出现免疫学异常，即使临床诊断不够条件，也应配合医生密切随访，以便尽早诊断和及时治疗。

医生您好，请问如何早期发现系统性红斑狼疮呢？

● **上海龙华医院风湿科顾军花医生**

（1）如果有家族史，又出现无名高热，红斑、关节痛、口腔溃疡及原因不明的口、眼、鼻干燥时，请到专科医生那里检查排除。

（2）如果有这种长期室外暴晒或和化学物质接触，再出现白细胞减少症状，请到专科医生那里检查排除。

（3）年轻女性反复出现蛋白尿、血尿，应先排除狼疮肾炎。

● **内蒙古包头中心医院肾病风湿科孙秀丽医生**
　陕西西安第五医院风湿科吉建华医生
　天津第一中心医院风湿科齐文成医生

SLE 早期表现常不典型。有时仅以一项症状、体征或实验异常为主要依据,常不能确诊或被误诊为其他疾病。一般认为:青年女性有下列 1～2 项症状或体征者,要注意进行随访观察或到专科医院进行检查:①长期原因不明反复发热;②肌肉痛、无力,无关节畸形肿胀的关节痛;③原因不明之肝、脾、淋巴结大;④原因不明之口腔、鼻黏膜溃疡;⑤原因不明的口、眼、鼻干燥;⑥雷诺现象,或其他血管病变、动脉炎、静脉炎;⑦血小板减少,和(或)白细胞减少,或(及)轻度贫血;⑧对多种药物过敏和(或)光过敏;⑨无特异病原体的心、肺、胸膜、肾病变;⑩不明原因的红细胞沉降率增快;⑪咽痛、咽部异物感,呕吐恶心;⑫面部潮红或红斑或皮疹;⑬肝肾功能异常,尤其是絮状反应异常,和(或)原因不明的持续高球蛋白和(或)血浆蛋白减低;⑭肉眼泡沫尿、尿检异常。

请问医生,红斑狼疮自身抗体阳性一定是患了红斑狼疮吗?

● **上海长征医院风湿科包军医生**

一般而言,抗核抗体阳性如滴度大于 1∶80 则具有临床意义。但是显示阳性却不一定是得了红斑狼疮,某些疾病,如干燥综合征、类风湿关节炎等自身免疫疾病抗核抗体也都会呈阳性。

● **重庆大坪医院风湿科刘重阳医生**

抗 Sm 抗体、抗 ds - DNA 抗体阳性对红斑狼疮诊断具有较高特异性。

● **湖北襄樊市中心医院风湿科童允洁医生**
中国医科大学附属盛京医院风湿科王晓非医生

抗核抗体阳性、滴度大于正常值,对结缔组织病的诊断有意义,但不一定是红斑狼疮。如果出现抗 ds - DNA 抗体或抗 Sm 抗体,对红斑狼疮的诊断有意义。

● **北京中日友好医院风湿科张英泽医生**
天津医科大学总医院感染免疫科李宝全医生

红斑狼疮自身抗体阳性不一定是红斑狼疮。要诊断红斑狼疮,需要有皮肤黏膜损害、血液系统、肺、肾及浆膜等的多系统临床表现,再加上抗体阳性方可以诊断,也就是说必须按诊断标准中的条件逐条落实才行。如果仅有抗体阳性,可以先观察,定期复查,静观其变。

系统性红斑狼疮与药物性红斑狼疮有何区别? 常见引起药物性狼疮的药物有哪些?

● **湖北省中医附院风湿科杨德才医生**

药物性狼疮常见的临床症状有发热、多关节炎、肌痛、心包炎及胸膜炎等。虽然该病不易与系统性红斑狼疮相区别,但一般前者的病情轻,通常不会有肾脏损害。口腔溃疡、雷诺现象和严重脱发也较系统性红斑狼疮患者少见。

常见引起红斑狼疮的药物有抗心律失常的药物(普鲁卡因胺、奎尼丁等)、降压药[肼屈嗪(肼苯哒嗪)等]、抗结核药[异烟肼(雷米封)]。另外,抗癫痫药物、抗甲状腺功能亢进的药物、避孕药,以及某些抗生素,如氨苄西林(氨苄青霉素)、四环素、磺胺药都可引发狼疮。

请问专家,什么是狼疮性肺炎? 和普通肺炎怎么区别?

● **四川大学华西医院风湿科谭淳予医生**

临床上无特异性诊断标准,常受继发感染等因素的干扰,只有在感染原因被排除后方可认为是狼疮损害,并应与实验室检查有机地结合起来。狼疮性肺炎在 X 线片及 CT 表现为两肺多发呈叶性分布的肺实变阴影,两肺小片状模糊影,以两侧肺底外带多见。肺实变阴影可以是狼疮性肺炎的表现,也可以是合并感染或少量肺出血所致,影像上无法鉴别,但是狼疮性肺炎引起的肺实变阴影用抗生素治疗无效,而用皮质激素治疗可消退。

● **上海龙华医院风湿科苏励医生**

(1)狼疮性肺炎是系统性红斑狼疮引起肺脏的非感染性急性

炎症改变;普通肺炎是由细菌引起。

(2)狼疮性肺炎主要是肺间质改变;普通肺炎主要是肺泡炎症。

治疗方法

医生您好！请问系统性红斑狼疮应该如何治疗？

● **上海仁济医院风湿科王元医生**

  天津市第一中心医院风湿科龚宝琪医生

  对于系统性红斑狼疮应采取综合的治疗方案。目前用于狼疮治疗的药物有以下几类：①糖皮质激素；②抗疟药；③免疫抑制剂。上述药物都有其特定的不良反应，应该在风湿科医生的指导下合理用药。早期诊断、早期治疗是取得疗效的关键。

医生您好，我是 SLE 患者，请问为什么狼疮的治疗要分两个阶段呢？

● **河南南阳市中心医院肾病风湿科陶雅非医生**

  红斑狼疮是一种免疫系统紊乱性疾病，在开始治疗时需要尽快地进行免疫水平调整，降低体内的免疫因子，减轻对全身各个器官的损害，医学上称为诱导期；而为了长期的控制疾病还需要持续的调整体内的免疫水平，因此就需要长期的维持治疗，医学上称为维持期，这样才能更长期地控制病情。

● **北京协和医院风湿科蒋颖医生**

  你指的 SLE 治疗分两个阶段大概是指的诱导缓解（强化治疗）和维持缓解两个阶段。SLE 是慢性系统性疾患，一般患者均在急性期或亚急性期时候就诊，这时候需要半年左右时间的强化治疗,病情初步稳定后再用药物维持治疗,后期需要 2 年或更长。

● **河北保定一中心医院风湿免疫科路克文医生**

(1)在重症狼疮或狼疮危及生命的活动期,如严重的脏器损害出现肾衰竭、呼吸衰竭、心力衰竭、严重贫血、血小板减少、中枢神经损害、蛛网膜下隙出血等,应给予大剂量激素,以挽救生命为主,在此阶段一般使用泼尼松(强的松),剂量为每日 1 毫克/千克体重,病情严重者剂量可加倍,应在使用激素的同时,应用抗生素以控制感染,以防感染扩散,加重病情,若是静脉给药者在病情控制后应适时迅速减量,并以口服泼尼松(强的松)替代静脉激素用药。

(2)在患者病情稳定阶段或轻型的红斑狼疮患者激素用量宜小,但维持时间要长,此阶段也应首选泼尼松(强的松)进行长期维持,如果此时患者口服泼尼松(强的松)的剂量为 15 毫克/日,那么则需要间隔 3～6 个月时间才能减 1/2～1/4 片,减量之前最好复查免疫指标,做到心中有数,方可减量。如果是长期服用泼尼松(强的松)10 毫克以下的患者,每次减量而出现免疫指标变坏或症状反复,则不考虑再减激素,而应以减量之前的激素量维持。需要患者注意的是,在激素减量时要密切注意观察病情变化,如有反跳现象要立即加量,即在原先剂量的基础上每日再增加 5～10 毫克。部分患者因需长期甚至终身每日服用 5～10 毫克泼尼松(强的松)来维持。

红斑狼疮患者的稳定阶段也是红斑狼疮患者治疗过程中最长的一个阶段,这需要患者对红斑狼疮有一个充分认识,而又对激素类药有了一定的了解,才能以较好的依从性与专科医生配合完成这一治疗过程。每一时期激素的用量常常决定着患者的预后,有些患者在病情稳定期不正规应用激素,而使病情复发,这些患者虽然闯过了死亡的关口,而在病情稳定阶段不能正确使用激素巩固治疗,仍然不能达到最佳治疗效果,或者使病情加重而危及生命。

在激素治疗的同时,为加强疗效,降低不良反应,还可联合免疫抑制剂等,在临床上取得了一定的疗效。

● **江苏无锡市中医院风湿科陶娟医生**

山东中医药大学附属医院风湿科付新利医生

　　SLE 是一种高度异质性的疾病,治疗一般分为诱导缓解和巩固治疗两个阶段。诱导缓解的目的在于迅速控制病情,阻止或逆转内脏损害,力求疾病完全缓解;诱导缓解后,应继续巩固治疗,目的在于用最少或最低剂量的药物防止疾病复发,尽可能使患者维持在较为稳定的状态。

　　请问系统性红斑狼疮常用治疗药物有哪些?

● **辽宁鞍山市汤岗子疗养院风湿科魏瑞华医生**

　　系统性红斑狼疮治疗药物包括以下几种。

　　(1)非甾体抗炎药:如现在医院及药店常有的布洛芬、芬必得、吲哚美辛(消炎痛)、双氯芬酸(扶他林)等都属于此类药,用于发热、关节肿痛、肌肉痛等症状的对症治疗,但它们都有一定的不良反应,主要引起胃肠道和肾脏损害,还可导致转氨酶升高和血细胞减少,有消化道溃疡的患者禁用。目前此类药有一些药物,如西乐葆等,可减少上消化道不良反应发生,但对于肾脏的不良反应并不减少。

　　(2)糖皮质激素:此药仍是治疗 SLE 的主要药物,目前口服用得最多的是泼尼松(强的松)(5 毫克/片),静脉常用的有甲泼尼龙。激素药适用于急性活动性病例,特别是急性爆发性狼疮、急性狼疮肾炎、急性中枢神经系统狼疮及合并严重的贫血、白细胞及血小板减少。由于激素有许多不良反应,应强调在控制疾病活动的情况下尽量减少用量,但不能突然停药,以免病情加重。

　　(3)抗疟药:主要有氯喹和羟基氯喹,对于控制皮肤损害(蝶形红斑、盘状红斑)、光过敏、关节炎很有效,但起效慢,需较长时间服药才见效。此类药有导致视网膜病变的不良反应,用药前及用药期间应定期查视野及眼底。

（4）免疫抑制剂：对于单纯使用糖皮质激素不能控制病情的患者，及有较严重的肾损害、神经系统损害的患者均应考虑应用免疫抑制剂。目前最常用的是环磷酰胺，用法有每天口服或每月静脉冲击一次，它有骨髓抑制、降低免疫功能、性腺抑制等副作用，用药时注意复查肝功和血常规。其他可选择的免疫抑制剂有来氟米特、霉酚酸酯、硫唑嘌呤、甲氨蝶呤等。

（5）中医药治疗：中西医结合治疗有利于提高疗效，传统使用较多的成药有雷公藤总苷，但有较严重的不良反应，特别是性腺抑制，长期可引起女性停经、男性不育。其他中草药可在中医医生的指导下服用，但建议服中药期间不要擅自停用激素，以免加重病情。

（6）生物制剂：美国 FDA 刚批准贝利木单抗治疗 SLE，有一定疗效，但还需大规模、长期随访研究，且价格极昂贵。

请问医生，狼疮患者是否需要终身用药？病情好转后能否停药？

● **内蒙古自治区医院肾内风湿科林琳医生**

SLE 是自身免疫性疾病，需要长期用药，是否终身用药，目前没有定论。如果病情好转、临床症状消失、免疫指标恢复正常，可以停药，但要监测实验室指标及个体临床表现。

● **北京同仁医院风湿科邓移风医生**

少数老年、轻症患者可停药。但要终身随访。多数患者不能停药，至少服用羟氯喹。

请问系统性红斑狼疮患者如何使用免疫抑制剂？

● **北京西苑医院风湿科唐今扬医生**

对危重的系统性红斑狼疮通常首选激素治疗，但由于激素的不良反应，不可能大剂量、长时期使用，在逐渐减药的过程中，如果病情又出现反复，或大剂量激素治疗疗效不佳，或有心、脑、肾重要脏器损伤时，可加用免疫抑制剂，免疫抑制剂与激素同用可以发挥协同作用，增强治疗效果。

常用的免疫抑制剂有环磷酰胺、硫唑嘌呤等，均能抑制淋巴细胞的分裂，从而减少抗体的产生，抑制免疫反应。环磷酰胺由于有明显的胃肠道反应，如有恶心、呕吐，可同时服镇吐药物。环磷酰胺可引起暂时性脱发，但随着应用的耐受或停药后，仍会长出新发。在服用大剂量环磷酰胺时，患者一定要大量喝水，以利于其排出体外，因为高浓度易造成出血性膀胱炎。使用免疫抑制剂前应检查血象，因为环磷酰胺能抑制骨髓使白细胞减少，如外周血中白细胞低于 $4.0 \times 10^9/L$，一般暂不用环磷酰胺。硫唑嘌呤的主要不良反应与环磷酰胺相同。免疫抑制剂还能影响月经，造成卵巢功能衰竭和导致畸胎，应用时要十分小心，因此，在使用免疫抑制剂时，切勿妊娠。羟氯喹也有免疫抑制作用，能稳定溶酶体膜，并有抗光过敏作用，能使皮疹消退和关节炎缓解。长期服用羟氯喹者，应定期检查眼底，警惕视网膜病变，防止心律失常的发生。

而来氟米特（爱若华）作为一种异噁唑类的新型免疫抑制剂，由于具有强效的抗炎和免疫抑制作用，目前被普遍应用于多种风湿性疾病（如类风湿关节炎和系统性红斑狼疮等）。近几年来，有关来氟米特治疗系统性红斑狼疮或狼疮肾炎的临床试验研究结果不断发表，其中包括发表在国外专业杂志 LUPUS（2002 和 2004 年）的开放性观察、2005 年 9 月发表在《中华内科杂志》上的中国多中心对照临床试验中期结果性论文，以及 2006 年 2 月发表在欧洲抗风湿病联盟官方杂志 ARD 上的关于来氟米特治疗活动性狼疮肾炎的前瞻性开放性临床观察论文，均显示来氟米特能安全有效地应用于系统性红斑狼疮或狼疮肾炎的诱导和维持缓解治疗。2009 年 3 月，国家药监局批准爱若华治疗狼疮肾炎。我们认为来氟米特作为一种新型的免疫抑制剂，能有效治疗系统性红斑狼疮或狼疮肾炎，且安全性良好，患者可以耐受。

- **中国医科大学附属第一医院风湿科鲁静医生**

免疫抑制剂是治疗重症 SLE 的有效药物,特别是神经精神狼疮、狼疮肾炎、血管炎、血液系统受累等狼疮患者在选用糖皮质激素的同时都应加用免疫抑制剂。此外,重型 SLE 患者在激素减量过程中出现病情复发时可加用免疫抑制剂联合应用,这样可避免长期使用较大剂量激素导致的严重不良反应。常用的免疫抑制剂有环磷酰胺、霉酚酸酯、来氟米特(爱若华)、硫唑嘌呤、甲氨蝶呤、环孢素 A 等。这类药物的主要不良反应有骨髓抑制、诱发感染、肠道反应、肝功能损害、性腺抑制等。应用期间应定期到医院复查,在医生指导下用药。

> 医生您好,我是系统性红斑狼疮患者,请问应如何正确服用激素?

- **浙江绍兴市人民医院内分泌科俞钟明医生**

系统性红斑狼疮(SLE)个体差异很大,目前还没有根治的办法,但恰当的治疗可以使大多数患者达到病情的完全缓解。激素是治疗 SLE 最基本的药物,不同病情激素的应用应有区别。

(1)轻型 SLE:短期局部应用激素治疗皮疹,但脸部应尽量避免使用强效激素类外用药,一旦使用,不应超过 1 周。小剂量激素(如泼尼松≤10 毫克/天)可减轻症状。上海陈顺乐教授提出 PMC 方案(小剂量激素、MTX 和氯喹),适用于轻中度活动而无明显内脏累及的患者,疗效显著且减少了感染和库欣综合征的不良反应。

(2)重型 SLE:治疗主要分两个阶段,即诱导缓解和巩固治疗。由于不同的激素剂量的药理作用有所侧重,病情和患者间对激素的敏感性有差异,临床用药要个体化。一般地,重型 SLE 的标准剂量是泼尼松 1 毫克/千克体重,每日 1 次,病情稳定后 2 周或疗程 8 周内,开始以每 1~2 周减 10% 的速度缓慢减量,减至每日泼尼松 0.5 毫克/千克体重后,减药速度可按病情适当调慢;如果病情允许,维持治疗的激素剂量尽量小于泼尼松 10 毫克/日。在减药过程中,如果病情不稳定,可暂时维持原剂量不变或酌情增加剂量或加用免疫抑制剂联合治疗。可选用免疫抑制剂,如环磷酰胺、硫唑嘌呤、甲氨蝶呤等其中之一联合应用以便更快地诱导病情缓解和巩固疗效,并避免长期使用较大剂量激素导致的严重的不良反应。在有重要脏器累及的 SLE,乃至出现狼疮危象的情况下,可以使用较大剂量(≥每日 2 毫克/千克体重)甚至使用甲泼尼龙(MP)冲击治疗,MP 可用至 500~1 000 毫克,每天 1 次,加入 5% 葡萄糖 250 毫升,缓慢静脉滴注 1~2 小时,连续 3~5 天为 1 个疗程,疗程间隔期 5~30 天,间隔期和冲击后需每日口服泼尼松 0.5~1 毫克/千克体重。疗程和间隔期长短视具体病情而定,用于特殊情况的重危患者抢救。甲泼尼龙冲击疗法对狼疮危象常具有立竿见影的效果,疗程和间隔期长短按病情因人而异。MP 冲击疗法只能解决急性期的症状,疗效不能持久,必须与环磷酰胺冲击疗法配合使用,否则病情容易反复。SLE 患者使用的激素疗程较漫长,故应注意保护下丘脑-垂体-肾上腺轴,避免使用对该轴影响较大的地塞米松等长效激素。

激素的不良反应除感染外,还包括高血压、高血糖、高血脂、低钾血症、骨质疏松、无菌性骨坏死、白内障、体重增加、水钠潴留等。应记录血压、血糖、血钾、血脂、骨密度、胸片等作为评估基线,并定期随访。应注意在发生重症 SLE,尤其是危及生命的情况下,激素的不良反应,如股骨头无菌性坏死并非是使用大剂量激素的绝对禁忌。大剂量 MP 冲击疗法常见不良反应包括:脸红、失眠、头痛、乏力、血压升高、短暂的血糖升高;严重不良反应包括:感染、上消化道大出血、水钠潴留、诱发高血压危象、诱发癫痫大发作、精神症状、心律失常。有因注射速度过快导致突然死亡的报道,所以甲泼尼龙冲击治疗应强调缓慢静脉滴注 60 分钟以上;用药前需注意水、电解质和酸碱平衡。

(3)狼疮危象:治疗目的在于挽救生命、保护受累脏器、防止后遗症。通常需要大剂量甲泼尼龙冲击治疗,针对受累脏器的对症治疗和支持治疗,以帮助患者度过危象。后继的治疗可按照重型 SLE 的原则,继续诱导缓解和维持巩固治疗。

1)急进性肾小球肾炎:对明显活动、非肾脏纤维化/硬化等不可逆病变为主的患者,应积极使用激素(泼尼松≥每日 2 毫克/千克体重),并可使用大剂量 MP 冲击疗法。

2)神经精神狼疮:必须除外化脓性脑膜炎、结核性脑膜炎、隐球菌性脑膜炎、病毒性脑膜脑炎等中枢神经系统感染。有全身血管炎表现的明显活动证据,应用大剂量甲泼尼龙冲击治疗。中枢狼疮包括横贯性脊髓炎在内,可试用地塞米松 10 毫克加甲氨蝶呤鞘内注射每周治疗,共 2～3 次。

3)重症血小板减少性紫癜:血小板$<20\times10^9$/升,有自发出血倾向,常规激素治疗无效(每日 1 毫克/千克体重),应加大激素用量至每日 2 毫克/千克体重以上。

4)弥漫性出血性肺泡炎和急性重症肺间质病变:可试用大剂量 MP 冲击治疗、血浆置换等。

5)严重的肠系膜血管炎:常需每日 2 毫克/千克体重以上的激素剂量方能控制病情。

(4)妊娠和生育:一般来说,在无重要脏器损害、病情稳定 1 年或 1 年以上,细胞毒免疫抑制剂(环磷酰胺、甲氨蝶呤等)停药半年,激素仅需小剂量时方可怀孕,多数能安全地妊娠和生育。非缓解期的 SLE 患者妊娠存在流产、早产、死胎和诱发母体 SLE 病情恶化的危险。因此病情不稳定时不应怀孕。SLE 患者妊娠后,需要产科和风湿科双方共同随访。出现 SLE 病情活动时,每日泼尼松≤30 毫克对胎儿影响不大,还可以根据病情需要加大激素剂量,泼尼松龙经过胎盘时被灭活,但是地塞米松和倍他米松可以通过胎盘屏障,影响胎儿。

系统性红斑狼疮病情千变万化,治疗一定要个体化。

● **陕西西安交通大学医学院第一附属医院风湿科郭辉医生**

系统性红斑狼疮病因不明,目前尚无病因疗法,治疗可从以下 4 个方面着手:①去除诱因,包括避免日晒、停用可疑药物及预防感染等；②纠正免疫异常，如使用免疫抑制剂、血浆置换；③抑制过敏反应及炎症，可使用非甾体抗炎药、糖皮质激素；④对脏器功能的代偿疗法，对肾衰竭者进行血液透析等。其中最重要的就是纠正免疫异常，减轻自身免疫反应所造成的组织损伤。

糖皮质激素是迄今治疗系统性红斑狼疮的最主要药物，有强大的抗炎及免疫抑制作用。系统性红斑狼疮患者也并非人人都要用激素。一些仅有轻微关节疼痛而无内脏损伤者，可以只服非甾体抗炎药，如布洛芬、双氯芬酸（扶他林）等，或口服羟氯喹。无明显临床表现，抗核抗体阳性者也只需对症治疗，不必服用激素，但应在医师密切观察下定期检查。只有在临床上出现症状和明显体征，如有胸水、心包积液，有肾、脑、心损害的患者才考虑应用激素。轻症患者，即只有发热、皮疹、关节炎、雷诺现象、少量浆膜腔积液，无明显系统性损害者可予中小剂量泼尼松（强的松）（5～20毫克/日为小剂量，20～40毫克/日为中剂量）治疗。对重症患者即同时伴有一个或数个脏器受累，如狼疮肾炎、狼疮脑病、急性血管炎、间质性肺炎、溶血性贫血、血小板减少性紫癜或大量浆膜腔积液者可予泼尼松（强的松）60毫克/日，有时可用到100毫克/日，必要时，可以使用大剂量激素冲击疗法，即将500～1000毫克甲泼尼龙加入100～200毫升生理盐水中，于1～2小时内静脉滴注，连续3日为1个疗程，也可由医师根据病情灵活应用。在冲击3天后，即第4天可口服泼尼松（强的松）40～60毫克/日，逐渐减量。

口服糖皮质激素的临床效果无明显差别，但一般倾向使用泼尼松（强的松），因为它的半衰期较短。通常早晨一次口服，如病情无改善，可将每日泼尼松（强的松）量分2～3次服用，或增加每日剂量。最大剂量一般不超过60毫克/日，而且服用这个剂量不超过6～8周。在这个剂量下，患者反应不好，首先要检查有无其他并发症存在，如无其他原因可寻，可改用其他治疗方法。为避免激素副作用，病情基本控制后，可开始逐渐减量，轻症患者这段时间可为1～2周，重症患者一般需4～6周。口服剂量为40毫克/日以上时,每 2 周可减 10%,待接近维持量时,减量速度渐慢,间隔 4～8 周为宜。所谓维持量,是抑制疾病活动,维持临床状况持续稳定所需的最小剂量。每个患者及同一患者的不同时期,维持量可能不同,因此需个体化。一般有肾炎、血小板减少、间质肺炎等重要脏器受累的患者,往往需要 10～15 毫克/日的维持量。轻症患者有进一步减量的可能,如减至 5～7.5 毫克/日,如这一剂量仍能长期维持缓解,可试着进一步减量,直至不用激素。每次减量前都要根据患者主诉、临床症状和实验室检查结果对狼疮的活动性重新评估。临床症状要特别注意微热、倦怠、皮疹、肌痛、关节痛等变化,实验室检查中注意补体、抗 ds - DNA 抗体、蛋白尿、血象的变化。如疑有复发可能,应停止减量,密切观察。如临床活动性较明显,可增加日服量的 10% 或 20%,观察活动性有无改善。如有明显复发,则按初治方法重新开始治疗。复治时激素用量可能较初治时为大。

糖皮质激素治疗有较多的不良反应,最重要的是并发感染,尤以大剂量冲击治疗时为著。可以出现细菌感染(尤要警惕结核感染)、病毒及真菌感染等。但一般认为除非有陈旧性结核或高度怀疑真菌、细菌感染,可不给预防性抗生素。其他的不良反应尚有类固醇性糖尿病,主张以胰岛素治疗。如出现高血压、青光眼、股骨头坏死等需给予相应治疗。

● **内蒙古包头中心医院肾病风湿科孙秀丽医生**

系统性红斑狼疮不同的患者对激素的敏感性不同,临床用药应个体化。重症系统性红斑狼疮患者给泼尼松每天每千克体重 1 毫克,通常早晨起一次服用,病情稳定后 2 周或疗程 8 周内,开始以每 1～2 周减原剂量的 10% 的速度缓慢减量,减到每天每千克体重 0.5 毫克后,减量的速度更要缓慢,如病情稳定允许,维持的剂量尽量小于每天 10 毫克,终身服用;若在减量的过程中,如果病情不稳定,可暂时维持原剂量或酌情加大剂量;而个别严重患者还要进行大剂量激素的冲击治疗。

医生您好,我是系统性红斑狼疮患者,请问如何判断激素的疗效? 狼疮缓解后激素如何减量?

● **重庆新桥医院风湿科王儒鹏医生**

要判断激素的疗效要有一个标准,以此界定何谓有效,何时应显效。

用药后,患者的症状和化验检查有改善,就说明有效。如原先的炎症、关节痛、白细胞减少等,经用药后有改善或变为正常,就应判定为有效。药物起效要有一定时间,一般而论,中枢性狼疮,如急性精神紊乱、严重头疼和弥散性脱髓鞘综合征在几天内改善。其他表现,如精神病、运动障碍和认知障碍需几周才能改善;溶血性贫血和血小板减少常在用药后 5~15 天改善;肾炎患者的肌酐、尿素氮、补体、抗 DNA 抗体和尿蛋白应在 7~10 周内好转。如应用合适剂量,在规定时间内未达到预期效果,应考虑修正或改变治疗策略。

为了减少激素不良反应,狼疮缓解后,激素应逐渐减量。减量方法不当会引起狼疮复发。有两种减量方法应当避免:①有的患者家住偏远地区,购药不方便,激素用完后,就停用激素。②有的患者,特别是年轻女性,担心体形改变,往往激素减量过快。以上两种情况可能会引起狼疮复发。

大多数患者希望医生告诉一个具体方法,如多少天减 1 片,多长时间减完。实际上每个患者的病情都不一样,每个人对药物的反应也不一样,很难说出一个固定方案,但可说出几条应该遵循的原则。

病情基本控制后,可开始减量,轻症患者这段时间可为 1~2周,重症患者一般需 4~6 周。日服剂量为 40 毫克以上时,每次可减 10%,约为 1 片泼尼松(强的松)。每 1~2 周减 1 次。日服剂量为 25 毫克左右时,减量速度渐慢,间隔 4~8 周为宜。

每次减量前都要注意有无新出现的低热、倦怠、皮疹、肌痛、关节痛、口腔溃疡、脱发等变化,检验项目中要注意有无补体减低,抗 ds－DNA 抗体由阴性转为阳性或滴度增高,有无蛋白尿和血象的变化等。如果症状和检验都无问题,可继续减量。如怀疑有复发的可能,应停止减量,密切观察。如有明显复发,则需重新开始治疗。

特别需要强调的是,激素减量不是患者的工作,而应是由风湿科医生根据患者临床症状和实验室检查来决定是否能减量及减多少。因此建议患者一定不要自己凭感觉随意减量,要根据医嘱,定期随访,合理调整用药,以期将狼疮病情控制得更理想,同时尽量避免药物的不良反应。

另外,除激素外,治疗红斑狼疮还有一些药物和方法,免疫抑制剂较为常用。当激素疗效不好或因不良反应不能继续使用时,应使用免疫抑制剂。特别是近年来认为长期使用激素会引起肾小球硬化,早期使用免疫抑制剂可阻止或延缓肾炎转为慢性,因此主张尽早合用免疫抑制剂,两者合用较单用效果好。

医生您好,我刚得了系统性红斑狼疮,您能解释下什么是激素冲击疗法吗？何时及怎样进行激素冲击治疗？效果如何？患者有哪些需要注意的？非常感谢！

● **北京人民医院风湿科何菁医生**

患者朋友,激素冲击疗法要在正规风湿免疫科由医生来指导进行。通常用于重症狼疮,如狼疮肾炎和狼疮脑病等。激素用量较大,每天大于 200 毫克,短期应用,3 天左右。要注意预防感染。

请问医生,激素何时口服效果最好？空腹吃要不要紧？

● **内蒙古包头医学院第一附属医院风湿科王永福医生**

如果口服激素剂量在 30 毫克/日以下,建议在早上 8 点左右一次顿服;在 30 毫克/日以上,可以早晨 2/3,晚上 1/3。这样比较符合人体糖皮质激素分泌的生理节律,减少对下丘脑-垂体-肾上腺轴的抑制作用。

建议激素在饭后半小时左右服用以减少对胃肠道刺激。

> 请问医生,SLE 患者病情稳定后,应该先减激素还是先减免疫抑制剂?

● **大连医科大学附属第二医院风湿科张晓萍医生**

狼疮患者在疾病控制后,激素可以逐渐减量至较小维持剂量,免疫抑制剂的应用及时间需要根据病情及所选药物是否出现不良反应决定。

> 医生,我今年 50 岁,得狼疮已经 5 年。上周去医院复查时听说长期服用小量激素需要补钙,市场上补钙产品很多,请问哪种比较适合我? 谢谢!

● **北京中日友好医院风湿科马骁医生**

长期服用糖皮质激素会引发骨质疏松,对糖皮质激素引起的骨量流失和骨质疏松应进行早期合理的评估,必要时进行药物治疗,目前治疗药物有如下几类。

(1)钙和维生素 D:绝大多数的研究均证实,单用钙剂不能对糖皮质激素导致的骨量流失起到保护作用。维生素 D 和钙剂联合使用对糖皮质激素使用引起的骨质疏松有预防性作用。维生素 D 可促进钙的吸收,防止钙流失,引导钙沉积于骨骼。通常情况下,只要人体接受适量的阳光照射,就可以合成足够的维生素 D。但对于南方多阴雨的地区以及接受阳光照射较少的老年人,如果服用的钙剂中不含维生素 D,就应该进行额外的补充。

(2)降钙素:降钙素可抑制骨盐的溶解与转移,减轻骨丢失,同时对骨质疏松引起的疼痛缓解作用十分明显。

(3)二磷酸盐:二磷酸盐可阻断破骨细胞启动破骨过程,阻止骨骼中钙盐逸出,因而对骨质疏松有治疗作用。

治疗糖皮质激素性骨质疏松症,除了通过改变激素的给药途径,尽可能使用最小剂量的激素达到治疗疾病的目的。临床医生还应当对接受糖皮质激素治疗的患者发生骨质丢失和骨折风险度进行仔细地评估,指导患者合理用药,提高患者的生存质量。

请教专家,我女友被确诊为系统性红斑狼疮半年了,上个月月经后血小板急剧下降,只有 $(3\sim5)\times10^9/$ 升[正常$(100\sim300)\times10^9/$ 升],住院后输了很多血小板,也有所回升,但是一天不输就又降下来,就这样反复。请问有什么好的治疗方法吗?

● **广东花都人民医院风湿科梁晶医生**

你的女友目前属于急性重症狼疮,除了输血小板外,还必须使用甲泼尼龙 500~1 000 毫克/天冲击治疗,连续 3 天,以后改为口服泼尼松(强的松)每日 1 毫克/千克体重,同时大剂量丙种球蛋白及 CTX 冲击治疗,还要注意有无合并感染等并发症,经治疗后血小板上升至 $50\times10^9/$ 升以上,症状就逐渐稳定好转。如果上述治疗不好转,可以使用血浆置换、造血干细胞移植等。

● **四川凉山州第二人民医院肾内科刘志康医生**

单纯升血小板治疗可能只会暂时有效,还是要配合红斑狼疮的整体治疗,所以请你去正规医院的风湿免疫科,请专科医生整体评估病情后制订合适的治疗方案。

医生您好! 我是一名 57 岁女性,确诊系统性红斑狼疮 3 年,贫血较严重,血红蛋白长期为 70~90 克/升。请问贫血和狼疮有关吗?该怎么治疗呢?

● **四川成都军区总医院肾内科郭东阳医生**

SLE 患者在血液系统中的损害以贫血最常见,部分患者早期可以贫血为首发表现。SLE 患者贫血的发病机制亦十分复杂,它不仅与自身致病性抗体的产生,T、B 细胞过度增殖与活化,细胞因子分泌及受体表达等免疫因素有关,还与感染、恶性肿瘤、慢性肾脏病、药物、慢性失血、营养元素吸收障碍等非免疫因素有关。

如治疗红斑狼疮要应用激素和免疫抑制剂,应用激素有时能引起胃黏膜受损,引起胃炎、溃疡而出血,造成慢性失血性贫血。而应用免疫抑制剂(如环磷酰胺等)治疗红斑狼疮时,这些药物能对骨髓造血功能发生抑制作用,引起红细胞生成减少,导致贫血。还有当红斑狼疮影响消化系统功能时,也会发生营养不良性贫血。

如果是由于系统性红斑狼疮引起的贫血,应该到有资质的正规医院的风湿免疫科,按照治疗的系统要求,全程随诊诊治,合理安全有效用药,既要保证疗效,又要防止药物不良反应的影响以及并发症的出现。才能保证治疗可靠有效。

请问医生,系统性红斑狼疮患者并发感染应如何治疗?

● **浙江温州医学院附属第一医院皮肤科杨毅医生**

长期服用激素和免疫抑制剂的患者免疫功能下降,易并发感染,而使病情复发或加重,平时应注意:尽量避免到人多的公共场所;稳定期患者可进行预防接种,如每年进行 1 次流感疫苗和肺炎链球菌疫苗的接种等。平时要勤于漱口,漱口的方法要正确,定期更换牙刷,尤其是不能全家人共用一把牙刷。平时要勤洗外阴,可用稀释的呋喃西林或碱性液体冲洗,勤换内裤,内裤经常在阳光下照射消毒。避免感冒,不吃不卫生的食物。出现各种感染(如呼吸道、肠道、泌尿道感染)时,应及时就医治疗。选择治疗药物时,应尽量少用对肾有损害的药物,因为狼疮最常累及肾脏。

有两类抗生素在 SLE 治疗中应特别注意,尽量避免使用:一类是仅引起皮损加剧(如青霉素、头孢类抗生素);另一类可使 SLE 发作,如磺胺类药物可引起 SLE 活动。

请问医生,系统性红斑狼疮患者感冒后能用抗生素类的药物吗?还是最好用中药呢?

- **北京大学人民医院风湿科安媛医生**

　　系统性红斑狼疮患者感冒后应该尽快到相关的风湿免疫科就诊，因为有时感染控制不佳可以诱发狼疮的活动。

　　通过医生的问诊和查体，以及完善血常规等检查初步判断病毒还是细菌的可能性比较大。

　　如果是病毒可能性比较大可以先用中成药控制。

　　如果考虑细菌的可能性比较大，则应该尽早加用抗生素。由于有青霉素诱发药物性狼疮的报道，对于医院外的上呼吸道感染经验性应用红霉素族和喹诺酮族的抗生素较多。

　　我患红斑狼疮伴有高血压，请问有没有好的治疗方案

- **重庆西南医院中医风湿科李景怡医生**

　　首先要明确您的高血压是原发性的还是继发于狼疮之后的，还是服用了激素类药物引起的，一般来说首先要正规治疗狼疮。

　　医生您好，我是系统性红斑狼疮患者，请问我的面部有蝶形红斑要入院治疗吗？如需要，要住院多久蝶形红斑会消失？

- **江苏省中西医结合医院风湿科张芳医生**

　　系统性红斑狼疮是一种较常见的、累及多系统多器官的自身免疫性疾病，由于细胞和体液免疫功能障碍，产生多种自身抗体。发病机制主要是由于免疫复合物形成，确切病因不明，病情呈反复发作与缓解交替过程。面部红斑是系统性红斑狼疮的典型症状。您是否需要住院治疗，需要专科医生根据您近期疾病情况综合判断。

- **江苏南京市第一医院血液免疫科徐燕丽医生**

　　如果 SLE 仅有面部红斑表现不需入院治疗，只需要门诊治疗。但如果有内脏受损，则需入院确定治疗方案后门诊随访治疗。最好查一些免疫指标、血常规、尿常规等。蝴蝶红斑消失不

是按住院多久而定,而是看治疗效果,有的患者半月,有的患者半年到 1 年甚至更长。

● **广东省人民医院风湿科石韫珍医生**

若是新出现的红斑,要考虑病情的反复,需做狼疮相关的检查。若仅是面部的红斑,一般不需住院,做一些治疗的调整,约 2 周至 1 个月红斑可消退。

● **河南科技大学第二附属医院风湿免疫科邓昊医生**

如果仅有面部蝶形红斑,是不需要住院的。红斑的治疗结果不能用时间来确定,要视患者的具体情况、对药物的敏感性及个体差异性来决定。

本人近两年才被确诊 SLE,一直是雷诺现象严重,两手遇冷就发黑,黑的可怕。请问专家有什么好办法吗?

● **北京军区总院风湿科刘坚医生**

首先是激素的使用,还应该考虑使用免疫抑制剂,如环磷酰胺、甲氨蝶呤、来氟米特等。另外可配合应用尼莫地平、贝那普利(洛汀新)、中药等。

● **广东中山大学附属第一医院风湿科詹钟平医生**

要看有无其他系统损害和狼疮相关免疫指标,评价总体病情才能确定具体的治疗方案。针对雷诺现象,可考虑使用免疫抑制剂,如环磷酰胺和糖皮质激素,辅助使用改善循环的药物,如血栓通、双嘧达莫(潘生丁)、丹参片等。

医生,我叔叔得了系统性红斑狼疮,后来又得了抑郁症,想问有什么好的治疗方法?

● **武汉同济医院风湿免疫科何培根医生**

抑郁是心里负担过重引起的,请多开导患者并且让他保持良好心情。现代医学科学有很大发展,狼疮患者经过系统用药、定时复查是可以控制的,不是那么可怕。

● **安徽省立医院风湿科钱龙医生**

建议患者到正规医院积极地治疗,系统红斑狼疮通过治疗可以达到临床缓解。心情要放松些,情绪稳定对疾病控制也会有所帮助。

医生您好,我患红斑狼疮 8 年了,一直用药治疗,现在口干、龋齿很严重,请问这和狼疮有关吗? 我该怎么办?

● **山东省泰安市中心医院风湿科陈东育医生**

这是由系统性红斑狼疮继发了干燥综合征引起的,建议积极治疗原发病的同时加用催涎剂茴三硫(环戊硫酮),刺激唾液分泌以改善您的症状。

● **北京人民医院风湿科何菁医生**

患者朋友,长期服用激素可能会造成骨质疏松,与牙齿不好有关。但是很重要一点是狼疮患者会出现继发性干燥综合征,在这种情况下就会有口眼干燥和多发龋齿的情况,血清中有的会出现抗 SSA 和抗 SSB 抗体。希望你先到医院去做检查,看看是否是继发性干燥综合征。最后还要做好洁齿,勤到口腔科去治疗。

请问医生,哪些药物能诱发 SLE? 狼疮患者用药应注意和慎用哪些药物?

● **陕西西安市第五医院风湿科张俊莉医生**

肯定可诱发 SLE 的药物有:肼屈嗪(肼苯哒嗪)、普鲁卡因胺、异烟肼(雷米封)、氯丙嗪、甲基多巴等。

可能诱发的药物有:苯妥英钠、青霉胺、奎尼丁、普萘洛尔(心得安)、氧烯洛尔(心得平)、硫氧嘧啶、三甲双酮、乙琥胺、利舍平(利血平)、卡托普利(巯甲丙脯酸)、甲巯咪唑(他巴唑)、呋喃妥因、酒石酸盐、用于整形的硅氧胶等。

未肯定的药物有:磺胺药、灰黄霉素、保泰松、口服避孕药、青霉素、链霉素、四环素、扑米酮(扑痫酮)等。

● 陕西西京医院临床免疫科郭颖华医生

在治疗用药上应避免使用青霉胺、普鲁卡因胺、氯丙嗪、肼屈嗪(肼苯哒嗪)等，这些药物可能会诱发狼疮或使病情加重。育龄期女性患者还要避免服用避孕药，不使用含有雌激素的药物。

医生您好，我是一个女性狼疮患者，今年 18 岁，医生建议我住院打针(CTX)、吃药[泼尼松(强的松)]，但我听说 CTX 会引起女性绝经，请问还有没有其他的治疗措施？

● 北京广安门中医院风湿科曹炜医生

这是一个治疗狼疮的经典方案，有些患者用了 CTX 后确实造成了闭经，但控制病情是最重要的。

● 江苏鼓楼医院风湿科王红医生

应请风湿科医生根据您的病情决定，是否可以选择来氟米特(爱若华)或霉酚酸酯等，这些药一般不会引起性腺损害，不会导致绝经。

医生您好，我是 SLE 的患者，请问中医中药能治疗红斑狼疮吗？

● 上海仁济医院风湿科江尧湖医生

中医学如何看待红斑狼疮？红斑狼疮这一名词在中医学古文献中并无相应的名称和记载，但有一些零星的症状记载，如痹症、阳毒发斑、红蝴蝶、日晒疮等，似与红斑狼疮有相似之处。由于红斑狼疮除了皮肤受损外，往往同时有多个脏器受累，临床表现复杂多变，很难以中医的某一病证来概括。而且中医有许多门派之分，解释理论可能也不同。

总的来说，中学对本病的病因、病根认识大致有两种论点：一是阴阳平衡失调、阴虚阳亢，患者可以表现为头晕、腰背酸痛、失眠、盗汗、五心烦热、耳鸣、脱发等症候；另一种为气血失和，导致气滞血瘀而发病，患者可以表现为月经紊乱、紫癜、雷诺现象、毛细血管扩张、手指红斑、肝及脾肿大等症候。

两种病因发病机制不同,所以治疗原则和治疗方法也不尽相同。由于病邪和患者体质的差异,反映在不同患者身上,便出现一些不同的症候,所以要根据不同的症候进行辨证施治,有时会取得气定效果。

很多患者问医生,能否不吃西药而改用中医中药治疗。一般原则为:即使病情控制住了,也要用小剂量免疫抑制剂来预防复发,此时加用中药治疗完全可以;如果病情处于活动阶段,则必须用西医治疗。现在外面经常有"祖传秘方治疗红斑狼疮"等宣传,这些都是没有科学根据的。门诊经常可以遇见一些用中医治疗效果差、病情活动较厉害的患者来就诊,此时医生要花费比初始治疗多数倍的精力来治疗,而且可能效果不好,因为有些患者已失去了最佳治疗时间。

中医中药有许多相当有效的药物,如雷公藤对治疗自身免疫性疾病有一定疗效。问题是如何去发掘和提高,要用现代的科学知识理论来分析它的有效成分。如奎宁就是从金鸡纳树皮中提炼出来的,雷公藤现在已发展到"多苷"的研究。如果再发展到单苷,取出有效成分,去除毒性作用,则对人类是一大贡献。

就目前而言,单靠中医治疗还不能很好地控制住活动性红斑狼疮。要在西医治疗的基础上,配合中药治疗,则可起到协同作用,有时甚至可减少激素的用量。

医生您好,我是 SLE 患者,可以单纯采用中医治疗吗?

● **哈尔滨医科大学附属第一医院风湿科赵彦萍医生**

建议您到正规风湿病专科就诊,接受规范的治疗,不可单纯采用中药治疗,以免贻误病情。在病情的缓解期可以配合一些中药治疗。

切不可轻信江湖医生所谓的纯中药治疗,一方面所谓的纯中药可能添加西药,另一方面中药并非绝对的安全无不良反应,更重要的是,贻误病情,错过了最佳的治疗时机将得不偿失。

● 山东枣庄市中医院风湿科申康医生

我个人认为应当根据你的病情决定治疗方案,如果病情重,狼疮活动指数很高,有重要器官受累等,单纯应用中药显然是不合适的。但如果病情很轻,如仅有皮肤病变、关节病变等,我认为可以在一段时间内单独应用中药,而且中药在 SLE 治疗中有比较好的疗效。但是我们坚决反对排斥西药,如免疫抑制剂、激素等药物,因为惧怕不良反应而排斥是不可取的,中药也有不良反应。所以我的观点是应在医生指导下科学治疗、综合治疗,中药治疗也应在正规医疗机构进行,不应相信所谓中医的祖传秘方。

● 北京军区总院风湿科李艳新医生

湖北襄樊市中心医院风湿科童允洁医生

山东泰安市中心医院风湿科李芳医生

系统性红斑狼疮单纯用中药一般不能控制病情发展,还是要使用激素和免疫抑制剂治疗,建议中西医联合治疗会把狼疮控制得较好。

● 南京军区总院中医科陈林囡医生

中医与西医在治疗狼疮方面都取得了很好的效果,根据每个患者的不同情况选择什么样的治疗方法才是最合适的。

● 江苏省人民医院风湿科张缪佳医生

建议使用西药进行有效控制,除了特殊个体体质差异的患者无法使用西药治疗外,其余的目前以西药治疗为主,当病情控制到一定程度再辅以中药。

医生您好!听说中药能治愈红斑狼疮,是真的吗?

● 山西医科大学第二医院风湿科王彩虹医生

中药是不能治愈红斑狼疮的。我们目前主张用激素加免疫抑制剂治疗,如果有这个病,必须到正规医院找专科医生进行正规治疗!

● **安徽省黄山市人民医院血液风湿科章赛芜医生**

中药对于红斑狼疮的治疗有一定的作用,如目前常用的雷公藤、火把花根等。当然通过辨证施治的汤药也会有作用,但对活动性狼疮,尤其是中重型的狼疮及狼疮肾等用西药,如激素加免疫抑制剂非常重要,你可到正规医院查清狼疮活动程度,规范用药,将疾病的损害降低到最小。

● **河南中医学院第一附属医院风湿科王济华医生**

狼疮是一种全身系统性疾病,临床表现复杂多变,中药治疗有效,但是治愈很难。

● **上海长征医院风湿科张立斌医生**

临床上经常在积极治疗狼疮活动的同时应用数味中药代茶饮,达到预防感染和治疗慢性炎症的作用。中医中药有许多相当有效的药物,如雷公藤对治疗自身免疫性疾病有一定疗效。但是,单靠中医治疗还不能很好地控制住活动性红斑狼疮。要在西医治疗的基础上,配合中药治疗,则可起到协同作用,有时甚至可减少激素的用量。

● **湖南省人民医院风湿科饶慧医生**

中药是不能治愈红斑狼疮的。目前,系统性红斑狼疮的发病机制尚未完全明确,因此,临床上还不能做到完全治愈,患者病程往往迁延反复,治疗的主要目的是控制病情活动,改善生活质量。治疗红斑狼疮的主要药物是糖皮质激素和免疫抑制剂再配合一些中药,中西医结合治疗。

可以采用中西医结合治疗 SLE 吗?

SLE 是否可以采用中西医结合治疗可能有不同的答案,中西医对本病的病因、发病机制有各自的看法,用药也全然不同。西医认为 SLE 是一种自身免疫性疾病,在治疗上对糖皮质激素及免疫抑制剂的应用很看重,但有些中医不同意应用激素类药物。相反,有的西医对中医治疗也采取否定态度。

事实上不论中医、西医对 SLE 都有自己的认识并积累了自己的治疗经验。一些中药（如雷公藤）已成为西医治疗 SLE 的重要药物。SLE 患者因病情不同，在治疗上个体化很重要，不论中西医都要根据病情对症下药。西医对 SLE 的治疗很重视调节免疫功能，要适当应用免疫抑制剂，激素的应用需根据病情决定是否应用及用药量和疗程，对重症及并发重要脏器损害（如心、脑、肾）要及时、足量应用不可延误。此时，要以西医治疗为主。如果病情稳定，患者愿意接受中医治疗，在适量西药维持下可同时服用中药，但由于目前还缺乏对单用西药与中西医结合治疗该病疗效对比的研究资料，因此，还不能得出中西医结合治疗的效果比单用西医治疗好的结论。当然，同时服用中药和西药时要注意配伍禁忌及不良反应。

预防保健

请问医生,哪些因素可以使系统性红斑狼疮病情加重?

● **河南郑州大学第一附属医院风湿科李红医生**

(1)不适当的减停激素:这应该是患者最容易犯的错误。患者经过大力度的治疗以后,病情得到控制,开始轻视病情,以及出于对激素的恐惧等,患者急于迅速减量,甚至停用。这时除了病情本身的不稳定还可能出现肾上腺危象等比较凶险的情况。

(2)身体刺激:最常见的就是人工流产手术后及妊娠生产后。对于这种机体的刺激如不能及时加大激素用量病情很快就会反弹。

(3)外界环境:这些情况包括装修房子、染发、烫发、食用虾蟹等。这些情况往往是患者不知不觉的时候所发生,以至于病情反反复复,医生却找不到原因所在。还有就是一些药物和疫苗的应用也会引起病情反弹。

请教专家,过度劳累为什么会诱发和加重红斑狼疮?

● **广州南方医院中医风湿科李娟医生**

人的身体就像一部十分精密、复杂的机器,各个系统、脏器之间,互相依存,互相制约。功能互补才能使人体的各种功能处于平衡状态而维持正常的生理活动。人在日常生活工作中,不断受到各种外界不良因素的侵害和干扰而不发病,是因为人体本身存

系统性红斑狼疮

在应激调节机制,能够把失去平衡的状态高速恢复到原来平衡状态,当人体过度劳累(超体力劳动或超脑力劳动)时,人体的应激调节能力下降,而不能很好地调节机体的各种失衡,从而导致疾病的发生或加重,尤其是红斑狼疮更是如此。

> 请问系统性红斑狼疮患者如何自我监测病情? 怎样知道病情是否复发?

● **中国医科大学附属第一医院风湿科李舒帆医生**

如果出现下列症状和实验室检查的异常,应考虑病情复发:①原因不明的发热。即不能以感冒、咽痛、肺部、泌尿系感染等解释,也并非其他疾病所致。②新鲜的皮疹再现或伴有指(趾)端或其他部位的血管炎样皮疹。③关节肿痛再次出现。④脱发明显。⑤口腔新鲜溃疡。⑥出现胸水或心包积液。⑦蛋白尿增多。⑧白细胞或血小板减少或贫血明显。⑨出现神经系统的症状,如头痛、呕吐、抽搐。⑩抗双链 DNA 抗体滴度增高。⑪ESR 增快。⑫补体下降,尤其 C3 下降。

结合病史及详细体格检查,一般不难作出疾病复发的判断。因此,为及时发现病情变化,发热的患者应及时到医院检查。医生要求患者定期做 SLE 活动指标检查,目的就是为了及早发现病情的变化。

> 医生,请问系统性红斑狼疮患者如何预防疾病复发?

● **上海长海医院风湿科戴生明医生**

为了有效地预防红斑狼疮复发,平时最重要的有:坚持定期复诊和复查有关指标(如血常规、C3、尿常规等),以及避免劳累、精神紧张、感染。

● **北京顺义医院风湿肾内科刘晓敏医生**

(1) 在发作期,有发热、关节酸痛等全身症状时,应适当休息。

(2) 在稳定期,可考虑减轻工作和逐步增加运动量。

风湿病问答集锦

（3）经常注意气候变化，注意保暖，避免感冒，反复感冒会加重病情。

（4）不能晒太阳，夏天外出撑伞或戴草帽。

（5）服药和激素减量要遵医嘱，应长时间小剂量激素维持。

（6）红斑狼疮是自身免疫性疾病当中的一种，病程长而慢性，常常是急性发作期和稳定期交替出现，要积极耐心治疗。平时注意补充适当营养，如蛋白质、脂肪等。一般不主张忌食，自己感到某些食物吃了要发病的，可以不吃。

● 北京中日友好医院风湿科马骁医生

系统性红斑狼疮诱发因素较多，活动与缓解交替出现是其临床特点。因此应该把预防复发作为重要目标。预防复发的主要措施如下。

（1）避免日光暴晒、紫外线照射。由于阳光或紫外线照射作用改变了细胞内脱氧核酸，产生抗原抗体反应促使狼疮发作。因此，红斑狼疮患者要避免阳光照射，实在难以避免时，在阳光下活动应使用遮阳伞，或戴宽边帽，穿长袖衣、长裤，皮肤涂防晒膏等。

（2）避免寒冷刺激，预防外感。狼疮患者易患感冒。寒冷刺激可导致本病复发，气候变化或季节转换时要随时加减衣服，冬季外出应戴帽、手套，以防受凉。

（3）避免药物引起的复发。有的狼疮患者发病明显与药物有关，如青霉素、磺胺类、保泰松、肼屈嗪（肼苯哒嗪）、普鲁卡因胺、氯丙嗪、苯妥英钠、异烟肼、口服避孕药等，可使处于缓解期的红斑狼疮患者进入活动期。

（4）妊娠与分娩可能会诱发病情加重，应在医生指导下进行。系统性红斑狼疮好发于生育年龄女性，所以患者想要怀孕必须慎重。因为系统性红斑狼疮与妊娠有互相不利影响。红斑狼疮患者怀孕胎儿异常发生率比正常人群高。患者在妊娠头3个月可发生流产，特别是处在活动期狼疮肾炎患者，有50％的孕妇发生流产，2/3左右的孕妇出现早产或死胎。反之，妊娠对红斑狼疮的影响也很大，大约有半数以上的患者在怀孕末3个月和产后数月内病情加重或复发。病情处于缓解期的红斑狼疮孕妇复发的机会少些,活动期的红斑狼疮孕妇其病情恶化比缓解期高得多。妊娠对系统性红斑狼疮最为严重的影响是肾脏的损害。因此,处于生育期的已婚妇女能否妊娠,何时可以妊娠,妊娠后应该注意什么问题,不能妊娠的患者需采取什么避孕措施等,必须接受专科医生指导。

● **北京解放军总医院风湿科张红医生**

要预防系统性红斑狼疮复发,首先要清楚系统性红斑狼疮的复发和活动与劳累、情绪紧张、阳光照射等有关,应尽量避免上述因素。要劳逸结合、保持乐观情绪可以提高生活质量和减少病情反复。其次是处于缓解期的患者,目前倾向于较长时间使用药物维持,一般 2~3 年方可考虑停药。在停药期间,仍必须严密观察病情,一旦出现病情活动的迹象时,即应积极用药。

医生您好,请问系统性红斑狼疮能预防吗?

● **河南郑州大学第一附院风湿科李红医生**

如果你有狼疮的家族史,应该注意防晒,避免接触各种化学物品及乱用药,禁忌浓妆等。你如果是狼疮患者,请到正规医院就诊,明确诊断,制定长期的治疗计划。

● **重庆大坪医院风湿科刘重阳医生**

系统性红斑狼疮属于自身免疫性疾病,以青年女性多见,因病因不清,目前还无法预防。患病后生活上少晒太阳,不乱服用药物,如青霉素类、普鲁卡因胺、肼屈嗪(肼苯哒嗪)等,少食芹菜、油菜、蘑菇等增强光敏感的食物。多吃牛奶、鸡蛋、鱼等高蛋白饮食。预防感冒,避免劳累。

医生您好,系统性红斑狼疮患者日常生活需要注意哪些问题?

- **陕西西安市第五医院风湿科王利医生**
  浙江温州乐清第三人民医院肾内科汤金龙医生

（1）对疾病不要恐惧、担忧，精神上不要紧张，保持心情愉快，树立和疾病作斗争的信心。同时家庭的关怀、体贴和精神鼓励对病情的稳定也很重要，因为对 SLE 患者精神因素研究表明，精神紧张或应激状态可通过神经-内分泌系统引起免疫系统紊乱促发或加重 SLE。SLE 活动阶段必须卧床休息，积极治疗，在病情控制后完全可以适当参加一些力所能及的工作，学生可复学，女性患者在医生的指导下还可以生育。工作和生活中要避免重体力劳动、过度疲劳，生活要有规律，保证充足的睡眠；娱乐要适当，尤其要避免通宵达旦地搓麻将。

（2）平时要避免日晒和紫外线的照射，对阳光敏感者尤应如此。外出活动最好安排在早上或晚上，尽量避免上午 10 点至下午 4 点日光强烈时外出。外出时应使用遮光剂，撑遮阳伞或戴宽边帽，穿浅色长袖上衣和长裤。

（3）在寒冷季节应注意保暖，冬天外出戴好帽子、口罩，避免受凉，尽量减少感冒等感染性疾病，因为感染可能诱发狼疮活动或使原有病情加重。在病情的稳定期还可进行适当的保健强身活动，如练气功、打太极拳、散步等，要避免进行剧烈运动。

（4）在治疗用药上应避免使用青霉胺、普鲁卡因胺、氯丙嗪、肼屈嗪（肼苯哒嗪）等，这些药物可能会诱发狼疮或使病情加重。育龄期女性患者还要避免服用避孕药，不使用含有雌激素的药物。

（5）SLE 是累及多脏器的系统性疾病，最常累及皮肤、肾、肺、关节、心及肝脏等脏器。在日常饮食中应多加注意。芹菜有增强光敏感作用，SLE 患者不宜食用。

（6）不要对性生活恐惧。有些已婚患者在患 SLE 后对性生活淡漠，担心性生活会使病情加重，尤其是一些少女的家长阻止自己的患儿恋爱、结婚，其理由是患了 SLE 后只要保住性命即可，这些想法都是不科学的。SLE 患者完全可以和正常人一样恋爱、结婚、生孩子。当然,就像正常人也不能纵欲一样,SLE 患者对性生活更要有所节制。

● **重庆西南医院中医风湿科洪多伦医生**
　河北沧州中西医结合医院风湿科姜淑华医生

应注意保持心情愉快,思想上不要有太多的顾虑,加强自己对本病的认识,树立对生活的信心。生活应规律,适当锻炼,增强体质,避免工作压力过大,保持充足睡眠,情绪忌大起大落。由于长期使用激素及免疫抑制剂,免疫功能低下,易并发感染,应尽量避免到人多的公共场所;出现各种感染(如呼吸道、肠道、泌尿道感染)时,应及时治疗。阳光照射可加重皮肤及内脏损害,应避免强阳光照射,特别是夏天外出时应戴帽、撑伞,擦防晒用品。某些食物及药物可加强光过敏作用,应避免应用,如磺胺类、四环素类药及芹菜、无花果、香菇等。手术、妊娠是系统性红斑狼疮患者的两大关,处理不好会加重病情,手术前应告知医生系统性红斑狼疮病情及服药情况;如考虑要怀孕应和风湿科医生联系,选择最佳时机,避免病情复发,保证胎儿健康。由于系统性红斑狼疮最常累及肾脏,应尽量少用有肾损害的药物。

请问系统性红斑狼疮患者的饮食要注意什么? 要忌口吗?

● **北京西苑医院风湿科周彩云医生**
　陕西西安市第五医院风湿科杨军锋医生

(1) 系统性红斑狼疮(SLE)多见于育龄期妇女,此时正处于人一生中最活跃的时期。有的患者一旦晓知自己患了 SLE 以后从此一蹶不振,对生活丧失信心;或者处处过于小心,这也不敢吃,那也不敢做,生活再也没有乐趣;而有些患者却正好相反、处处大大咧咧,导致疾病的反复。实际上 SLE 患者只要及时诊断和正确治疗,并合理安排起居饮食,大都能取得较满意的效果,使病情能长期缓解并保持稳定,像正常人一样工作和生活。影响 SLE 病情的因素很多,如感染、日晒、精神紧张、应激状态、妊娠、服用雌性激素等都有可能诱发红斑狼疮或使原有病情重。

（2）SLE患者在日常饮食中应注意以下几点：①不食用或少食用具有增强光敏感作用的食物，如无花果、紫云英、油菜、黄泥螺及芹菜等，如食用后应避免阳光照射。蘑菇、香菇等蕈类和某些食物染料及烟草也会有诱发SLE的潜在作用，也尽量不要食用或少食用。②有肾脏损害的SLE患者常有大量蛋白质从尿中丢失，会引起低蛋白血症，因此必须补充足够的优质蛋白，可多饮牛奶，多吃豆制品、鸡蛋、瘦肉、鱼类等富含蛋白质的食物。③宜低脂饮食。SLE患者活动少，消化功能差，宜吃清淡易消化的食物，不宜食用含脂肪较多的油腻食物。④因SLE患者长期服用糖皮质激素，易引起类固醇性糖尿病及库欣综合征，故要适当控制饭量，少吃含糖量高的食物。⑤宜低盐饮食。应用皮质激素或有肾脏损害的患者易导致水、钠潴留，引起水肿，故要低盐饮食。⑥应补充钙质，防止糖皮质激素造成的骨质疏松，多食富含维生素的蔬菜和水果。

（3）合理的治疗和合理的起居饮食，SLE患者完全有可能生活得充实、愉快。

● **陕西西京医院风湿科刘俊彬医生**

红斑狼疮患者应该加强自身护理保健，这对疾病的预后也有着很关键的作用。应使患者保持乐观的态度和良好的心情，帮助她（他）们树立战胜疾病的信心。对轻症的患者要合理安排饮食起居，如多食高蛋白、富营养的食物，除芹菜、菌类等食物能激发细胞免疫诱发疾病活动外，无需对鸡、鸭、肉、海鲜等忌口，注意休息，夜间睡足8小时以上，午后小憩1小时左右。有光过敏患者出门应避免日光晒。对红斑狼疮有不同表现者可根据情况进行相应的护理。

● **江苏南京市鼓楼医院风湿科刘布俊医生**

SLE患者饮食无特殊禁忌。但某些食物，如芹菜、无花果、蘑菇、烟熏食物、苜蓿类种子、豆荚等可诱发红斑狼疮，应尽可能避免。要注意低盐饮食，多吃香蕉、苹果、橙子、番茄等含钾丰富的食物,总之,SLE 患者饮食宜清淡、低盐、低脂肪、高蛋白。

咨询一下,听说豆制品可诱发红斑狼疮,这是真的吗？为什么会引发红斑狼疮呢？

● **广西壮族自治区人民医院风湿科朱霞医生**

豆制品可诱发红斑狼疮的说法是错误的。

目前临床上公认的 SLE 诱因为日光暴晒、紫外线照射、寒冷刺激、药物诱发、妊娠与分娩。

另外,需说明诱因只是诱发本病发生或复发,但不是病因。本病的病因目前尚不清楚,一般认为是多因素的,可能与遗传、性激素、环境等多种因素相互作用造成机体免疫功能紊乱有关。

我是一名狼疮患者,医生说要少晒太阳,这是为什么？

● **陕西西京医院临床免疫科郭颖华医生**

在红斑狼疮患者中有 40％的人对阳光过敏,不能晒太阳。因为被强烈阳光暴晒后,患者的面部或手及其他暴露部位可出现红斑,而原有红斑皮损的患者暴晒后则使皮损加重,严重者会引起疾病的复发。

为什么红斑狼疮患者会对阳光过敏呢？这是因为在阳光里含有一种波长为 290～320 纳米的紫外线的缘故。一种理论认为：在正常情况下,人皮肤的双链 DNA 不具有免疫原性,被紫外线照射后使正常的 DNA 变性而形成一种抗原性较强的胸腺嘧啶二聚体,并且使皮肤的角质细胞产生的介素引起皮肤的自身免疫反应,而出现高出或不高出皮肤表面的红斑,这就引起了疾病的活动。

还有一种理论认为：紫外线先使皮肤细胞受损,抗核因子得以进入细胞内,与细胞核发生作用而产生皮肤损害。寒冷、强烈阳光照射也可诱发或加重本病,有些局限性盘状红斑狼疮暴晒后可演变为系统性红斑狼疮。

红斑狼疮患者应避免在户外的阳光直晒下活动。如必须在阳光下活动时，一定要戴上遮阳帽或撑遮阳伞，穿长袖上衣和长裤，以免被阳光中的紫外线照射皮肤，加重病情或使疾病复发。

请教医生，系统性红斑狼疮患者对生活环境有要求吗？

● **重庆西南医院中医风湿科洪多伦医生**

　　红斑狼疮属于免疫性疾病，与居住环境没有直接关系，但环境好坏可以诱发该病，如生活压力太大、经常感冒、过度疲劳等可以诱发红斑狼疮发病。

● **北京西苑医院肾内科王洪霞医生**

　　环境潮湿、气候寒冷、阴雨天气、过度疲劳、精神刺激及生活不规律等都可使症状加重。

● **北京西苑医院风湿科唐今扬医生**

　　生活环境方面可能加重病情的因素有：过于劳累、各种部位的感染、日光照射、紫外线暴露、进食光敏植物、不恰当使用化妆品及染发、不合理用药包括突然停药和使用可诱发狼疮或加重狼疮病情的药物、妇女妊娠、不合理的预防接种等。在日常生活中应该尽量避免以上诱因，如有不明及时向专科医生咨询。

医生您好，我是 SLE 的患者，我能够下海游泳吗？

● **北京良乡医院风湿科刘爱武医生**

　　SLE 患者有一个非常需要注意的生活常识就是避免过多的紫外光暴露，如果在大海里游泳，很难做到不见阳光，即使是阴天也有一定的紫外线。另外，SLE 患者还应该避免过度疲劳，游泳其实是一项很费体力的活动。鉴于以上 2 点，我建议您最好不要在海水里面游泳。

● **辽宁大连医科大学附属第二医院风湿科张彦医生**

　　若狼疮病情稳定，可以游泳。若处于活动期，应避免感染、过度劳累、紫外线（日光）照射等。

> 您好！请问系统性红斑狼疮患者平时能用化妆品和护肤品吗？

● **北京朝阳医院肾内科秦晓新医生**

　　SLE 是一种免疫源性疾病，感染、理化因素、射线及药物等都有可能成为疾病的诱发因素。从疾病角度讲，对化妆品的使用没有特殊的禁忌，但建议使用高品质、质量稳定的化妆品和护肤品，避免因使用劣质产品而导致过敏反应的发生，从而影响疾病的治疗。

● **辽宁中国医科大学附属第一医院风湿科肖卫国医生**

　　爱美之心人皆有之，SLE 患者多数为年轻女性，在面颊部出现红斑皮疹后，一些患者试图用化妆品涂抹，殊不知这样做反而会使皮疹加重，因为某些化妆品含有化学试剂，尤其带芳香胺的化学物质，这些物质可以诱发狼疮。也有在染发或文眉后发生狼疮的例子。当然，这只是一种现象，难以说明它是诱发红斑狼疮的直接原因。国外有报道，某些隆胸美容者发生 SLE，这可能是硅胶诱发了自身免疫反应所致。为避免化学物质的刺激作用，最好勿用化妆品，同时对于护肤品的选择也要慎重。有些防晒霜能用，但要用质量好、品牌好的。

> 请问狼疮患者能否化妆、文眉、染发？

● **重庆医科大学附属第二医院中医科李增高医生**
　广东花都人民医院风湿科梁晶医生

　　狼疮患者应避免化装、文眉、染发。因为某些化妆品含有化学试剂，尤其带芳香胺的化学物质，可以诱发狼疮。文眉和染发容易引起皮肤过敏，加重病情。

> 请问狼疮患者怎样避免感染？

● **广东广州医学院荔湾医院风湿科吴炜戎医生**

　　应用免疫抑制剂时应个体化，将白细胞维持在正常范围内；

注意锻炼身体,提高抵抗力;养成良好的生活作息习惯;尽量以最低剂量的激素维持。

● **内蒙古医学院第一附属医院风湿科白丽杰医生**

减少反复感染有利于控制狼疮肾炎,减少感染除了减少免疫抑制剂用量外,还要避免在人群密集处逗留,降低感染的概率。

请问系统性红斑狼疮患者是否需要戒烟?

● **广东广州医学院第二附属医院风湿科黄文辉医生**

吸烟会损害机体供氧、增高血压、加重雷诺现象,同时还与自身抗体形成有关。吸烟者狼疮的活动度也增高,香烟所含的肼类物质,还会增加光敏感,故应避免吸烟。

医生您好,请问红斑狼疮患者是否能接种流感等疫苗?

● **江苏常熟第一人民医院风湿科曹向东医生**
浙江省人民医院风湿科应振华医生

SLE 活动期不适宜接种疫苗,在病情稳定期可以接种灭活流感疫苗、肺炎链球菌疫苗等。

● **陕西西安市第五医院风湿科陈庆平医生**

由于系统性红斑狼疮患者本身免疫功能紊乱,尤其在疾病活动期免疫反应尤为剧烈,如果接种疫苗,则外来的蛋白作为一种特殊的抗原可引起免疫反应,从而加重红斑狼疮患者的病情。因此,在狼疮活动期不宜进行预防接种。处于缓解期患者可以进行接种,但过敏体质患者应慎用。

请问系统性红斑狼疮患者伴发精神障碍应该如何护理?

(1)预防感染:由于患者应用免疫制剂、激素及自身免疫功能下降,室温保持 20℃～22℃,定时通风,保持空气清新,每日紫外线消毒 1 次,每晚清洗会阴,更换内裤,特别应预防泌尿系统及生殖系统感染。

（2）加强安全防护，严防意外：患者在幻觉妄想影响下，情绪不稳定，认为周围人迫害他，对别人抱有敌意，常为小事激惹，时有冲动，伤人行为，为防范意外，患者的一切活动都需要专人陪护。要主动接触患者，了解幻觉妄想内容，鼓励患者以言语方法表达感觉及发泄敌意而非攻击性行为，严格检查床铺、床头桌、室内物品、消除环境中的危险因素，防患于未然。

（3）生活护理：在疾病活动期，患者出现贫血，营养不良，活动无耐力，早期卧床休息，病情缓解后下床做室内外活动，关节疼痛时减少活动，同时加强营养，给予高蛋白、高营养、高维生素少刺激的低盐饮食，适当限制水量，兴奋躁闹时补充热量。

（4）皮肤护理：为避免患者诱发和加重皮损因素，限制患者户外活动，避免阳光暴晒，避免使用碱性肥皂和化妆品等刺激皮肤的物品。患者皮肤瘙痒时应涂止痛剂，嘱患者勿抓、挠，每日保持床单、被褥清洁干燥，每周为患者洗澡、更衣、整发、修剪指甲，让患者获得心理和躯体上的舒适。

（5）心理护理：由于患者身心痛苦的压力，更加感到紧张、恐惧、敏感多疑，对自己颜面红斑，容貌受损感到自卑，担心得精神病后被人嘲笑，不敢见来访朋友，针对患者心理问题，要以温和、理解、接纳的态度对待患者，鼓励患者描述内心活动，及时了解心理状态，避免产生消极观念，甚至采取自杀行为，主动向患者解释疾病的有关知识。鼓励病树立战胜疾病的信心和毅力，使患者心境处于最佳状态。

（6）健康指导：①说明长期坚持服药的重要性，不可擅自停止定时门诊复查。②避免诱发因素，如日晒、服用诱发系统性红斑狼疮的药物，如磺胺药、抗菌药、氯丙嗪等抗精神病药。③教会患者自我检查及如何进行自我保护，尤其是皮肤护理，尽量少去公共场所，防止感染。④保持乐观情绪，注意劳逸结合，增强体质，可参加轻型工作。

（7）家属心理及反应的应对措施：

1) 年龄：随着家属年龄的增长，体力逐渐下降。对患者长年的照顾使得家庭护理提供者心力交瘁。

2) 患者的病程：患者患病时间越长，家属承受的心理压力越大，心理健康状况越差。家属在照顾患者的过程中小心谨慎、患得患失，对患者病情过分担忧，会处于长期的紧张、焦虑状态。

3) 与患者的关系：家属与患者的关系越密切，心理健康状况越差。患者配偶的心理健康状况应予重视，因为他们是患者最亲密的人，要满足患者社会和情感的需要。

4) 其他：还包括每天照顾患者的时间、文化程度、经济状况、社会活动等。

系统性红斑狼疮患者家属的心理问题十分复杂，最常用而且有效的就是健康教育。家属应该学习有关系统性红斑狼疮相关疾病知识和护理方法，使得家属能够及时了解患者病情并提高对疾病的认识，让患者与家属都了解本病并非不治之症，如及时、正确、有效的治疗，病情可以长期缓解，排除对治病不利的因素，树立治病的信心。

患者与家属要学会使用减轻焦虑的措施，如放松式训练等，使家属更好地适应疾病带来的冲击。

请问系统性红斑狼疮是否影响患者寿命？

● **北京广安门中医院风湿科冯兴华医生**

系统性红斑狼疮（SLE）是一个累及多系统多器官，临床表现复杂，病程迁延反复的自身免疫性疾病。SLE患者广泛分布于世界各地，地区差别较大。据估算，我国大约有100万SLE患者，并呈逐年增加趋势。多发于生育年龄女性。过去，由于对疾病认识不足，SLE患者死亡率很高，因此人们产生了一种恐惧感，甚至把它和癌症相提并论。近20年来，由于临床免疫学的飞速发展，SLE的早期诊断和治疗已经不再是难题。大多数患者只要得到医生的正确诊断和治疗，特别是坚持长期随诊的，病情多能控制住,生活得很好,很多人还组织了幸福的家庭,生儿育女,生活质量有了明显的提高。据统计,目前我国 SLE 患者的 10 年存活率达 84％以上,已经处于国际先进水平。

患了红斑狼疮,患者往往会产生一种悲观情绪,认为这个病治不好了,总是要死的,有的甚至自杀来了却一生,有的长期闷在家里不敢工作,消极地了却一生。其实这些想法都是错误的,过去对这个病认识不足,死亡率是很高,但是近 20 年来,这个病的治疗已有了很大的进展,治疗方法也越来越多,经过正确的治疗,很多患者可以长期缓解,所以红斑狼疮并不可怕,可怕的是思想上的悲观和失望。作为患者,首先要对自己的病情有所了解,不断地与医生沟通,了解一些防病治病的知识,大多数患者经过恰当的治疗,病情能够控制和稳定,有许多患者恢复了工作能力,甚至还有的患者勇于丢掉"铁饭碗",选择一条充满风险和困难的道路,闯出了一番事业。作为医生,也不希望患者长期待在家里,躺在病床上。当患者病情控制后,应该接触社会,减少心理压力,参加工作,把自己学到的知识贡献给社会,这样有利于患者的治疗。作为患者家属,要理解患者,积极鼓励患者面对疾病、面对社会、面对人生,在医生、患者及家属三者的配合下,帮助患者战胜思想上的病魔,面对人生。当然,首要条件就是把病情控制好,然后才能参加一些力所能及的工作。

● 浙江大学医学院附属第一医院风湿科乔崇年医生

得了系统性红斑狼疮是否影响寿命不能一概而论,如果没有内脏器官损害,情况就好得多。重要的是要很好地配合医生治疗,思想要放松,注意休息,合理安排生活,对身体的康复也很重要。

妊娠生育

医生您好,请问患有系统性红斑狼疮的人可以结婚及怀孕吗?

● **山西医科大学第二医院风湿科温鸿雁医生**

结婚是可以的,但必须病情稳定,停药半年后,或仅服小剂量激素情况下,在医生的监控下才可以怀孕。

● **陕西西京医院临床免疫科刘俊彬医生**

病情控制得很好的话,是可以过正常人的生活,可以生儿育女的,而且正常的生活对你的病也有好处。你可以找医生咨询一下,在确保安全的情况下怀孕。

● **黑龙江哈尔滨医科大学附属第二医院风湿科李洋医生**

患系统性红斑狼疮并不影响结婚。但对怀孕可能会有一定的影响。如果病情稳定,停用免疫抑制剂半年以上,泼尼松(强的松)每日剂量 10 毫克时,可以正常怀孕。孕期和分娩需要在医生随诊和指导下进行。如果病情活动中,尤其是合并狼疮肾炎时,怀孕一定要慎重,因为停用一些药物可能加重病情。目前研究认为,SLE 孕期服用羟氯喹对稳定病情有益处,且不会对胎儿造成影响。泼尼松(强的松)因为可被胎儿灭活,也可服用。而环磷酰胺、霉酚酸酯及甲氨蝶呤则被证实有致畸作用,应避免孕期应用。

医生您好! 请问为什么系统性红斑狼疮常出现月经紊乱,甚至闭经? 我得了这个病,将来还能正常生育吗?

● **北京军区总院风湿科刘坚医生**

系统性红斑狼疮是一种多系统器官受累的全身性疾病,除可以累及肾脏、血液系统、神经系统外,还可累及内分泌系统,其中包括女性内分泌系统。另外,除疾病本身所致停经外,药物也可以干扰内分泌系统,如激素、免疫抑制剂、中药雷公藤等。至于你将来能否生育,这还要看你具体情况了,最好看一下妇科内分泌,同时风湿专科调整用药。

● **辽宁大连医科大学附属第一医院风湿科孙国珍医生**

系统性红斑狼疮(SLE)好发于育龄女性,生育能力与正常女性相同。SLE本身不会导致闭经,但治疗SLE的药物可导致闭经,如环磷酰胺、雷公藤等,一般药物对性腺功能的影响为可逆的,但如长期服用也可能使性腺功能减退,造成永久性闭经,故发现闭经后需马上停药。值得注意的是,SLE与妊娠可互相影响,妊娠可使SLE的病情复发、加重,须在医生指导下决定何时妊娠、妊娠时怎样控制病情等。

听说SLE患者不能生育,有什么好的解决方法吗?

由于SLE好发于育龄妇女,而妊娠往往会使患者病情恶化,因此过去妊娠生育曾经被列为SLE的禁忌证。而今大多数SLE患者在疾病控制后,可以安全地妊娠生育。

一般来说,在无重要脏器损害、病情稳定1年或1年以上、细胞毒免疫抑制剂(环磷酰胺、甲氨蝶呤等)停药半年、激素仅需小剂量时怀孕多数能安全地妊娠和生育。非缓解期的SLE妊娠生育存在流产、早产、死胎和诱发母体SLE病情恶化的危险。因此不推荐病情不稳定的情况下怀孕。

SLE患者妊娠后需要产科和风湿科双方共同随访。由于SLE患者免疫功能低下,加上长期应用激素和免疫抑制剂,患者容易继发感染。而某些感染又是SLE复发的诱因。应加强患者抗感染意识。在某些重要环节给予具体指导,如保持口腔皮肤清洁,早晚漱口,勤换衣裤,注意保暖,防止着凉,流感期间,不要去公共场所、特别应避免与肺结核患者的接触。一旦出现高热,要及时就诊。

红斑狼疮患者想生育该怎么办?

红斑狼疮患者多数为生育期的女性,如果发病时还没有生小孩,生育就是摆在患者面前一个很大的挑战。处理好生育问题,对患病女性来讲同控制病情同等重要。就我所知,以下几点对解决问题至关重要。

(1)重视病情的控制。患者要顺利生育小孩,最大的前提是要控制病情,病情控制好了,能比较容易的怀孕,怀孕的过程中母亲、胎儿的安全性也高。在临床上常见有患者要孩子心切,不顾病情盲目怀孕,导致本身病情加重,孕期早产死胎,得不偿失。病情完全缓解半年以上才可考虑生育的问题。

(2)生育要有计划。生孩子一定得跟医生商量,切忌怀孕后才跟风湿科医生说,到时医生也为难。红斑狼疮患者要顺利生育有几个前提,病情的控制是一方面,孕前的用药对胎儿的安全性是必须考虑的另一方面。一般要求孕前半年不用细胞毒类药物,如环磷酰胺、硫唑嘌呤(依木兰)等,孕期病情控制用药以激素为主,部分难控制的可以考虑加用羟氯喹。

(3)孕期的安全要与产科医生合作。孕期胎儿的安全,生产方式的选择要产科医生定夺。

(4)重视产后病情的监测和控制,如果病情加重,用药要考虑喂乳对小孩的影响。必要时要选择人工喂养。

系统性红斑狼疮患者结婚、怀孕及分娩应注意哪些事项?

● **北京大学第三医院风湿科刘湘源医生**

今天,一位患者询问到有关狼疮患者怀孕问题,这个问题及相关的问题比较复杂,也是很多患者所关注的,需要详细讲解一下。系统性红斑狼疮患者结婚的最好时机是病情稳定且无内脏器官严重损害。狼疮患者如已有小孩或病情在活动期,要严格避孕,不宜应用含雌激素或雌孕激素混合制剂的避孕药,可用仅含孕激素的避孕药(很少使病情复发,但更有可能发生与药物相关的并发症),不宜应用节育环(避免宫内感染),不要根据月经周期来推测安全期,最好用机械屏障法,如阴道隔膜或避孕套。

（1）狼疮患者不能怀孕的情况包括:①狼疮发病头 2 年;②病情尚未控制(正用大量激素)者或未获长期稳定者,因为活动期怀孕,60％以上的病情恶化,但病情控制,只用小剂量激素时怀孕仅 7％病情加重,另外,活动期怀孕胎儿风险也大;③有肾、脑、心和肺等重要脏器受累者;④活动性肾病或血肌酐＞2 毫克/分升(176.8 微摩尔/升)。

（2）狼疮患者的怀孕时机包括:①无重要器官的受累;②病情缓解稳定＞1 年;③泼尼松(强的松)维持量＜10 毫克/日;④未使用免疫抑制剂至少 6 个月。

（3）狼疮患者怀孕前注意事项包括:①到妇产科就诊:查有关项目,如抗弓形体抗体等。②到风湿科就诊,并有充分的思想准备:因 10％～50％的患者在妊娠中或产后数月内病情复发,狼疮可引起流产、早产、死胎及胎儿宫内发育迟缓等,血清抗磷脂抗体阳性者易流产和胎死宫内。

（4）狼疮患者怀孕后注意事项包括:①定期到产科和风湿科诊治,严密监测狼疮有无活动;②怀孕的头 3 个月和后 3 个月是重点观察期,酌情加减激素:头 3 个月易流产,后 3 个月和分娩后易复发,切忌随意用药,稳定者的激素剂量不调整。

（5）狼疮患者怀孕后药物使用原则包括:①只有适应证明确,且益处(常针对母亲)超过药物潜在危险(常针对胎儿)时才能用药;②尽量避免在孕期前 3 个月用任何药物(包括非处方药);③使用最小有效剂量和最短时间;④尽量使用已广泛应用于妊娠期间并有良好安全性的药物,避免用在理论上可行但尚未经证实的新药。⑤大多数分子量＜1 500 的药物能穿过胎盘,可能对胎儿造成影响;⑥尽量避免同时用多种药物。

（6）狼疮患者怀孕后激素使用注意包括：①不宜用地塞米松和倍他米松，防止对胎儿生长发育的影响。②可选泼尼松（强的松）［泼尼松（强的松）剂量多＜7.5毫克/天］或甲泼尼龙或琥珀酸氢化可的松。因对胎儿无影响，泼尼松（强的松）可被胎盘产生的11-β-去氢酶氧化成无活性的产物，且泼尼松（强的松）和泼尼松龙在胎儿脐血中的浓度仅为母血浓度的1/8～1/10。

（7）狼疮患者怀孕后非甾体抗炎药使用注意包括：①停用所有非甾体抗炎药，尤其是孕期头3个月和后3个月；②可小剂量用阿司匹林（不能大剂量用，尤其孕晚期）；③孕中期如胎儿无心脏和肾脏异常，可短期应用半衰期短且代谢产物为灭活状态的非甾体抗炎药，如布洛芬，以减少对胎儿的影响；④晚期一定要用止痛药，可用对乙酰氨基酚代替，对乙酰胺基酚可安全用于妊娠期和哺乳期，治疗头痛（首选）。

（8）狼疮患者怀孕后抗生素的使用包括：①只有极少数抗生素会产生不良影响，如无重要脏器受损，应用标准成人剂量，并用足够时间。②不主张使用：氨基糖苷类，因引起耳聋和前庭损伤和肾损害；四环素，因引起牙齿、骨骼异常和肝损害；喹诺酮类，因引起不可逆性关节病；磺胺类，因引起高胆红素血症和核黄疸。

（9）狼疮孕妇病情活动的治疗包括：①用药要充分考虑母亲和胎儿的安全性；②激素剂量增大或甲泼尼龙冲击治疗；③可使用免疫球蛋白冲击治疗；④如果不考虑胎儿的安全性，可应用CTX冲击。

（10）狼疮孕妇的胎儿监测包括：①孕早期：从第10周开始，每次就诊时监测胎心音；②孕中期：每2周就诊1次，监测胎心音，第18～20周应用B超检查有无先天性缺陷，通过测定子宫底高度评估胎儿的发育状态，必要时应用超声检查；③孕晚期：每3～4周进行超声检查，每周进行子宫底高度评估胎儿的发育状态，第28～30周应用多普谱勒进行生物物理学检测（如羊水量、胎动、呼吸及胎心音等）。

（11）狼疮患者终止妊娠的指征包括：①心脏受累，如心内膜炎、心肌炎和心功能不全；②进展性肾小球肾炎或肾衰竭；③肾病综合征；④虽无明显症状，但免疫监测指标明显升高者。

（12）狼疮患者分娩时的注意点包括：①一般情况下，疾病稳定期怀孕，且无明显的内脏损害可安全分娩。②分娩前提前住院。③分娩过程中，因胃排空减慢及肠动力减弱导致胃肠输送时间延长，常用胃肠外给药。④临产时用相当于产前激素剂量 1 倍的琥珀酸氢化可的松静脉点滴（200 毫克/日）；产后第 1 天，琥珀酸氢化可的松 200～300 毫克，静脉滴注；产后第 2 天，琥珀酸氢化可的松 160～200 毫克，静脉滴注；产后第 3 天恢复产前剂量，泼尼松（强的松）至少 10 毫克/天维持 6 周。

（13）狼疮患者哺乳期的注意点包括：①最好不要亲自喂养婴儿，避免加重身心负担及抗核抗体等通过母乳进入胎儿体内；②如需亲自喂养，应多休息；③可用泼尼松（强的松）和甲泼尼龙，因在乳汁中仅以低浓度存在；④泼尼松（强的松）＞20 毫克/日时，应在服药 4 小时后哺乳。

医生您好，请问女性狼疮患者病情控制到什么程度可以生育？

● **陕西西京医院临床免疫科冷南医生**

由于红斑狼疮患者在妊娠头 3 个月容易发生流产，末 3 个月和产后能引起病情加重，因此红斑狼疮患者是否可以怀孕是有争论的。在我们的临床中，已观察到大多数女性患者在病情基本缓解基础上结婚、怀孕、生育。生育后病情仍然是缓解的，但是要具备一定的条件：①病情基本缓解 6 个月以上。②抗心肌磷脂抗体阴性。③泼尼松（强的松）服 15 毫克以下的维持量或不服激素。④怀孕后应在专科医师观察下定期随访，在有经验的医院产科分娩。⑤由于胎盘能氧化泼尼松（强的松），使之成为无活性的 11 - 酮形式，保护了胎儿。因此母亲服用泼尼松（强的松）对胎儿无影响。为防止妊娠期和产后病情恶化，视病情要增加剂量。病情稳定者可恢复原来剂量。⑥地塞米松和倍他米松不能被胎盘酶所氧化,能影响胎儿,如服这种激素的患者需换成泼尼松(强的松)。⑦怀孕和哺乳期间要多补充钙质,否则会加速患者的骨坏死。⑧哺乳期间泼尼松(强的松)剂量宜在每天 15 毫克以下,最多不超过 30 毫克。⑨孕妇应慎用水杨酸盐、非甾体抗炎药。免疫抑制剂亦应停用。

女性 SLE 患者能吃米非司酮之类的避孕药吗?

● **北京东直门医院风湿肾内科柳红芳医生**

妊娠对狼疮是有影响的,不论是正常生产,还是人工流产都有可能使狼疮复发,所以狼疮患者如已有小孩或病情不稳定,一定要严格避孕。

狼疮患者不宜服用含雌激素或雌孕激素混合制剂的避孕药,因此类药可引起狼疮病情复发。米非司酮为受体水平抗孕激素药,有终止早孕、抗着床、诱导月经及促进宫颈成熟等作用,与黄体酮竞争受体而达到拮抗黄体酮的作用,与糖皮质激素受体亦有一定结合力。而糖皮质激素为 SLE 的主要治疗药物之一,因此两者同用会降低疗效。因此 SLE 患者不宜吃米非司酮。

由于狼疮患者易并发感染,不宜使用宫内节育器,因会使宫内感染的发生率增高。目前认为,机械屏障方法,如阴道隔膜、避孕套是安全有效的避孕方法。最安全的避孕措施是工具避孕法,如使用子宫帽、避孕胶、泡沫、海绵或避孕套。

病例问答

请问医生,对于系统性红斑狼疮的研究最近有没有新的进展?

● **山东中医药大学附属医院风湿科付新利医生**

系统性红斑狼疮目前还没有根治的办法,但恰当的早期治疗可使大多数患者的病情得到缓解。根据病情的轻重缓急,避免或延缓不可逆脏腑组织的病理损害。糖皮质激素和免疫抑制剂仍然是系统性红斑狼疮最基础的治疗,靶向性生物制剂、造血干细胞移植、免疫吸附等新疗法以实验研究为主,价格昂贵,适用于难治性系统性红斑狼疮的治疗。

请教专家,我是一名电焊工,被诊断出 SLE,平时要注意些什么?我的工作对这个病是不是影响很大?谢谢。

● **山东中医药大学附属医院风湿科周海蓉医生**

首先对疾病不要恐惧、担忧,精神上不要紧张,保持心情愉快。生活中应尽可能避免各种过敏现象;避免各种感染,包括感冒、尿道感染、妇科感染、肠道感染等;避免各种对 SLE 有害的含紫外线的照射,包括阳光、复印机、电焊等。对阳光敏感者及有皮肤损害者尤应如此。外出活动最好安排在早上或晚上,尽量避免上午 10 点至下午 4 点日光强烈时外出。外出时应使用遮光剂、撑遮阳伞或戴宽边帽,穿浅色长袖上衣和长裤。您做电焊工作对病情十分不利，应考虑避免。在治疗用药上应避免使用青霉胺、普鲁卡因胺、氯丙嗪、肼屈嗪（肼苯哒嗪）等，这些药物可能会诱发狼疮或使病情加重。以上是最基本的注意事项，还要视你的具体情况具体分析。

医生您好，我是 SLE 患者，去年激素减量到每日 1.5 粒时复发，从每日 8 粒开始吃起，这次每日 4 粒已经吃了 4 个多月了，医生说再过 2 个月再减药，等减到每日 2 粒时，把泼尼松（强的松）改为泼尼松龙，说这种药吸收更好，有这回事吗？

● 浙江大学医学院附属第二医院风湿科王巧宏医生

泼尼松（强的松）和泼尼松龙只是在结构上的细小差别，在生物利用度上无明显差别，但后者在剂量较小的情况下更能相对准确地调整剂量。有肝功能异常的患者建议使用泼尼松龙。

我母亲患有系统性红斑狼疮，35 岁左右发病的，我也是女孩，会遗传给我吗，有多大概率？

● 山西医科大学第二医院风湿科温鸿雁医生

SLE 有一定的遗传性，但是不一定都会发病的，跟环境、自身的生活都有关，保持乐观的情绪、良好的生活习惯很重要。另外，感染对发病有很大的影响，应该避免！

我是 28 岁女性狼疮患者，治疗后病情稳定了，请问要怎样预防红斑狼疮复发？

● 山东中医药大学附属医院风湿科周海蓉医生

首先要避免各种感染，如感冒、尿路感染等；其次应避免应用青霉素、阿莫西林类药物；有皮肤症状者应注意避免紫外线照射，外出应戴宽檐帽、穿长袖衫，或撑防紫外线伞，即使是多云天气，也应注意防护；饮食应注意避免食用狗肉、羊肉、辣椒等热性食物，减少虾等软壳海产品的摄入，以避免出现过敏反应诱发狼疮复发。以上是狼疮患者避免复发的生活中主要的注意事项，此外，治疗方面还应坚持门诊复诊、定期复查以及严格遵医嘱用药，绝不可以自行减药停药！祝您健康！

> 医生您好，我是红斑狼疮患者，目前没有活动症状，因担心激素的不良反应，上周自行停药。但还是担心会复发，请问能停药吗？

● **河北华北煤炭医学院附属医院风湿科王志文医生**

　　绝对不允许擅自停药，尤其是激素类药，停后非常容易复发，应该逐渐减量。

> 医生您好，我几年前得了狼疮，病情还算稳定，只是前一阵去海南旅游，可能日光太强烈，回来病情稍有反复，是否需要加药呢？

● **辽宁中医药大学附属第一医院风湿科高明利医生**

　　是否加大药物剂量或加用其他药物要看具体情况。如果病情反复但表现不很明显，可以再观察一段时间，病情稳定没有加重的趋势可以暂时维持现在的治疗。如果症状持续不缓解，病情有加重的趋势，应尽早用药治疗，或加大激素等药的用量，把病情控制在理想的范围。

> 医生您好，我被诊断患有 SLE 半年了，许多人讲会有多部位的损害，不知 SLE 会损害哪些部位，在患 SLE 多长时间的时候会有其他部位的损害？ 怎么预防呀？

● **江苏苏州大学附属二院肾内科石永兵医生**

　　从头到脚每一个器官均可累及，SLE 的系统损害和病程没有相关性。应该进行正规治疗,定期随访检查。

> 医生您好,我父亲(57岁)是系统红斑狼疮患者,打了第四次环磷酰胺后1周,体温波动在38.7℃伴有一点头晕,服用小柴胡冲剂,体温1小时内恢复正常。想问问您,这样的情况正常吗?是不是服用激素的不良反应?需不需要进行调整?

● **湖北武汉同济医院风湿免疫科何培根医生**

红斑狼疮患者出现发热一定不正常,要鉴别是感染还是红斑狼疮病情活动,感染是普通的感冒还是严重的感染,如肺炎、结核等。如果患者还有发热,建议找他的主治医生复诊。

> 我是SLE患者,最近手上的红斑加重了,而且十指变粗,手指头肿胀,晨僵,检查红细胞沉降率为25,自己感觉手很不舒服,是否需要来复查?盼复,谢谢您!

● **广东中山大学附属第一医院风湿科杨岫岩医生**

SLE患者不管有没有症状都要按照医生的嘱咐,按时复诊。有时候医生没有特别交代,但根据医生开药的长短,药用完了就应复诊。开1周的药代表1周后复诊;开2周的药代表2周后复诊;即使已经完全缓解,完全停药,也要每3~6个月复诊1次。

> 医生您好,狼疮患者感冒伴有鼻塞、咽喉痛,请问可以喝感冒灵颗粒吗,因为我看药品说明书,里面含有马来酸氯苯那敏、对乙酰氨基酚、咖啡因等成分,不敢随便用。

● **广东省人民医院风湿科董光富医生**

尊敬的朋友,理论上只要对所服药物不过敏,均可服用。但一般来说,狼疮患者应尽量避免易引起过敏或增加光敏感的药物,如青霉素类,磺胺类,喹诺酮类第一、二代和四环素类。中成药或中草药成分复杂,难说能避免可能会对狼疮治疗不利的成分,且起效较慢,所以狼疮患者日常患上其他任何疾病,特别是感染性疾病,原则上首选去正规医院风湿免疫专科就诊,使用西药治疗。

医生你好,我是 SLE 患者,我听说免疫抑制剂的应用能帮助把激素的量减下来。但是,我从 1994 年生病以来激素最少减到每日 4 颗。2000 年用骁悉 1 年,接着硫唑嘌呤(依木兰)用了 2 年。因为我的 C3 水平一直很低,所以激素的量减不下来。我对 CTX 的不良反应很大,不能用。我该怎么办,还有其他的什么药?

● **广东省人民医院风湿科董光富医生**

尊敬的患者,合理使用免疫抑制剂有两方面目的:①与糖皮质激素协同作用,有利于更好控制 SLE 病情活动;②联用有利于助减糖皮质激素,糖皮质激素可能是治疗 SLE 的所有药物当中,不良反应发生率及发生范围最大的一个药物,如何尽量减少其使用的剂量和时间总体来说对患者是有利的。且合理使用免疫抑制剂可防止在减少糖皮质激素过程中 SLE 复发。从提问中看得出该患者好像是因为补体水平一直很低才去不断调整免疫抑制剂,并为此一直苦恼。这里我要提醒患者,补体水平很低可能提示 SLE 疾病活动,但是因此过度使用免疫抑制剂亦可能无益,甚至带来灾难性后果,特别是各种感染。因为确实有少数 SLE 患者病情控制均可,临床上没有任何其他异常,只有低补体顽固不易纠正,此时是否一定要将其纠至正常才罢休,目前仍有争议,因为 SLE 治疗不只关注某一点,重视整体情况(机体和谐)、强调价效比、强调生活质量可能更为重要。万事不能强求,道理都一样。

医生您好,我患有 SLE 两年多,病情稳定 1 年多了,现在怀孕,接近分娩,请问宝宝生下后可以哺乳吗?

● **广西中医学院瑞康医院肾内科庞学丰医生**

在妊娠后期和产后哺乳期,除雌激素增高外,泌乳素增高也是诱发 SLE 病情加重的一个重要因素。因此不建议哺乳喂养。

医生您好,我是 SLE 患者,经常看到很多病友不幸得上骨质疏松症。一方面感叹 SLE 的可怕,一方面又在想,自己是否也有可能得上骨质疏松症呢? 很多的疑问,请医生帮忙解答一下吧:①是否需要定期检查骨质的情况呢? ②具体要做哪些必要的检查呢? (本身 SLE 就要花费许多医药费,有些不必要的检查就还是能免就免吧)③做这些检查大概需要花费多少呢? ④如果骨质情况不好,可以采取什么措施补救呢?

● **河北省人民医院风湿科张凤肖医生**

服用激素的 SLE 患者要 6～12 个月复查骨密度 1 次,来监测有无骨质疏松。如不存在骨质疏松应该加用钙片和维生素 D 来预防;如果存在骨质疏松则应该在钙片和维生素 D 的基础上再加用二磷酸盐类药物来治疗。

医生您好,我患 SLE 已经 8 年了,病情好转的前 4 年,尿蛋白完全阴性,连 ANA 也是阴性啦,真是好开心,以为全好了! 谁知道,突然间复发了,尿蛋白＋＋＋,CTX 和激素治疗都不见太大效果,不明白为什么会尿蛋白升得会这么突然,请问有没有一些降蛋白、去血尿比较好的食疗方,或者是中药方?

● **北京同仁医院风湿科王振刚医生**

目前认为红斑狼疮是不能根治的。因此,目前状态是 SLE 的复发,蛋白尿＋＋＋提示病情还是较重的。应查一下 24 小时的尿蛋白定量。原则上还是应该积极治疗,主要的药物是激素和免疫抑制剂。其他用药需要使病情、个人情况等而定。不反对服用中药,但目前不是最佳时期。

医生,我是狼疮患者,腰上出现了两个部位的带状疱疹,我听说这和红斑狼疮有关系,请问是不是红斑狼疮变严重了,还是根本就没得到控制?我怎么发现没吃激素之前没这么多的毛病,吃了后倒多了好多的问题,再这样我真想停止服用激素了。

● **北京同仁医院风湿科王振刚医生**

带状疱疹和狼疮本身没有直接关系。服用激素可以使免疫力降低是发生带状疱疹的原因一。不过,一般情况下,2周时间可以自愈,不必太担心。如果将它与狼疮疾病本身来比较谁更重要,是一个很明确的事实。相信您会处理好这个问题的。

请教医生,SLE患者服药近4周[每日4粒泼尼松(强的松)、2粒纷乐],仍间断性发热,是药量不够吗?

● **北京顺义区医院风湿肾内科赵学刚医生**

SLE患者由于机体抵抗力差,加上服用激素及免疫抑制剂,极易发生细菌、病毒及特殊菌的感染,因此首先应排除感染,并完善SLE相关化验,明确发热是否为SLE活动引起,建议正规医院诊治。

请问医生,我大学同宿舍的女同学突然发现得了红斑狼疮,我就在她下铺,还是同桌,我要不要也去医院查查,这病会传染吗?

● **北京世纪坛医院风湿科赵绵松医生**

系统性红斑狼疮是一种免疫机制参与的、以女性多见的一种疾病,不是传染性疾病,不必惊慌。你们是同窗好友,希望你们能鼓励她、帮助她听从医生的医嘱,按时用药,定期复查,战胜疾病。

我是红斑狼疮患者,病情一直比较稳定,这几天出现大量脱发,其他没什么感觉,不知是否病情有变化?

● **安徽省黄山市人民医院血液风湿科章赛芜医生**

红斑狼疮疾病本身可以表现为脱发,但往往提示疾病活动,某些治疗狼疮的药物,如环磷酰胺、甲氨蝶呤等也可致脱发。你最好到正规医院去就诊,找找脱发原因。

医生您好,我有系统性红斑狼疮血管炎,出现雷诺表现也有4~5年了,现在冷了手就会发青,前段时间手上都是皮疹,很痒,又很红,脚部也有此症状,之后就是开裂蜕皮。现在吃丹参滴丸和拜新同1个半月好没什么效果,请问有什么别的能更有效治疗的方法吗?激素和纷乐还都在吃。

● **北京大学人民医院风湿科安媛医生**

雷诺现象是系统性红斑狼疮比较常见的一个症状,主要是肢端血管炎导致的循环不良。需要从两方面来看:第一,如果近期有新发的红斑等,应该注意是否是狼疮活动,尽管还在服用激素和纷乐,建议首先完善一下自身抗体、抗 ds - DNA 抗体、补体等检查,了解一下病情活动度指标;第二,即便病情稳定,有部分患者的雷诺现象改善起来也很困难,主要是由于长期的血管炎,血管出现一些结构性的损害,导致遇冷、紧张时血管收缩。如果病情稳定,在治疗本病的同时可以加强改善周围循环的治疗,尤其注意肢端的保暖。

医生您好,我是一名女性狼疮患者,今年21岁,因为脸上有红斑,所以不好意思见人,请问有没有什么办法把我的皮肤红斑快点治好,有外用的药吗?

● **北京大学人民医院风湿科安媛医生**

患者朋友您好,面部红斑是狼疮的一个主要表现。当出现红斑时要考虑两方面的问题:第一种可能性,整体病情活动,不稳定,不能单纯靠外用药物,应该到专科医院系统的检查,评估狼疮病情活动度、有哪些内脏损害,调整激素及免疫抑制剂的使用;第二种可能性,狼疮整体病情相对比较稳定,就是面部红斑比较顽固,这时候可以在医生的指导下服用羟氯喹等药物,对于皮疹效果比较好;此外还有些外用药物,如他克莫司软膏等在医生的指导下应用。还要注意防晒等。还有要树立战胜疾病的信心,不要太在意面子的问题。祝你早日康复!

> 我于 2002 年检查出系统性红斑狼疮,之后一直以中药和激素维持着,除了血小板 $(70\sim80)\times10^9$/升,略低外没有其他任何异常,常规检查中,其他指标均正常,但近 3 个月来出现血小板偏低,为 $(54\sim57)\times10^9$/升,根据医嘱,将激素量增加 6 片,但仍不见血小板增高,请问医生为什么我的血小板低? 病情稳定的时候是不是可以慢慢减少激素的用量?

● **北京大学人民医院风湿科任丽敏医生**

您好,血小板降低有很多原因,首先考虑是否出现了狼疮活动的情况,可以全面评估一下,完善尿常规、肝肾功能、补体、免疫球蛋白、抗 ds-DNA 及抗心磷脂抗体等检查,其次是否有合并用药导致的情况,如果是可以暂停观察。某些感染,如幽门螺杆菌、丙型肝炎病毒感染亦可导致血小板减少,需排除这些因素。同时需进行骨髓学的检查,排除合并血液病的可能。

> 我是红斑狼疮初期患者,刚开始吃药治疗,羟氯喹加激素每日 3 片,吃了 5 天了。前几天,低热的症状没出现,可现在又出现低热了,大约 37.3℃,我想请问一下这是正常的吗?

● **北京朝阳医院风湿科路跃武医生**

一般来说,在狼疮的治疗过程中出现发热有两种情况:一是病情没控制住;二是并发了感染。你刚治了几天,不太可能是并发了感染,可能是病情没控制住,需酌情调整激素用量。

医生,我得红斑狼疮才半年,现在病情稳定,激素从原先每日 10 粒减到了现在的每日 5 粒,我想问一下狼疮对人的寿命有多大影响?

● **北京解放军总医院风湿科冯莉霞医生**

　　每种病都有轻重之分,就狼疮而言,要看有没有系统受累。单纯的轻症狼疮对寿命的影响不大,这是在正规治疗的基础上,具体要看病情控制情况。激素的减量要依照医嘱而定。

我 10 年前被诊断为系统性红斑狼疮,现在一直口服小剂量泼尼松(强的松)维持治疗,每日 5 毫克,我经常去化验,抗体一直都正常的,请问我能停药吗?

● **大连医科大学附属第一医院风湿科彭洪菊医生**

　　你好,系统性红斑狼疮患者大多数需要长期服用小剂量激素维持,很少数患者可以停药。根据你目前的情况,建议你可以隔日服用 5 毫克泼尼松(强的松),持续半年到 1 年时间,如果病情依然很稳定,可以考虑停药。

狼疮肾炎

疾病简介

狼疮肾炎(LN)是一种自身免疫性疾病,也属于继发性肾小球肾炎的一种类型。系统性红斑狼疮(SLE)累及肾脏并且引起明显的肾脏损害,称为狼疮肾炎。

目前认为确诊为 SLE 患者中,约 70% 有明显的肾损害,而几乎 100% 的 SLE 病例肾活检结果均存在不同程度的肾病理改变。

狼疮患者发展为狼疮肾炎的概率有多大? 有性别差异吗?

● **湖南南华大学附属第一医院肾病科欧继红医生**

系统性红斑狼疮可累及多系统,肾脏累及常见,几乎所有患者的肾组织都有病理改变,但有临床表现者约为 70%。以女性多见,尤其是育龄女性。

狼疮肾炎的危害有哪些?

狼疮肾炎是我国最常见也是最重要的继发性肾小球疾病,临床表现为蛋白尿、血尿、管型尿,乃至肾衰竭。狼疮肾炎对 SLE 预后影响甚大,迄今仍是 SLE 3 个主要致死原因之一。国外报道无明显肾脏损害的 SLE 患者 10 年存活率可达 90%,而伴有 LN 患者 5 年和 10 年的存活率分别为 80% 和 70%。近 30 年来,狼疮肾炎导致终末期肾病的发生率没有下降,患者将不得不依靠透析或者肾脏移植来延长生命,完全丧失了劳动能力,拖累家庭,大大降低了个人及家庭的生活质量,给整个家庭及社会造成了巨大的负担。系统性红斑狼疮在中国人群的发生率明显高于西方国家,其患病率在(70~100)/10万人,国内总患病人数超过100万。系统性红斑狼疮患者中几乎100%有肾脏病理受累,患者人数相当多。研究显示:将LN控制在完全缓解及部分缓解状态SLE患者的存活率及生活质量显著提高。

经过治疗,狼疮肾炎的预后如何?

狼疮经治疗虽能缓解,但易复发,且有逐渐加重趋势。狼疮肾炎是系统性红斑狼疮死亡的主要原因之一。总之,改善狼疮肾炎预后的关键是早期诊断和相应的治疗。

增生型狼疮肾炎患者长期预后如何?

意大利米兰学者Moroni等对意大利增生型狼疮肾炎患者进行的一项随访期长达15年的研究显示,患者长期预后较好,97%的患者10年后肾功能仍维持正常。93例意大利患者参加该研究,所有患者经肾活检证实为增生型狼疮肾炎。在这些患者中,Ⅲ型者15例,Ⅲ型＋Ⅴ型者9例,Ⅳ型者64例,Ⅳ型＋Ⅴ型者5例。中位随访期为15年,患者均在同一肾病科室接受随访。部分病情严重者接受的诱导治疗中包括大剂量糖皮质激素和免疫抑制剂。如果肾炎复发,重复上述治疗。病情稳定后,将糖皮质激素和免疫抑制剂减至最低剂量进行维持治疗。

结果显示,患者肾脏10年生存率(肾功能正常的百分率)为97%,20年为82%。在最后一次随访时,59例患者肾炎完全缓解,18例部分缓解,4例慢性肾功能不全,6例进展为终末期肾病,6例死亡。多变量分析显示,未获肾病完全缓解、肾炎复发均与血肌酐升高2倍、死亡和接受透析治疗危险相关。肾炎完全缓解者,其肾炎复发危险显著降低。研究提示,增生型狼疮肾炎患者的长期预后较人们一直所认为的好,肾炎完全缓解、无复发及治疗后疾病完全逆转预示长期预后好。

● 中国医科大学附属第一医院肾内科李艳秋医生

狼疮肾炎(LN)治疗后虽能缓解,但易复发,且有病情逐渐加重的趋势。近年来由于对 LN 诊断水平的提高,轻型病例的早期发现及糖皮质激素和细胞毒药物的合理应用,预后有明显改善,LN 患者 10 年存活率已提高到 80%~90%。

早期诊断和治疗,防治激素治疗的不良反应、控制感染和肾衰竭有助于改善患者的预后,提高存活率。

● 重庆西南医院肾内科余荣杰医生

影响狼疮肾炎长期存活率的预后因素有高血压、不正规治疗。接受系统、正规治疗的患者存活率较高。

狼疮肾炎是我国最常见也是最重要的继发性肾小球疾病。自从半个多世纪以前人们开始应用糖皮质激素治疗系统性红斑狼疮以来,激素治疗已成为狼疮肾炎治疗的主流。然而,重症狼疮肾炎(主要是Ⅳ型及部分Ⅲ型)的高死亡率并未因此得到解决。

20 世纪 80 年代美国国立卫生研究院(NIH)倡导的环磷酰胺(CTX)大剂量静脉注射疗法也曾被寄予厚望,但直到 20 世纪结束,Ⅳ型 LN 患者的 5 年存活率始终未能超过 85%,人们普遍认识到激素及免疫抑制剂的不良反应已构成重症狼疮肾炎治疗的主要问题。不少学者明确指出,50%的重症狼疮肾炎患者是死于治疗中的严重并发症(特别是感染及心脑血管的并发症)。

重症狼疮肾炎治疗的难点在于:①部分病例对传统的治疗方法不奏效;②狼疮肾炎反复发作导致肾组织的慢性纤维化;③长期应用免疫抑制剂(特别是激素及环磷酰胺)带来严重的不良反应。

对于重症狼疮肾炎的治疗目前正处于一个新的发展时期,是一个综合性的系统措施。新型免疫抑制剂的出现及新治疗方案的推出将会提高临床治疗的缓解率,加强诱导疗法及维持疗法的合理应用会进一步减少复发率,辅以防止肾硬化的措施其远期存活率必然会得到进一步提高。

病因和发病机制

咨询一下,为什么红斑狼疮患者会发生狼疮肾炎呢?

● **上海华山医院风湿科吕玲医生**

狼疮肾炎的发病机制尚不清楚,目前一般认为是多种因素作用下导致免疫学功能紊乱,产生自身抗体,并与体内相应的抗原结合形成免疫复合物,主要是 DNA -抗 DNA 抗体免疫复合物在肾脏沉积后激活补体释放炎症介质,引起肾脏损害。

红斑狼疮患者容易产生免疫复合物,沉积在肾脏,造成其损伤,所以会引起狼疮肾炎。

我是一名狼疮肾炎患者,现在蛋白尿每天有 1.5 克,请问为什么会有蛋白尿? 蛋白尿持续下去有什么坏处?

● **浙江杭州市中医院肾内科楼季华医生**

狼疮是一种结缔组织疾病,病理损伤可以累及全身各个系统,尤其以肾脏损伤较常见,狼疮肾炎的根本原因是狼疮导致的肾脏固有细胞损伤,肾脏发生纤维化、硬化,导致肾脏功能受损,肾脏阻止蛋白漏出的功能下降,出现蛋白尿。此病必须积极正规治疗,但是如果仅是对症降蛋白治疗,而对肾脏损伤不进行修复的话,就算症状暂时缓解,病情也是很容易反复的,此时治疗的关键是要针对引起蛋白尿的根本原因进行治疗,也就是修复肾脏受损的固有细胞,只有固有细胞修复到位,蛋白才能彻底消失。平时要注意防止感冒、感染、劳累,饮食要清淡。

临床表现

....

医生,我想咨询一下,狼疮肾炎都有哪些症状?

● **陕西西京医院肾内科张鹏医生**

狼疮肾炎主要症状有以下 3 个方面。

(1) 全身表现:间断发热(排除感染性因素所致);颧部蝶形红斑;光过敏;脱发;无痛性口腔溃疡;多关节肿痛;多浆膜腔积液;发生癫痫或精神异常;手足遇冷变得苍白,温暖后转为紫红,继之恢复常色,又称雷诺现象。

(2) 肾脏表现:血尿、蛋白尿伴或不伴水肿、腰酸、高血压,即肾炎综合征样表现;大量蛋白尿、低蛋白血症、水肿,即肾病综合征样表现;血尿、蛋白尿伴肾功能急剧减退,呈急进性肾炎表现;慢性肾衰竭表现。生活中可表现为其中一种情况。

(3) 检验异常:血常规出现白细胞减少($< 4.0 \times 10^9$/升),或贫血,或血小板减少($< 100 \times 10^9$/升);红细胞沉降率增快;补体 C3 水平低;抗核抗体及自身抗体阳性。肾活检不仅有助于确诊狼疮肾炎,更能明确肾脏受损的严重程度,有利于判断病情和正确的治疗。

我想问下影响狼疮肾炎预后的因素有哪些?

● **西安交通大学医学院第一附属医院肾内科谭峰医生**

随着医疗水平的不断发展,系统性红斑狼疮肾炎的预后有所改善,一般 5 年生存率在 80%以上,这与及时发现并合理地应用激素和细胞毒类药物治疗有关。狼疮肾炎是系统性红斑狼疮致死的主要原因,一般认为年轻男性发生肾衰竭的危险性高;持续低补体血症者,发生慢性肾衰竭比例升高;狼疮肾炎的预后与肾小球的损害程度及病理类型也有关系。及时控制系统性红斑狼疮活动可明显改善狼疮肾炎的预后。

辅助检查

请教医生,狼疮肾炎要做哪些检查?

● **陕西西安交通大学医学院第一附属医院肾内科张亚莉医生**

您好!狼疮肾炎患者需要做如下检查:

（1）首先应确定是否为系统性红斑狼疮,如能确定 SLE 并有肾脏损害,临床就应该考虑狼疮肾炎的可能。

（2）临床上应该进行下列检查以明确 SLE 程度及是否有狼疮肾炎及其程度,包括:①尿常规:了解有无蛋白尿、血尿;②血常规:狼疮常累及血液系统,出现贫血、白细胞低或血小板异常;③24小时尿蛋白定量;④肝功能、肾功能、血电解质;⑤血蛋白电泳、免疫球蛋白、血生化检查全套;⑥C3、C4、ESR、CRP、ds-DNA;⑦B超:了解肾脏大小;⑧血、尿 β_2-MG(β_2-微球蛋白);⑨胸片、心电图,如有心慌等不适应该检查超声心动图;⑩接受肾活检以便确切了解肾脏损害程度。

请教医生,哪些检查结果代表我由狼疮发展为狼疮肾炎了?

● **西安交通大学医学院第二附属医院肾内科姚纲练医生**

在确诊 SLE 的基础上,有肾脏损害表现,如持续性蛋白尿（>0.5克/天,或>"＋＋＋"）或管型（可为红细胞,血红蛋白,颗粒、管状或混合型）,即可诊断为狼疮肾炎。

● **西安交通大学医学院第一附属医院肾内科申燕医生**

你好,狼疮肾炎患者尿常规检查中往往会有明显的蛋白。尿微量蛋白的检测只是更精确、更敏感的方法,它的异常往往早于尿常规的异常。

● **山西医科大学第二医院肾内科王利华医生**

(1)红细胞沉降率是判断临床上用来作为红细胞间聚集性的指标,又被称为血沉,它的快慢与血黏度,尤其是红细胞的聚集力有关,红细胞间的聚集力大,红细胞沉降率就快,反之则慢。

(2)红细胞沉降率正常与否与性别、年龄是相关的,其中男性的为0~15毫米/小时,女性为0~20毫米/小时。红细胞沉降率也可因生理因素加快,女性在月经期间和妊娠期间可以达到40毫米/小时左右,而儿童及50岁以上的老人红细胞沉降率可略快于参考范围,这时红细胞沉降率加快是与疾病无关的。

(3)几乎所有的狼疮肾炎患者都会出现红细胞沉降率快的现象,红细胞沉降率快提示狼疮活动处在活动期,但红细胞沉降率正常也不代表没有活动炎症的存在。部分病程较长的患者即使处于稳定期红细胞沉降率仍然较快。如果狼疮患者原来的红细胞沉降率正常或者是水平较低,突然出现大幅度加快的现象,此时狼疮患者应该提高警惕,这有可能预示着狼疮活动有可能要复发。在检查中一旦发现异常,要及时就医,治疗越早对控制复发越有利,并能缩短复发时间。即使病情得到控制后,还应在有经验医生指导下,长期定期随访。使用糖皮质激素、免疫抑制及其他药物都必须由医生确定,自己不能贸然决定增减。

请问医生,我是狼疮肾炎患者,目前没有蛋白尿或血尿,想问需要多久检查 1 次肾功能? 3 个月 1 次可以吗?

● **安徽马鞍山市中心医院风湿科姜粉龙医生**
　河南省濮阳油田总医院血液风湿科郭学军医生
　内蒙古第一附属医院风湿科王勇医生

　　如果病情完全缓解,原则上可以 3 个月复查 1 次肾功能,同时复查尿常规、24 小时尿蛋白。

　　肾功能对长远预后非常重要,如遇发热、恶心、水肿、胸闷等情况要及时就诊。

医生您好,我是狼疮肾炎患者,不知尿蛋白水平降低到多少时病情才算稳定?

● **辽宁大连市中心医院肾内科常明医生**
　山东临沂人民医院肾内科水文珠医生
　新疆医科大学第一附属医院肾病科马昆医生

　　不管是哪一种肾小球疾病,从病情稳定的角度来讲,当然是尿蛋白越少越好,因为尿蛋白除了能反映病情的程度外,还可以加重肾脏的损害。一般尿常规检查尿蛋白阴性、24 小时蛋白定量在 150 毫克以下是正常的,持续 3 个月以上才算病情稳定。

　　但狼疮肾炎病情稳定的指标不仅是蛋白尿,还包括临床和病理等多项指标。与狼疮肾炎疾病活动相关的血清学异常指标包括红细胞沉降率加快,抗 ds－DNA 抗体水平增高,补体(C3、C4、CH50)下降。这些指标在疾病控制后可恢复正常。因此狼疮肾炎患者随访过程中应注意复查红细胞沉降率、抗 ds－DNA 抗体和补体水平。

医生您好,请问想要确诊狼疮肾炎,一定要做肾活检吗? 为什么?

● **河北华北煤炭医学院附属医院肾内科史国辉医生**
江苏常州第二人民医院风湿科高泉医生
辽宁中国医科大学附属第一医院肾内科李子龙医生
内蒙古医学院第一附属医院肾内科智淑清医生
山东潍坊市人民医院肾内科赵军医生
山西晋城市人民医院肾内科张德英医生
上海长海医院肾内科傅鹏医生

是否有狼疮肾炎首先需做尿液检查,如尿常规、微量尿蛋白测试。如系统性红斑狼疮患者出现尿液检查异常及肾功能有变化应考虑狼疮肾炎。

狼疮肾炎的病理类型非常复杂及多样,病理类型不同,治疗的方法及效果也不尽相同,而且在病程中病理类型还可发生转变,因此如就诊医院有条件的话,狼疮肾炎患者最好要做肾穿刺活检。这样可以了解病理类型、病变的活动性及复杂程度,给治疗方案的制订提供可靠的依据,对预后的判断也有非常重要的价值。检查需要得到患者及家属的同意,说明做肾活检的目的(明确诊断、指导治疗、判定预后)才可进行。

● **山西医科大学第二医院肾内科乔晞医生**

狼疮肾炎患者需要进行肾活检。肾活检能使疾病真相大白,而且这是目前最直接、客观的明确诊断的方法。同样是狼疮肾炎,其病理类型却可分为好几型,各种病理类型的肾炎在治疗方案、治疗效果及病情的转归上都有很大的差别。只有明确肾炎是哪一种病理类型,才能深入了解肾脏病变的性质、病程及预后,才知道病变是否有活动和继续发展,才能避免盲目应用大剂量激素或细胞毒类药物造成的毒副作用。因此,肾脏病患者,特别是成人,在病因、治疗和预后等问题尚未解决或不甚明确,又无禁忌证时均需做肾活检。

风湿病问答集锦

> 请问专家,我是男性狼疮肾炎患者,5年前确诊为狼疮肾炎Ⅳ型,最近复发了,医生建议我重新做肾活检,看看现在有没有转型,然后好对症用药,想问有必要吗? 一定要做吗?

● 湖北武汉同济医院肾病科曾红兵医生

狼疮肾炎的肾脏病变表现为多样化及多变化。多样化表现为患者与患者不同,同一个患者的不同肾小球,甚至同一个肾小球的不同节段之间的病变均不一致;多变化表现为不同肾脏病理类型之间可以转化,且转化是双向的。因此,需要及时肾活检,以了解疾病的真实病变,此外病情好转或加重也要及时重复肾穿刺,对治疗方案的制定及预后的判断都非常重要。所以建议您最好是配合医生进行检查以确定病理类型,使医生更好地合理用药。

国际肾脏病协会和肾脏病理学会(ISN/RPS)2003年狼疮肾炎分型如下:Ⅰ型系膜轻微病变型狼疮肾炎、Ⅱ型系膜增生型狼疮肾炎、Ⅲ型局灶型狼疮肾炎、Ⅳ型弥漫型狼疮肾炎、Ⅴ型膜型狼疮肾炎、Ⅵ型进行性硬化型狼疮性肾炎。

> 医生您好,请问肾穿刺活体组织检查是什么样的检查?

● 山东临沂市人民医院肾内科李延国医生
上海龙华医院风湿科苏励医生

肾穿刺活体组织检查有利于明确诊断、指导治疗、判断预后、探讨临床分型与病理分型的关系,也是提高肾脏病临床与科研水平的重要手段之一。

接受肾穿刺的患者应当排除顾虑。一般医生选择为肾穿刺对象的患者多是在严格掌握和了解了病情之后,根据适应证和禁忌证的要求而决定的。在这种情况下,肾穿刺不会加重肾脏的损害。因为肾脏中大约有100多万个肾单位,而肾穿刺仅取10～50个肾单位,是极少的。另外,肾脏具有良好的储备力和修复能力,一般只有 40％的肾单位在进行工作。可见,尽管肾穿刺是一种创伤性的检查方法,总体来说还是安全的。

（1）肾穿刺活体组织检查法的适应证主要有:①考虑为弥漫性病变,如各型肾小球肾炎,肾病综合征,全身性疾病,如系统性红斑狼疮、糖尿病、结节性多动脉炎、淀粉样变性等引起的肾脏损害。②不明原因的血尿,在排除非肾小球源性血尿时,应进行肾穿刺活体组织检查,以明确诊断。③不明原因而持续的蛋白尿。④经临床各项检查,考虑为肾小管间质病变者。⑤肾功能不全者,在诊断和确定治疗方案存在困难时,尤其急性起病,怀疑为急进性肾炎时,应及早行肾穿刺活体组织检查,以确诊并有利于制订治疗方案。⑥当怀疑为慢性肾盂肾炎,但又不能排除慢性肾炎时,而且临床上又无足够证据进行鉴别诊断者。⑦肾移植后出现可疑的排斥反应,或诊为排斥反应而治疗又无效,或怀疑原有肾病又复发,应进行肾穿刺活体组织检查。⑧其他,如不明原因的高血压,病情与治疗需要应进行连续肾穿刺活体组织检查以修正诊断、修订治疗方案者。

（2）肾穿刺活体组织检查的禁忌证主要有:①有出血倾向者,如采用抗凝药物治疗、伴有全身出血性疾病、肾衰竭有出血倾向、血液透析、因采用肝素化易于出血者等。②因血管因素,如高龄重度动脉硬化、高血压(血压在 160/110 毫米汞柱以上者)、肾动脉瘤等。③肾内有结核、脓肿或者邻近器官有感染时不宜进行。④肾肿瘤、多囊肾不宜进行。⑤独立肾或者严重肾缩小者不宜进行。⑥全身状况不允许,如妊娠期、过度肥胖、年迈体弱、精神异常或极不配合者、大量腹水者等。

（3）肾穿刺活体组织检查后注意事项:①肾穿刺术后把患者翻至平板车上,抬至病房后同样方法小心翻至病床上,术后患者采取平卧状态,严格腰部制动 6 小时以后可侧身侧卧,但不宜频繁翻身,要求患者卧床 24 小时。如有肉眼血尿,持续卧床休息直至血尿消失。②卧床期间安静休息。要求平卧,四肢可放松及缓慢小幅度活动,而严禁翻身及扭转腰部。床上进餐、床上小便大便时,尽量减少腰部腹部的活动及用力,避免引起伤口出血。③术后常规给予抗生素和止血药物预防感染治疗。④早期(穿刺后6小时内)应常规监测血压、脉搏、尿色、皮肤颜色、出汗情况、腰腹部症状及体征。⑤术后24小时后可下床活动,但避免腰部剧烈活动,可去除腹带,更换穿刺点敷料。穿刺后3周内严禁做剧烈腰部活动。⑥避免或及时处理便秘、腹泻及剧烈咳嗽。⑦术后24小时内留取前3次尿液送检,观察尿量、尿色、留取尿液标本送化验。⑧鼓励患者多饮水,术后6小时无尿者,查找原因并给予相应的处理。

诊断和鉴别诊断

请教医生,狼疮肾炎的诊断标准是什么?

● **河南中医学院第一附属医院肾病科张翥医生**

在确诊为 SLE 的基础上,有肾脏损害表现,如持续性蛋白尿(>0.5 克/天,或>+++)或管型(可为红细胞,血红蛋白,颗粒、管状或混合型),即可诊断为 LN。LN 易被误诊为原发性肾小球疾病,通过认真检查有无多系统、多器官受累表现,多次检查血清ANA、抗 ds‐DNA 抗体、抗 Sm 抗体等可资鉴别。

治疗方法

医生您好,我是 SLE 患者,同时也患有狼疮肾炎,请问要对哪个疾病优先治疗呢?

● 北京朝阳医院风湿科路跃武医生
  河南安钢职工医院风湿免疫科高素琴医生
  河南开封 155 中心医院血液风湿科唐家宏医生
  河南南阳市中心医院肾病风湿科任东升医生
  湖北荆州市中心医院风湿科董莉医生
  辽宁大连医科大学附属第二医院风湿科张彦医生

SLE 是一种系统性自身免疫病,易累及肾脏(狼疮肾炎),从疾病本质来说两者为同一种疾病。狼疮肾炎是系统性红斑狼疮内脏损伤的一种。

系统性红斑狼疮(SLE)的预后与狼疮肾炎(LN)的发作有关,反复 LN 发作可使 SLE 的病情不断恶化,直接影响到 SLE 的预后。SLE 疾病活动时,会累及肾脏,加重肾脏病变,引起肾脏不可逆损害。

两者的治疗是一致的,都是依据患者不同的病情特点(狼疮肾炎的病理、SLE 的活动度指标)选择不同种类和剂量糖皮质激素及免疫抑制剂。

治疗狼疮肾炎,本身就是在治疗系统性红斑狼疮。两者的治疗并不矛盾,不存在优先的问题。

● **江苏吴江第一人民医院风湿科温志惠医生**
  上海市杨浦区中心医院肾内科张芸医生
  云南省中医医院彭江云医生

　　狼疮肾炎不能治愈,目前的医疗水平能够达到控制病情、临床缓解。虽然缓解率明显提高了,但是复发率也比较高,一般都需要长期的维持治疗。疾病一般不影响学习和工作,但应避免剧烈运动和重体力劳动。很多患者像健康人一样生活学习和工作,只要有信心,保持乐观的情绪,没有人会看得出你是一位患者。

● **辽宁大连医科大学附属第一医院肾内科王可平医生**

　　治疗原则为控制狼疮肾炎活动、预防复发、防治并发症。

　　(1)诱导缓解:力求在短期内(3个月内)用有效的免疫抑制剂控制疾病活动。

　　(2)维持巩固:用最小的有效剂量使疾病处于非活动状态,减少免疫抑制剂带来的不良反应,避免复发。

　　(3)遵循个体化、联合用药、分期治疗原则,降低并发症发生,保护肾功能,提高长期存活时间。

● **河北秦皇岛海港医院风湿科吕鸿医生**
  山西大医院风湿科于为民医生
  四川宜宾市第二人民医院肾内科刘牧医生

　　(1)对于系统性红斑狼疮并发狼疮肾炎的患者,肾穿刺可明确肾脏损害的病理类型,对指导临床治疗及判断预后有积极意义。因此,有条件者应做肾脏病理学检查。

　　(2)对于伴有轻度蛋白尿及肾外表现的患者,首先用糖皮质激素泼尼松每日 0.5~1 毫克/千克体重,临床症状缓解后逐渐减至最小维持量。

（3）复发病例或肾脏病理分型为Ⅲ、Ⅳ、Ⅴ型的狼疮肾炎,应用免疫抑制剂联合糖皮质激素治疗;对于重症活动性狼疮肾炎,如病理表现为新月体肾炎和(或)纤维素样坏死者可采用大剂量甲基泼尼松龙冲击治疗。

（4）来氟米特、环磷酰胺、硫唑嘌呤、环孢素 A、雷公藤总苷及静脉注射免疫球蛋白对于狼疮肾炎患者有一定疗效,可试用。

（5）血浆置换对急性重症患者有一定疗效。

（6）对于慢性肾功能不全者,应谨慎使用免疫抑制剂,并适当减少剂量。尿毒症期可采取血液透析及肾移植治疗。

> 医生您好,请问狼疮肾炎如何治疗?

● **安徽马鞍山市中心医院肾内科黄扬扬医生**
  湖南中南大学湘雅医院肾内科杨敬华医生
  江苏镇江市第一人民医院肾内科项呈喜医生
  辽宁大连大学附属中山医院肾内科钟麟医生
  辽宁中国医科大学附属第一医院肾内科姚丽医生
  辽宁中国医科大学附属盛京医院风湿科张宁医生
  内蒙古包头医学院第一附属医院肾病科王彩丽医生
  内蒙古医学院第一附属医院肾内科赵建荣医生
  山东潍坊市人民医院肾内科王建英医生
  陕西西安交通大学医学院第一附属医院肾内科冯学亮医生
  陕西西安市第四人民医院肾内科张莉医生

患者您好! 目前 LN 尚无统一的治疗方案,治疗目的以控制狼疮活动、阻止肾脏病变进展、最大限度地降低药物治疗的不良反应为主。由于狼疮肾炎病情个体差异大,应根据临床表现、病理特征及疾病活动程度制订个体化治疗方案,具体如下。

（1）轻度肾脏损害:尿蛋白轻微(<1 克/天),尿沉渣无活动性变化,血压、肾功能正常,病理表现为Ⅰ型或Ⅱ型者仅给予对症治疗,无须特殊处理,但要注意控制肾外狼疮病变活动。

（2）局灶增生性 LN：无临床和严重组织学病变活动者，可继续给予对症治疗或小剂量糖皮质激素和（或）CTX，以控制 LN 活动和阻止病理类型进展。如有弥漫性节段性肾损害、大量蛋白尿、活动性尿沉渣和血肌酐升高的患者，治疗方法同弥漫增殖性 LN。

（3）膜性 LN：表现为无症状蛋白尿和肾功能稳定者可给予对症治疗，控制肾外表现；肾病综合征者需使用大剂量糖皮质激素联合细胞毒药物治疗。

（4）弥漫增殖性和严重局灶增殖性 LN：应给予积极的治疗，对处于急性期、病情明显活动的患者，应先给予诱导疗法，待病情稳定，疾病活动得到控制后转入维持治疗。

活动性Ⅳ型 LN 伴近期内肾功能显著恶化的患者，可使用甲泼尼龙冲击治疗，每天 15 毫克/千克体重，静脉滴注，1 次/天，3 次为 1 个疗程。必要时 2 周后可重复 1 次，一般不超过 3 疗程。冲击后常规激素治疗，泼尼松每天 1 毫克/千克体重×8 周，此后逐渐减量，直至 5～10 毫克/天维持。常联合应用 CTX（包括 CTX 冲击治疗）。对大剂量激素及 CTX 治疗无效或不能耐受者，可用环孢素或吗替麦考酚酯，常与中小剂量泼尼松联合应用。此型中临床表现较轻者是否给予免疫抑制治疗尚有争议，一般认为低剂量的糖皮质激素和（或）细胞毒药物可防止肾功能进一步受损。

● 北京朝阳医院肾内科彭立人医生
   辽宁沈阳维康医院肾内科杨广珍医生
   山西医科大学第二医院肾内科刘新艳医生
   天津市港口医院肾内科史宾医生

狼疮肾炎可根据病情活动程度分期治疗。

当狼疮处于活动期，肾穿刺提示肾组织炎症活动明显时，通常需要大剂量、几种药物联合治疗（如激素、环磷酰胺、霉酚酸酯、来氟米特等），此称为诱导期治疗，目的是迅速控制炎症，阻止肾脏损伤继续加重。诱导期治疗一般为 6 个月。

而当活动控制后则转为小剂量药物维持治疗以预防复发和

保护肾脏功能(维持期治疗)。维持治疗期一般不少于 2 年。

长期使用大剂量药物治疗必然带来并发症,但如果不进行维持治疗,又可引起狼疮反复活动,肾脏损害不断加重,最后可能发展为肾衰竭。

因此,在治疗过程中,应根据狼疮活动性,及时调整治疗。要有一个长期的规划,切忌病情好转后随意停药,或是盲目地长期服药。应根据临床病情和肾活检在医生指导下有选择使用药物。

医生,能告诉我怎样判断狼疮肾炎患者的治疗效果吗?

● **内蒙古医学院第一附属医院肾内科赵建荣医生**
  浙江温州医学院附属第二医院肾内科周志宏医生

狼疮肾炎虽然无法根治,但科学的治疗能够使患者达到临床缓解。临床缓解分为完全缓解和部分缓解。完全缓解一般指患者经治疗后,尿蛋白及血清肌酐值水平达到正常值。诱导期治疗应尽可能使患者达到完全缓解。临床缓解可以作为评定狼疮肾炎治疗疗效的短期指标,甚至可以预测患者的长期预后。有文献记载,与治疗失败患者相比,达到完全缓解的狼疮肾炎患者长期存活率及肾存活率较高,即使仅达到部分缓解,患者的长期存活率及肾存活率也较未缓解患者为佳。诱导期治疗阶段疗效判断标准如下。

(1) 完全缓解(同时满足以下条件):①24 小时尿蛋白定量＜0.3 克;②尿沉渣检测正常:红细胞＜3 个/高倍镜视野,白细胞＜5 个/高倍镜视野;③人血白蛋白正常;④肾功能(血清肌酐及肌酐清除率)恢复正常。

(2) 部分缓解(同时满足以下条件):①24 小时尿蛋白定量介于 0.3～3.0 克,或者下降≥50％;②人血白蛋白≥30 克/升;③肾功能稳定。

(3) 治疗失败(符合任何 1 条):①持续性尿蛋白,24 小时尿蛋白定量≥3 克,或较基线时下降＜50％;②肾功能进行性损害。

请问医生,狼疮肾炎患者如何自我监测? 哪些现象提示病情
复发了?

● **陕西西安交通大学医学院第一附属医院肾内科谭峰医生**

狼疮肾炎患者经过诱导期治疗后达到完全或部分缓解,进入
维持期治疗。很多患者在过度劳累、感染等诱因作用下,狼疮再
次活动而病情反复,防止疾病复发是改善狼疮肾炎患者预后的关
键,疾病复发时患者需及早就医,医生会根据病情调整治疗方案。
以下标准可以帮助患者判断疾病是否复发。

（1）蛋白尿复发:24 小时尿蛋白＞2 克(诱导治疗达到完全缓
解患者),或 24 小时尿蛋白翻倍(诱导治疗达到部分缓解患者)。

（2）肾脏复发:①轻度:尿沉渣明显异常(血尿升高＞50％,合
并尿中有红细胞和细胞管型);②中度:尿沉渣明显异常(同①),
合并 24 小时尿蛋白≥2 克(诱导治疗达到完全缓解患者),或翻倍
(诱导治疗达到部分缓解患者);③重度:尿沉渣明显异常(同①),
合并 6 个月内血清肌酐升高＞50％。

（3）肾外复发:出现肾外脏器或系统的病情活动,SLEDAI 评
分≥10。

备注:要判断疾病复发,必须在初次检查 2 周后再次检查,符
合以上条件才能确诊。

我原是一名狼疮肾炎患者,蛋白尿都转阴了,请问我还要继
续用药吗? 如果需要继续用药,还要用多长时间?

● **安徽阜阳市第二人民医院风湿科李龙海医生**
  山西省中医研究院肾内科刘光珍医生
  陕西宝鸡解放军第三医院肾病科宋海波医生
  上海华山医院肾病科朱彤莹医生
  四川大学华西医院肾病科余廷龙医生
  浙江省中医院肾内科何灵芝医生

狼疮肾炎的治疗分为诱导缓解期和维持治疗期,即使蛋白尿转阴了,也要按照正规疗程治疗。一般诱导缓解为 6 个月,维持治疗时间更长,目前一般认为需要长期服用维持剂量,至于用何种药,多长时间更好,目前没有一个统一的标准,治疗原则是用最少剂量、不良反应最小、花钱最少的药物控制狼疮活动。应由医生根据您的具体症状、体征、实验室检查结果,制订针对性强的方案。

请问哪些狼疮肾炎患者需要透析治疗?

● **湖北武汉大学人民医院肾内科胡海云医生**
吉林大学第二临床医院肾内科卢雪红医生
江苏省人民医院肾内科邢昌赢医生
山东烟台毓璜顶医院肾内科张青医生

对于狼疮肾炎,表现为急性肾衰竭或进入慢性肾衰竭阶段均需要透析治疗。前者透析能改善水肿、高血压、心力衰竭等,帮助激素发挥疗效,病情稳定后可以脱离透析;后者能延长患者的生存期,提高生存质量。透析治疗后,系统性红斑狼疮活动性的表现能减轻,应用皮质激素及免疫抑制药物的剂量较前减少,可能与透析过程中透析膜激活补体及透析时巨噬细胞清除免疫复合物能力增强有关。如果拒绝或延误透析,可加重心力衰竭,造成水、电解质及酸碱紊乱等,甚至危及生命。

狼疮肾炎患者接受肾移植,需要符合哪些条件?

● **重庆新桥医院肾内科冯兵医生**

临床上选择合适的患者较为严格,一般从病情、原发病种类、年龄等方面考虑。需要选择时机,一般适用于终末期狼疮肾炎及全身狼疮无活动病变。移植前至少透析一年后再执行,以便患者体内糖皮质激素及细胞毒药物得到充分清除,并使患者机体免疫状态得到充分恢复。

我是一名狼疮肾炎患者,前些天去医院检查,尿蛋白升高了,医生给我开了来氟米特(爱若华),可我看到说明书上的适应证是类风湿关节炎和狼疮肾炎,请问这是一种什么药?

● **山东日照莒县人民医院肾内科汪玉琴医生**

来氟米特(爱若华)是我国首个正式批准的治疗狼疮肾炎的药物,它是一种新型的免疫抑制剂,近来在治疗狼疮疾病活动方面得到了很好的应用,优点是疗效确切、不良反应少,再一个价格比较适中。

● **浙江温州乐清人民医院内分泌科金聂医生**

来氟米特(爱若华)属于改善病情抗风湿药,是一种具有抗增殖活性的异噁唑类新型免疫抑制药,口服后在体内转化为活性代谢产物A771726,通过抑制二氢乳清酸脱氢酶活性,从而影响活化淋巴细胞的嘧啶合成,通过减少嘧啶的生成而发挥作用。同时,来氟米特还可以抑制细胞内炎症信号传导。体内外试验表明,该药具有抗炎作用。来氟米特的体内活性主要通过其活性代谢产物而产生,1998年9月11日被批准在美国上市,成为治疗类风湿关节炎的又一新药。我国SFDA于2009年批准来氟米特治疗狼疮肾炎的新适应证。具体药物用量请遵医嘱。

● **北京大学第一医院肾内科于峰医生**

爱若华的通用名称为来氟米特,是一种免疫抑制剂,目前主要用于治疗类风湿关节炎。但很多研究已经表明,其还可以用于其他自身免疫病的治疗,如系统性红斑狼疮等,效果并不差于传统的环磷酰胺,但安全性更好。

请教专家,狼疮肾炎患者可以吃哪些降血压药?

● **甘肃省人民医院肾病科马志刚医生**
　陕西西京医院肾内科李元勋医生
　浙江温州市第二人民医院肾内科江其泓医生

血管紧张素转化酶抑制剂(ACEI)和血管紧张素受体阻滞剂

（ARB）可应用于狼疮肾炎患者,除具有降压作用外还可以降低肾小球高滤过、高灌注、高压力等,抑制循环及肾组织局部的肾素-血管紧张素系统,从而减少蛋白尿、改善肾功能。

预防保健

....

请问医生，狼疮肾炎患者如何进行自我保健？

● **陕西西安交通大学医学院第一附属医院肾内科谭峰医生**

你好，急性期应注意适当休息，平时应注意防寒保暖，预防感冒。忌烟酒、辛辣等刺激性食物及鱼、虾、蟹等可能诱发过敏的食物。有皮肤斑疹者应注意皮肤清洁卫生，防止破损。本病患者因长期大量使用激素，容易出现感染和骨质疏松。存在感染病灶时，应及时给予抗生素治疗。有骨质疏松的患者应注意适当进行户外活动和补钙，避免跌打损伤。

● **陕西西安交通大学医学院第一附属医院肾内科解立怡医生**

你好，要做到以下几个方面：①对疾病不要恐惧、担忧，精神上不要紧张，保持心情愉快，树立和疾病作斗争的信心。精神紧张或应激状态可通过神经内分泌系统引起免疫系统紊乱促发或加重疾病。②在疾病活动阶段必须卧床休息，积极治疗，在病情控制后完全可以适当参加一些力所能及的工作，学生可复学。女性患者在医生的指导下还可以生育。但要避免重体力劳动、过度疲劳，生活要规律，保证充足的睡眠。③平时要避免日晒和紫外线的照射，对阳光敏感者尤应如此。尽量避免上午 10 点至下午 4 点日光强烈时外出，外出时应使用防晒霜，撑遮阳伞或戴帽，穿浅色长袖上衣和长裤。④在寒冷季节应注意保持手指和脚趾温暖，避免引起血管收缩的因素。尽量减少感冒等感染性疾病，因感染能诱发狼疮活动或使原有病情加重。在病情的稳定期可进行适当的保健强身活动,但要避免进行剧烈活动。⑤某些药物可能会诱发或加重病情,因此狼疮肾炎患者在用药前应咨询医生。育龄期女性患者还应避免服用避孕药,不使用含有雌激素的药物。

● **陕西西京医院临床免疫科杜望磊医生**
　陕西西安市第五医院风湿科张薇医生

（1）饮食:狼疮肾炎患者应摄取足够的营养,如蛋白质、维生素、矿物质,以清淡为宜。水分、盐分宜作适度限制。避免大量的烟、酒或刺激性食物。骨质疏松可以使用维生素 D。

（2）运动:运动(散步、气功)可以促进血液循环,增进心肺功能,保持肌肉、骨骼的韧性,对任何人都有益处,狼疮患者自不例外。不要过度疲劳,但关节发炎则不适宜活动。

（3）避免日晒:狼疮患者对阳光敏感,应尽量避免日照。

（4）预防感染:患者因病情的影响及类固醇或免疫抑制剂的不良反应影响,免疫能力普遍下降,非常容易受到细菌侵犯,而引起各器官的感染。常见的有呼吸道感染、泌尿道感染、肠胃道感染及伤口的感染等问题。

（5）调整情绪:被诊断为狼疮对精神是一个沉重的打击,患者往往情绪低落,焦虑、抑郁、气愤、罪过、否认等情况接踵而来。但情绪和疾病有着密不可分、相互影响的关系。患者就面临着身体与心理的挑战。要打赢这场战争,保持心情的愉快,有助于病情的改善。同时亲朋好友要给予关爱和支持。

请教医生,哪些体育锻炼适合狼疮肾炎患者?

● **陕西西安交通大学医学院第二附属医院肾内科朱丹医生**

你好! 狼疮肾炎程度轻重差异很大,应根据具体病情而定,如水肿很明显,应卧床休息,如症状较轻,可适当运动,但应避免过度劳累,也应避免过度卧床休息。

狼疮患者应保持运动,避免过度卧床,一些能增强肌肉力量、提高机体耐力的活动对疾病是非常有益的。但同时也要注意保护自己已有炎症损害的关节,建议进行游泳、散步、骑车活动,而一些娱乐活动特别是一些对韧带、肌腱等要求较高的项目,如划船、举重、高尔夫球、网球等则要因人而异。

医生您好,狼疮肾炎患者需要在饮食上特别注意吗?

● **天津市 254 医院肾内科陶新朝医生**

从理论上讲,凡是能增加皮肤过敏性的物质,如含有补骨脂素的芹菜、香菇等均可以加重红斑。菠菜可以增加尿蛋白,花菜可以加重脱发,但在临床观察此类食物造成发病的并不多。我们观察,大约有半数的患者食用虾、螃蟹一类海鲜可造成红斑狼疮复发,而鱼类、贝类很少;蔬菜中以韭菜造成发病的最多。所以红斑狼疮患者应特别注意。另外,不宜饮酒,香烟中的尼古丁可加重血管炎,应戒烟。

● **安徽宣城市人民医院肾内科汪炜医生**
湖北武汉同济医院肾病科姚颖医生
湖南岳阳市二医院肾病科蔡先娇医生
辽宁中国医科大学附属第一医院肾内科栗霄立医生
陕西长安医院肾病科刘水琴医生

狼疮肾炎患者在日常饮食中应注意以下几点。

(1)不食用或少食用具有增强光敏感作用的食物:如无花果、紫云英、油菜、黄泥螺及芹菜等,如食用后应避免阳光照射。蘑菇、香菇等蕈类和某些食物染料及烟草也会有诱发 SLE 的潜在作用,也尽量不要食用或少食用。

(2)优质蛋白饮食:狼疮肾炎患者常有大量蛋白质从尿中丢失,会引起低蛋白血症,因此必须补充优质蛋白,可饮牛奶,吃鸡蛋、瘦肉、鱼类等富含蛋白质的食物。但也不是无限量食用,过量会增加肾小球负担。

(3)低脂饮食:狼疮肾炎患者活动少,消化功能差,宜吃清淡易消化的食物,不宜食用含脂肪较多的油腻食物。

（4）低盐饮食:应用皮质激素或有肾脏损害的患者易导致水、钠潴留,引起水肿,故要低盐饮食。

（5）补充钙质,防止糖皮质激素造成的骨质疏松,多食富含维生素的食品,并可口服补钙。

（6）监测血糖:因患者长期服用糖皮质激素,易引起类固醇性糖尿病及库欣综合征,故要适当控制含糖量高的食物,并定期监测血糖。

● **内蒙古乌兰浩特兴安盟人民医院肾内风湿科辛克弘医生**

你好! 饮食需要注意避免食用苜蓿类的蔬菜;盐以低于6克/天为宜;如果肾功能正常,蛋白质一般不受限制,以优质蛋白为主,如牛奶、精肉、蛋、鱼等;如果肾功能异常就需要控制蛋白的摄入,以每天0.6～0.8克/千克体重为宜。

● **上海华东医院肾脏风湿科叶志斌医生**

红斑狼疮患者的饮食调配原则应是高蛋白、低脂肪、低盐、低糖、富含多种维生素和钙的食物。

● **湖南中南大学湘雅医院肾内科杨敬华医生**

如果肾功能正常,饮食方面要保证热量,以吃米饭为主;低盐,盐<3克/天;选用植物油,清淡饮食。忌高热量、高糖、高脂饮食。

医生您好,请问狼疮肾炎病情控制以后,想要预防再发病,需要注意哪些事项?

● **上海仁济医院风湿科郭强医生**

注意调养,保持积极乐观的态度;注意劳逸结合,适当锻炼;注意预防感冒,积极防治各种感染;注意戒烟、戒酒;注意不吃羊肉、狗肉、马肉、鹿肉;注意补充优质蛋白和多种维生素,少吃含高脂肪、高胆固醇的食物等。经常随访。

● **湖南南华大学附属第一医院风湿科李君君医生**

狼疮肾炎得到控制后须注意:①继续服药以稳定病情,不要自行停药。②注意勿过劳,避免感染。③避免使用可能诱发狼疮活动的药物,如避孕药,避免使用对肾脏有损害的药物。④避免强阳光暴晒和紫外线照射。⑤定期检查。

● **广东省人民医院风湿科李玲医生**

仍然要定期去看风湿专科医生,规律服药并逐渐减量或换药,定期复查尿常规及免疫指标等,根据具体病情调整用药。

● **安徽医科大学第一附属医院风湿科刘爽医生**

病情控制后,首先还是要规律定量的服用抗风湿药物,尤其是泼尼松(强的松),不能自行减量和停药。另外,不要太劳累,生活应劳逸适度。慎用美白嫩肤的化妆品及染发等。一定要定期去医院复查,因为病情复发有时是没有诱因的。

妊娠生育

请教医生,女性狼疮肾炎患者能否怀孕? 需要注意哪些事项?

● 重庆医科大学附属第一医院肾内科甘华医生
  黑龙江哈尔滨医科大学附属第一医院风湿科梅轶芳医生
  辽宁大连医科大学附属第一医院肾内科谢华医生
  山东滨州市人民医院风湿免疫科邹霓医生
  山东荣城市人民医院风湿科邢晓燕医生
  四川成都军区总医院肾内科郭东阳医生
  浙江大学医学院附属第一医院风湿科孙德本医生
  浙江杭州市中医院肾内科楼季华医生

　　系统性红斑狼疮(SLE)是妊娠期较常见的自身免疫性疾病,多发生于女性,且大多处于生育年龄,肾脏是 SLE 最常见的受累脏器,狼疮肾炎(LN)患者的妊娠问题在临床上尤其值得关注。

　　LN 并非妊娠的禁忌证,但妊娠期间有可能出现狼疮活动、病情恶化,胎儿流产、早产、宫内发育迟缓的比例也较高。LN 患者应在医师的指导下妊娠,妊娠后需要定期到肾内科、风湿科、产科随诊。

　　(1) 妊娠对 LN 的影响:LN 患者无论在妊娠期或产后期(包括足月产和流产)均可能使病情复发或加重,偶尔导致死亡,在 LN 处于活动的状态下病情更易加重。

　　(2) LN 对妊娠的影响:如 SLE 患者无肾损害或受孕前 SLE 静止缓解时间多于 6 个月,且在妊娠时仍未活动,胎儿存活分娩的概率达 90%。若在妊娠期间出现 SLE 活动,胎儿存活分娩率降至约 65%。

(3) 妊娠期 LN 的治疗:妊娠期活动性 LN 一般使用糖皮质激素标准疗法治疗,在 LN 活动性被控制之后,逐渐减少剂量。

(4) LN 患者妊娠指征:总的来说,LN 患者在孕前 6 个月或以上时期,LN 一直处于缓解期,没有肾功能损害或高血压,血清补体水平正常,泼尼松(强的松)隔天 20 毫克或每天 10 毫克的情况下可以妊娠,怀孕对母亲和胎儿均无显著影响,对 LN 的预后影响不大。患者若有肾功能降低或血压增高、低补体血症、LN 活动,应避免妊娠,此时妊娠不仅对母体造成危害,对胎儿的存活也是一个严重的威胁,应立即终止妊娠,以保障母体的安全。

为减少 SLE 患者妊娠期间病情加剧和对胎儿的不良影响,对病情控制稳定时间不到 1 年的患者主张其避孕。出现狼疮活动或 LN 伴肾功能不全、大量蛋白尿的患者应早期终止妊娠以避免病情恶化。妊娠早、中期出现病情恶化或肾病综合征的患者也主张终止妊娠。妊娠晚期出现肾病综合征的患者,应积极治疗、密切观察。妊娠并发 LN、急性肾衰竭或重度妊高征的患者无论孕周多少,为保证孕妇的安全,均应终止妊娠。

病例问答

请教专家,本人 34 岁,是女性狼疮肾炎患者,现在检查尿蛋白是＋＋＋、潜血是＋＋,24 小时尿蛋白是 1.5 g,现在接受环磷酰胺治疗,已经是第二次复发,目前是不是只能用环磷酰胺加激素治疗? 还有什么方法吗?

● **内蒙古医学院第一附属医院肾内科赵建荣医生**

狼疮肾炎的免疫抑制剂除了环磷酰胺外,还有霉酚酸酯、他克莫司、来氟米特(爱若华)等,药物是不少的,不过最好能根据肾活检的病理结果进行分型治疗。

医生您好,我是狼疮肾炎患者,一定要进行肾活检穿刺吗?

● **内蒙古医学院第一附属医院肾内科智淑清医生**

肾穿刺是确定狼疮肾炎患者病理类型的最佳方案,而且对治疗非常有好处,同时可以重复肾穿刺,观察转型问题。

请教医生,哪些检查结果代表我由狼疮发展为狼疮肾炎了?

● **陕西西安交通大学医学院第二附属医院肾内科姚纲练医生**

狼疮患者,如果 24 小时尿蛋白大于 150 毫克,可能发生了狼疮肾炎。

请问医生,系统性红斑狼疮肾炎能治愈吗? 治疗期间能上学吗?

● **江苏吴江第一人民医院风湿科温志惠医生**

目前临床的治疗只能控制病情,患者需要终生用药。一般在半年到 2 年左右,可达到病情缓解。一般不影响学习和工作,但应避免剧烈运动和重体力劳动。

医生您好,我小妹是一名狼疮患者,最近肾也不好,医生说是狼疮肾炎,给她用了环磷酰胺,可肝脏受损了,还搞得月经不调,请问这个药能继续用吗? 还有其他药可用吗?

● **北京大学第一医院肾内科于峰医生**

如果狼疮累及肾脏,有条件应行肾穿刺活检确定病理类型,再决定治疗方案。环磷酰胺这类药更适用于活动性狼疮性肾炎,如果确实出现如您所述的不良反应而不能耐受,可考虑其他类型的免疫抑制剂,如来氟米特、硫唑嘌呤等。

银屑病关节炎

疾病简介

　　银屑病俗称"牛皮癣",是一种以红斑、丘疹、鳞屑为特征的慢性皮肤病,在红色丘疹或斑片上覆有银白色多层鳞屑,以四肢伸侧、头皮和背部多见。银屑病发病率高,病程较长,反复发作,对患者影响较大,是皮肤科领域重点研究的疾病之一。临床上有 4 种类型:寻常型、脓疱型、红皮病型和关节病型,其中以寻常型银屑病最为常见。银屑病的病因和发病机制尚未完全明确,主要有遗传、感染、代谢障碍、免疫等学说。银屑病目前不能根治,但合理地应用现有疗法,可以控制或缓解症状、清除皮损,达到临床治愈。

　　银屑病关节炎(PsA)是一种与银屑病相关的炎性关节病,有银屑病皮疹并导致关节和周围软组织疼痛、肿胀、压痛、僵硬和运动障碍,部分患者可有骶髂关节炎和(或)脊柱炎,病程迁延、易复发,晚期可关节强直,导致残疾。约 75% 的 PsA 患者皮疹出现在关节炎之前,约 10% 出现在关节炎之后,同时出现者约 15%。该病可发生于任何年龄,高峰年龄为 30～50 岁,无性别差异,但脊柱受累以男性较多。在美国,PsA 患病率为 0.1%,银屑病患者 5%～7% 发生关节炎。初步统计我国 PsA 患病率约为 1.23%。临床上有 5 种类型:单关节炎或少关节炎型、远端指间关节型、残毁性关节型、对称性多关节炎型、脊柱关节病型。

　　治疗药物包括:维 A 酸类;非甾体抗炎药(NSAIDs);改善病情抗风湿药(DMARDs),如甲氨蝶呤、柳氮磺吡啶、来氟米特;外用药物等。

银屑病关节炎一般病程良好,只有少数患者(<5%)有关节破坏和畸形。家族银屑病史、20 岁前发病、HLA－DR3 或 DR4 阳性、侵蚀性或多关节病变、广泛皮肤病变等提示预后较差。

> 我今年 47 岁了,被诊断为银屑病有 1 年了,最近越来越严重痒得厉害,有蜕皮,腿部、胳膊及头皮上都痒,近 1 个多月腿部关节也痛,这是什么毛病啊!

● **北京人民医院风湿科陈适医生**

有一部分银屑病患者同时或前后患有关节炎,我们称之为银屑病关节炎。此关节炎是血清阴性脊柱关节病的一种,有一定的危害,但可以得到控制,早期治疗效果更佳。建议去有风湿科的综合医院治疗。

病因和发病机制

> 请问银屑病关节炎的病因和发病机制是什么？

● 北京解放军总医院风湿科王炎焱医生

  辽宁大连医科大学附属第二医院风湿科张晓萍医生

  银屑病关节炎的病因和发病机制尚未明确，其皮肤和关节病变的发生可能有相同的机制起作用，遗传、免疫和环境因素被认为是参与发病的重要因素。

  （1）遗传：银屑病关节炎与 HLA - B27、B38、B39、Cw1、DRw4、DRw7 相关，家系研究及 HLA 分型提示银屑病关节炎患者的一级亲属中倾向于发展为关节炎的概率约比普通人群高 50 倍，伴有骶髂关节炎及脊柱关节炎的银屑病关节炎患者 50%～75% HLA - B27 阳性，外周关节炎者约 25% 阳性。

  （2）感染：银屑病关节炎可能与链球菌感染有关，银屑病由于链球菌感染后发病，银屑病的活动与抗链球菌的血清抗体滴度相关；在银屑病关节炎患者的外周血和滑液里可捡出链球菌 RNA 的成分。此外，可能与 EB 病毒、巨细胞病毒、疱疹病毒的感染激活细胞免疫有关。

  （3）免疫异常：T 细胞在银屑病关节炎的发病机制中起了重要的作用。在活动期银屑病关节炎患者中 $CD8^+$ 的 T 淋巴细胞明显升高，提示 MHC - I 类抗原介导的，以细胞毒 T 淋巴细胞为效应细胞的细胞免疫起了重要作用。

银屑病关节炎的发病情况如何？

银屑病关节炎在白种人患病率为 1%～2%，北欧部分地区患病率可高达 5%～10%，在黑种人及日本人中少见。有研究统计，中国人的患病率约为 1.23%。银屑病伴发关节炎的比例为 5%～49%。发病年龄多见于 30～50 岁，少数 9～12 岁儿童也可发病，男女发病情况相近，累及脊柱时男性多于女性，比例约为 3：1。

临床表现

　　　银屑病关节炎有什么临床表现?

● **北京大学第三医院风湿科刘湘源医生**

　　银屑病关节炎(PsA)起病隐袭,约 1/3 呈急性发作,起病前常无诱因。临床表现包括以下几点。

　　(1)关节表现:关节症状多种多样,除四肢外周关节病变外,部分可累及脊柱。受累关节疼痛、压痛、肿胀、晨僵和功能障碍,依据临床特点分为 5 种类型。

　　1)单关节炎或寡关节炎型:该型疾病是银屑病关节炎中最常见类型,占 70％,受累关节以膝、踝、髋等大关节为主,亦可同时累及 1~2 个指(趾)间关节。因伴发远端和近端指(趾)间关节滑膜炎和腱鞘炎,受损指(趾)可呈现典型的腊肠指(趾),常伴有指(趾)甲病变。

　　2)远端指间关节型:占 5％~10％,病变累及远端指间关节,为典型的 PsA,通常与银屑病指甲病变相关。

　　3)残毁性关节型:占 5％,是 PsA 的严重类型,好发年龄为 20~30 岁,受累指、掌、跖骨可有骨溶解,指节为望远镜式的套叠状,关节可强直、畸形。常伴发热和骶髂关节炎,皮肤病变严重。

　　4)对称性多关节炎型:占 15％,病变以近端指(趾)间关节为主,可累及远端指(趾)间关节及大关节,如腕、肘、膝和踝关节等。

　　5)脊柱关节病型:约占 5％,男性、年龄大者多见,以脊柱和骶髂关节病变为主,常为单侧,下背痛或胸壁痛等症状可缺如或很轻,脊柱炎表现为韧带骨赘形成,严重时可引起脊柱融合,骶髂关节模糊,关节间隙狭窄,甚至融合,可影响颈椎导致寰椎和轴下不全脱位。

(2)皮肤表现:皮肤银屑病变好发于头皮及四肢伸侧,尤其肘、膝部位,呈散在或泛发分布,要特别注意隐藏部位的皮损,如头发、会阴、臀、脐等。皮损表现为丘疹或斑块,圆形或不规则形,表面有丰富的银白色鳞屑,去除鳞屑后为发亮的薄膜、除去薄膜可见点状出血(Auspitz 征),该特征对银屑病具有诊断意义。存在银屑病是 PsA 与其他炎性关节病的重要区别,皮肤病变严重性和关节炎症程度无直接关系。

(3)指(趾)甲表现:约 80% 的 PsA 患者有指(趾)甲病变,而无关节炎的银屑病患者指甲病变仅占 20%。有炎症的远端指间关节出现顶针样凹陷是 PsA 的特征性变化。其他表现有指甲脱离,甲下角化过度、增厚、横嵴及变色。

(4)其他表现:①全身症状:少数有发热,体重减轻和贫血等。②系统性损害:7%～33% 患者有眼部病变,如结膜炎、葡萄膜炎、虹膜炎和干燥性角膜炎等;<4% 的患者出现主动脉瓣关闭不全,常见于疾病晚期,另有心脏肥大和传导阻滞等;肺部可见上肺纤维化;胃肠道可有炎性肠病。③附着点炎:特别在跟腱和跖腱膜附着部位。足跟痛是附着点炎的表现。

辅助检查

> 请问确诊银屑病关节炎需要检查哪些指标?

● **陕西西京医院临床免疫科杨西超医生**

明确诊断银屑病关节炎需要进行以下辅助检查。

（1）实验室检查：本病无特异性实验室检查，病情活动时红细胞沉降率加快，C反应蛋白增加，IgA、IgE增高，补体水平增高等；滑液呈非特异性反应，白细胞轻度增加，以中性粒细胞为主；类风湿因子阴性，5%～16%的患者出现低滴度的类风湿因子；约半数患者HLAB27阳性，且与骶髂关节和脊柱受累显著相关。

（2）影像学检查：①周围关节炎：骨质有破坏和增生表现。手和足的小关节呈骨性强直，指间关节破坏伴关节间隙增宽，末节指骨茎突的骨性增生及末节指骨吸收，近端指骨变尖和远端指骨骨性增生，造成"带帽铅笔"样畸形。受累指间关节间隙变窄、融合、强直和畸形。②中轴关节炎：多表现为单侧骶髂关节炎，关节间隙模糊、变窄、融合。椎间隙变窄、强直、不对称性韧带骨赘形成，椎旁骨化，特点是相邻椎体的中部之间的韧带骨化形成骨桥，呈不对称分布。

诊断和鉴别诊断

请问银屑病关节炎有几种类型？

● **上海市第一人民医院风湿科金毓莉医生**

依据临床特点，银屑病关节炎分为5种类型，60%的类型间可相互转化，合并存在。

(1) 单关节炎或少关节炎型：该型疾病是银屑病关节炎中最常见类型，占70%，以手、足远端或近端指(趾)间关节为主，膝、踝、髋、腕关节亦可受累，分布不对称，因伴发远端和近端指(趾)间关节滑膜炎和腱鞘炎，受损指(趾)可呈现典型的腊肠指(趾)——指(趾)炎，常伴有指(趾)甲病变。

(2) 远端指间关节型：占5%~10%，病变累及远端指间关节，为典型的PsA，通常与银屑病指甲病变相关。

(3) 残毁性关节型：约占5%，是PsA的严重类型，好发于20~30岁，受累指、掌、跖骨可有骨溶解，指节为望远镜式的套叠状，关节可强直、畸形。常伴发热和骶髂关节炎，皮肤病变严重。

(4) 对称性多关节炎型：占15%，病变以近端指(趾)间关节为主，可累及远端指(趾)间关节及大关节，如腕、肘、膝和踝关节等。

(5) 脊柱病型：约占5%，年龄大的男性多见，以脊柱和骶髂关节病变为主(常为单侧)，下背痛或胸壁痛等症状可缺如或很轻，脊柱炎表现为韧带骨赘形成，严重时可引起脊柱融合，骶髂关节模糊，关节间隙狭窄甚至融合，可影响颈椎导致寰椎和轴下不全脱位。

也有学者将银屑病关节炎分为 3 种类型：①类似反应性关节炎伴起止点炎的单关节和少关节炎型；②类似类风湿关节炎的对称性多关节炎型；③类似强直性脊柱炎的以中轴关节病变为主（脊柱炎、骶髂关节炎和髋关节炎），伴有或不伴有周围关节病变的脊柱病型。

银屑病关节炎(PsA)如何诊断？

● **北京大学第三医院风湿科刘湘源医生**

银屑病关节炎诊断要点如下：

（1）症状和体征：①皮肤表现：皮肤银屑病是 PsA 的重要诊断依据，皮损出现在关节炎后者诊断困难，细致询问病史，如银屑病家族史、儿童时代的滴状银屑病，检查隐蔽部位的银屑病（如头皮、脐或肛周）和特征性放射学表现有助于诊断，但应排除其他疾病，并应定期随访。②指（趾）甲表现：顶针样凹陷（＞20 个），指甲脱离、变色、增厚、粗糙、横嵴和甲下过度角化等。指（趾）甲病变是银屑病可能发展为 PsA 的重要临床表现。③关节表现：累及一个或多个关节，以指关节、跖趾关节等手足小关节为主，远端指间关节最易受累，常不对称，关节僵硬、肿胀、压痛和功能障碍。④脊柱表现：脊柱病变可有腰背痛和脊柱强直等症状。

（2）辅助检查：①实验室检查：本病无特殊性实验室检查，病情活动时红细胞沉降率加快，C-反应蛋白增加，IgA、IgE 增高，补体水平增高等；滑液呈非特异性反应，白细胞轻度增加，以中性粒细胞为主；类风湿因子阴性，少数患者可有低滴度类风湿因子和抗核抗体；约半数患者 HLA-B27 阳性，且与骶髂关节和脊柱受累显著相关。②影像学检查：周围关节炎表现为周围关节骨质有破坏和增生表现。末节指（趾）骨远端有骨质溶解、吸收而基底有骨质增生；可有中间指骨远端因侵蚀破坏变尖和远端指骨骨性增生，两者造成"铅笔帽"样畸形；或"望远镜"样畸形；受累指间关节间隙变窄、融合、强直和畸形；长骨骨干绒毛状骨膜炎。中轴关节炎表现为不对称骶髂关节炎,关节间隙模糊、变窄、融合。椎间隙变窄、强直、不对称性韧带骨赘形成、椎旁骨化,其特点是相邻椎体的中部之间的韧带骨化形成骨桥,并呈不对称分布。

(3) 诊断依据:银屑病患者有炎性关节炎表现即可诊断。因部分 PsA 患者银屑病出现在关节炎后,此类患者的诊断较困难,应注意临床和放射学提供的线索,如银屑病家族史,寻找隐蔽部位的银屑病变,注意受累关节部位,有无脊柱关节病等来作出诊断。

银屑病关节炎与其他常见关节疾病的鉴别诊断是怎样的?

(1) 类风湿关节炎:PsA 有银屑病皮损和特殊指甲病变、指(趾)炎、附着点炎,常侵犯远端指间关节,类风湿因子阴性,特殊的 X 线表现,如笔帽样改变,部分患者有脊柱和骶髂关节病变。而类风湿关节炎多为对称性小关节炎,以近端指间关节、掌指关节和腕关节受累常见,可有皮下结节,类风湿因子阳性,X 线以关节侵蚀性改变为主。

(2) 强直性脊柱炎:侵犯脊柱的 PsA,脊柱和骶髂关节病变不对称,表现为"跳跃"式病变,多发于年龄大的男性,症状较轻,有银屑病皮损和指甲改变。强直性脊柱炎患者发病年龄较轻,无皮肤、指甲病变,脊柱、骶髂关节病变常呈对称性。

(3) 骨关节炎:两者均侵蚀远端指间关节,但骨关节炎无银屑病皮损和指甲病变,可有赫伯登结节、布夏尔结节,无 PsA 的典型 X 线改变,发病年龄多为 50 岁以上老年人。

(4) Reiter 综合征:典型患者具有非特异性尿道炎、眼结膜炎、关节炎(特别是下肢持重关节)和皮肤病变表现。本征患者可伴有蛎壳样银屑病皮疹,关节症状也和银屑病关节炎很相似。对这类不典型病例需经一段时期的随访才能确诊。

(5) 痛风:痛风引起的急性关节炎起病急,多于夜间发作,白天减轻,经数月至数年反复发作,形成慢性痛风,产生关节畸形和僵硬。根据临床症状、高尿酸血症、痛风石排出物、滑膜液检出尿酸盐结晶及应用秋水仙素、别嘌醇治疗有效,有助于鉴别。

具有银屑病皮损的患者容易诊断。如果关节炎症状先出现,无皮损病变或病变不典型则不易诊断。

治疗方法

医生，我被确诊为银屑病关节炎 1 个月了，在诊治过程中，看到一些已经有 10 多年病程的病友出现关节变形，从而严重降低生活质量，甚至不能自理，请问银屑病关节炎能治愈吗？

● **上海仁济医院风湿科郭强医生**

我们要再三强调的是患者应该懂得目前的医疗水平还不能彻底治愈银屑病关节炎，虽然有很多的治疗手段在应用一段时间后可以使皮疹消退，但每一种治疗都有其优点和缺点，可能某种治疗方法用于患者甲疗效很好，而用于患者乙没有效果。

银屑病关节炎的治疗是一个复杂的问题，也是一个需要综合考虑的问题。应该明确所患的银屑病关节炎的类型，因为不同类型所用的治疗方案不同。在治疗时要考虑到疾病严重程度、皮疹的部位、患者的年龄、伴有的其他疾病、总的身体状况、用药史等。因此，患者绝对不能自己盲目选择治疗方法，或在不正规的诊所治疗，而必须在正规医院风湿专科进行诊断和治疗。

● **上海长征医院风湿科许臻医生**

根据你所述的情况，疾病确诊时间不久，仅 1 个月，只要积极治疗还是有希望改善病情、延缓病程进展的。

请问银屑病关节炎的治疗要注意哪些问题？

● 陕西西安市第五医院风湿科王健医生

银屑病关节炎的治疗方法很多,主要有:内用药物疗法、外用药物疗法及物理疗法。治疗中要注意因人而异,采用安全的治疗方法。急性进行期禁用紫外线照射治疗或刺激性强的外用药物。对于与感染相关的患者,可用抗生素控制感染;对于皮损局限或稀少者可单用外用药物治疗;对于皮疹少而轻但治疗效果不佳常复发者,甚至可以停药观察病情变化;对于皮疹广泛者宜采用系统疗法;对于病情危重者,应用多种方法联合治疗。

我得了银屑病关节炎,想问该怎么治疗?

● 北京广安门中医院风湿科曹炜医生
 北京西苑医院风湿科张昱医生
 山东潍坊中医院风湿科尹国富医生
 上海长海医院风湿科施冶青医生
 天津医科大学总医院感染免疫科李昕医生

银屑病关节炎的治疗目的在于缓解关节疼痛和延缓关节损害,同时需兼顾治疗银屑病皮损。

(1)基本治疗:包括适当休息,避免过度疲劳和关节损伤,注意关节功能锻炼和对患者进行教育等。注意忌烟、酒和刺激性食物。

(2)药物治疗:药物选择与类风湿关节炎治疗相似。

1)非甾体抗炎药(NSAIDs):适用于轻、中度活动性关节炎者,具有抗炎、止痛、退热和消肿作用,但对皮损和关节破坏无效。治疗剂量应个体化;只有在一种NSAIDs足量使用1~2周无效后才更改为另一种;避免两种或两种以上NSAIDs同时服用,因疗效不叠加,而不良反应增多;老年人宜选用半衰期短的NSAIDs药物,对有溃疡病史的患者,宜服用选择性COX-2抑制剂以减少胃肠道的不良反应。NSAIDs的不良反应主要有胃肠道反应,如恶心、呕吐、腹痛、腹胀、食欲不佳,严重者有消化道溃疡、出血、穿孔等；肾脏不良反应，如肾灌注量减少，出现水、钠潴留及高血钾、血尿、蛋白尿、间质性肾炎，严重者发生肾坏死致肾功能不全；NSAIDs还可以引起外周血细胞减少、凝血障碍、再生障碍性贫血、肝功能损害，少数患者发生过敏反应（皮疹、哮喘）及耳鸣、听力下降，无菌性脑膜炎等。

2）改善病情抗风湿药（DMARDs）：防止病情恶化及延缓关节组织的破坏。如单用一种DMARDs无效时也可联合用药，如以甲氨蝶呤作为基本药物，加用柳氮磺吡啶。

甲氨蝶呤（MTX）：对皮损和关节炎均有效，可作为治疗的首选药。可口服、肌肉注射和静脉滴注，开始10毫克每周1次，如无不良反应、症状加重者可逐渐增加剂量至15～25毫克每周1次，待病情控制后逐渐减量，维持量5～10毫克每周1次。常见不良反应有恶心、口炎、腹泻、脱发、皮疹，少数出现骨髓抑制、听力损害和肺间质变。也可引起流产、畸胎和影响生育力。服药期间应定期查血常规和肝功能。

柳氮磺吡啶（SSZ）：对外周关节炎有效。从小剂量逐渐加量有助于减少不良反应，使用方法：每日250～500毫克开始，之后每周增加500毫克，直至2.0克，如疗效不明显可增至每日3.0克，主要不良反应有恶心、厌食、消化不良、腹痛、腹泻、皮疹、无症状性转氨酶增高和可逆性精子减少，偶有白细胞、血小板减少，对磺胺过敏者禁用。服药期间应定期查血常规和肝功能。

硫唑嘌呤（AZA）：对皮损有效，常用剂量每日1～2毫克/千克体重，一般100毫克/日，维持量50毫克/日。不良反应有脱发、皮疹、骨髓抑制（包括白细胞减少、血小板减少、贫血）、胃肠反应有恶心、呕吐、可有肝损害、胰腺炎，对精子、卵子有一定损伤，出现致畸，长期应用致癌。服药期间应定期查血常规和肝功能等。

环孢素A（CsA）：美国FDA已批准将其用于重症银屑病治疗，对皮肤和关节型银屑病有效，FDA认为一年内维持治疗，更长期使用对银屑病是禁止的。常用量每日3～5毫克/千克体重，维持量是每日 2～3 毫克/千克体重。CsA 的主要不良反应有高血压、肝肾毒性、神经系统损害、继发感染、肿瘤及胃肠道反应、牙龈增生、多毛等。不良反应的严重程度、持续时间均与剂量和血药浓度有关。服药期间应查血常规、血肌酐和血压等。

来氟米特(LEF)：用于中、重度患者，20 毫克/日，主要不良反应有腹泻、瘙痒、高血压、肝酶增高、皮疹、脱发和一过性白细胞下降等，服药期间应定期检查血常规和肝功能。

3）阿维 A 酯(依曲替酯)：开始每日 0.75～1 毫克/千克体重，分两次口服。病情缓解后逐渐减量，疗程 4～8 周，肝肾功能不正常及血脂过高和孕妇、哺乳期妇女禁用。由于该药有潜在致畸性和体内长期滞留，所以患者在服药期间和停药后至少 1 年不应怀孕。用药期间注意肝功能及血脂等。长期使用可使脊柱韧带钙化，因此中轴病变应避免使用。

4）糖皮质激素：用于病情严重和一般药物治疗不能控制者。因不良反应多，突然停用可诱发严重的银屑病类型和疾病复发，因此一般不宜选用，更不应长期使用。但也有学者认为小剂量糖皮质激素可缓解患者症状，可作为 DMARDs 起效前的"桥梁"作用。

5）植物药制剂雷公藤总苷：30～60 毫克/日，分 3 次饭后服。主要不良反应是性腺抑制，导致精子生成减少，男性不育和女性闭经。雷公藤还可引起食欲缺乏(纳差)、恶心、呕吐、腹痛、腹泻等，可有骨髓抑制作用，出现贫血、白细胞和血小板减少，并有可逆性肝酶升高和血肌酐清除率下降，其他不良反应包括皮疹、色素沉着、口腔溃疡、指甲变软、脱发、口干、心悸、胸闷、头痛、失眠等。

6）局部用药：①关节腔注射长效皮质激素类药物在急性单关节或少关节炎型可考虑用，但不应反复使用，1 年内不宜超过 3 次，同时避开皮损处，过多的关节腔穿刺除了易并发感染外，还可发生类固醇晶体性关节炎。②银屑病皮损局部用药：依据皮损类型、病情等不同而选用不同药物。如外用糖皮质激素一般用于轻、中度银屑病,可每日、隔日或每周 1～2 次使用,使用不当或滥用尤其是大剂量情况下可导致皮肤松弛、变薄和萎缩。焦油类制剂易污染衣物、有异味,一般可在睡眠时服用,除引起皮肤激惹现象,很少有其他不良反应。蒽林对轻、中度银屑病有效,但使用不便及其不良反应限制其广泛应用。外用维生素 D₃、钙泊三醇用于中度银屑病治疗,有一定不良反应,不推荐用于面部和生殖器皮肤及妊娠期妇女和儿童。水杨酸制剂通常用于糖皮质激素、蒽林或煤焦油制剂的联合治疗以提高这些药物的效果。Tazarotene (Tazorac)用于治疗银屑病的外用视黄醛或维生素 A 衍生物,最明显不良反应是使皮肤变为亮红色,常使人误认为病情恶化,一般不用于皮肤皱褶处,如腹股沟和眼睛周围。其他有黑馏油软膏、喜树酊溶液等。

(3) 物理疗法:

1) 封闭治疗:在使用外用激素或湿化皮肤后将一层不透气、不透水的贴膏覆盖于患处。多用于顽固的,局限的银屑病皮损处和头皮银屑病,不用于范围广泛的皮损。

2) 湿化治疗:保持皮肤湿润能减少感染和瘙痒发生率,使皮肤更柔韧并增加防御性。

3) 水浴:有人发现用煤焦油溶液、麦片油、EPSOM 盐或死海盐浸浴也能帮助清除皮疹和缓解瘙痒,一般在浸浴至少 15 分钟后立即用油剂湿化皮肤。

4) 光化学疗法:补骨脂素和长波紫外线(PUVA)疗法对皮肤的病变疗效显著,对周围关节也有效,但对受累的脊柱无效。对 1/3 的银屑病患者有效,甚至能达到长期缓解。但因其不良反应,一般只用于中到重度银屑病患者或其他治疗无效的患者,且只能在医院内进行。不良反应有恶心、头痛、眩晕、皮肤瘙痒和发红。长期不良反应有皮肤老化,表现为皮肤的干皱和橘皮样变。接受 PUVA 治疗的患者在治疗时和治疗后 12～24 小时应戴护目镜保护眼睛。多次治疗的患者患皮肤癌概率增高。

(4) 外科治疗:外科手术治疗如关节成形术等用于已出现关

节畸形伴功能障碍的患者。

　　以上只是简要介绍了一些治疗原则，本病目前治疗方法虽多，但大多数只能达到临床缓解，不能阻止疾病复发和根治疾病。所以患者最好到正规医院的风湿专科，在医生指导下，根据具体病情进行系统治疗。

　　请问医生，PUVA 是什么治疗？适合哪些银屑病患者？

● **吉林长春中医药大学附属医院风湿科荣大奇医生**
　江苏大学附属江滨医院风湿科戴靖医生
　陕西西安市第五医院风湿科史浦敏医生

　　你好，光化学疗法简称 PUVA，是补骨脂素联合使用长波段紫外线暴露疗法。补骨脂素是一种光敏感药物，能在被紫外线照射到的皮肤处被激活，增加人体皮肤对紫外线的敏感性。这种治疗能抑制表皮细胞过度增殖而缓解银屑病症状。PUVA 通常用于治疗中到重度的银屑病或者其他治疗不能控制的难治性银屑病，病情较轻而且比较稳定的患者不主张进行 PUVA 治疗。在使用补骨脂素后要注意避免日晒，在治疗后的 1～2 天外出时需要戴防紫外线的眼镜。

　　想问银屑病关节炎的预后如何？

● **天津医科大学总医院感染免疫科李昕医生**

　　以往认为本病多数预后良好，仅 5‰ 发生残毁型关节炎，远期预后比类风湿关节炎好。但近期研究发现，关节畸形和破坏性关节炎比例明显增多。

　　存在以下因素者预后较差，应积极争取早期治疗：侵蚀性或多关节病变、广泛皮肤病变、发病年龄小于 20 岁、有家族银屑病史、HLA - DR3 或 DR4 阳性等。

预防保健

银屑病关节炎患者是否会传染?

● **陕西西安市第五医院风湿科张智医生**

　　这可能是患者、患者家属及周围同事最关心的问题。我们接触到的患者中很多人因为害怕把病传染给家中其他成员而自我隔离。其实,银屑病是一种慢性炎症性疾病,银屑病关节炎是与银屑病相关的炎性关节病。患者可以出现皮肤增厚、颜色发红等皮肤病变。但是,银屑病并不是细菌、真菌或寄生虫等传染性致病因子直接引起的,现代医学检验手段已达相当高的水平,但至今尚未能证明本病有传染性致病因子。另外,从临床实践中观察银屑病也不存在传染问题。所以,银屑病关节炎是不会传染的。

请问医生,日常生活中如何防止银屑病关节炎复发?

● **北京解放军总医院风湿科赵伟医生**

　　冬季北方天气比较寒冷,人们穿衣服较多,导致人体皮肤接受阳光中紫外线照射的量较少,冬季摄入新鲜瓜果、蔬菜的量不足,加上活动、洗澡次数减少,通风不好,都会引起银屑病的复发,生活中要注意避免这些不利因素。

　　银屑病可以和多种疾病伴发。其中,糖尿病、痛风、高脂血症、高血压等疾病伴发率更高。积极防治这些疾病,有利于减少或减轻银屑病复发与加重。

银屑病关节炎

不吸烟、不饮酒,特别是不要饮烈酒和浓茶,忌食或少食辛辣、刺激食物,提倡低脂饮食;保持心情愉快、心平气和,积极锻炼身体,多参加力所能及的文体活动,保证充足的睡眠等;在适当的药物治疗同时配合物理治疗,如紫外线照射疗法、温泉浴及药浴等,都对预防疾病复发有很好效果。

我得了银屑病关节炎,日常生活应如何保健?

● **北京大学第三医院风湿科刘湘源医生**

银屑病关节炎日常生活中需要注意以下事项。

(1)日光浴:有规则和持之以恒的日光浴可治疗寻常型银屑病皮疹者(脓疱型和红皮型无效),最佳时间是 6 月、7 月和 8 月,每次持续时间短而次数多,避免暴晒和灼伤,晒伤可使银屑病复发和加重,晒伤则可用冷水浴、润肤霜或氢化可的松来治疗,必要时口服阿司匹林。选用保护镜来保护口唇、鼻和耳部,男性要防护生殖器,因这些部位若受到长时间照射易患皮肤癌。应选用标有"100％UVA 和 UVB 保护"的保护眼镜。

(2)避免皮肤损伤:避免皮肤外伤及细菌、病毒的感染。即使轻微的损伤,如晒伤、刮伤及紧身衣服的擦伤也可使得银屑病皮疹恶化。

(3)勤修理指甲及恰当处理:可经常在放有 3 瓶盖焦油浴液的温水中浸泡,每次 20 分钟,然后每个指甲涂擦上润肤剂,有利于指甲病变的恢复。趾甲则先用温水泡 10 分钟,再用砂板轻轻挫去趾甲粗厚部分,并用剪刀修理。穿宽松的鞋,以避免摩擦而引起足趾甲的增厚。

(4)休息与锻炼:急性期,有炎症的关节应减少活动,并冷敷,慢性期可逐渐增加活动量,并进行热疗。锻炼后疼痛的持续时间不应超过 2 小时,否则为锻炼过度或锻炼方法错误。

(5)怀孕和生育:想怀孕的男性或妇女要停用免疫抑制剂至少半年以上。

银屑病关节炎患者的家庭护理应注意哪些事项?

（1）心理护理：①患者反复用药但疗效不佳,且医药费昂贵,带来经济上的负担,使其对治疗失去信心。应主动与患者交流,体谅、理解患者,使其有被重视、被关心的感觉。向患者介绍成功病例,告知患者只要积极配合正规治疗,本病是可以治愈的,使患者树立战胜疾病的信心。②患者因全身皮肤脱屑,特别是身体暴露部位脱屑,影响美观,担心疾病会传染给家人或他人,受歧视,产生自卑、焦虑、恐惧心理。帮助患者了解自己的病情,介绍与本病有关的发病因素、不良心理活动与疾病的关系,使其消除自卑和恐惧感,以乐观、愉快的心情接受治疗。

（2）皮肤护理：①保持皮肤清洁,及时清扫脱落皮屑,勤换内衣、被服,内衣要宽松舒适,最好选用棉制品,避免各种不良刺激。局部皮损处搽药时,首先用温水泡浴,去除鳞屑后再搽药。有条件者可行温泉浴、中药浴,水温保持在 39～42℃,浸泡 30 分钟,家人要加强陪护,防止意外,避免着凉。②患者常有不同程度的瘙痒,家人应帮助患者转移注意力,如读文章、讲故事、看电视,白天可到室外活动,以分散患者的注意力,减轻瘙痒程度,瘙痒剧烈时可用纱布轻轻按压瘙痒部位。剪短患者指甲,避免抓伤皮肤。

（3）饮食:患者宜进低盐、低脂、高热量、高蛋白、高维生素饮食,适量饮水,忌辛辣刺激性食物,避免饮酒、浓茶、咖啡等,以免加重病情。由于患者有较多鳞屑脱落,蛋白质丢失较多,应适当补充蛋白质摄入量。

（4）休息指导:劳累是诱发和加重银屑病的原因之一。嘱患者多休息,特别是关节型银屑病,要注意关节部位保暖,防止外伤。家人应定期提醒或帮助患者到门诊复查,出现病情变化要及时就诊。

银屑病关节炎患者应如何饮食？是否需要忌口？

● **陕西西安市第五医院风湿科张智医生**

　　银屑病关节炎患者日常一般饮食即可。如果患者大量皮肤脱屑，要注意增加蛋白等营养素，少量多餐、多饮水、忌饮酒，勿食用有刺激性或易引起过敏反应的食物，如鱼、虾、蟹、羊肉、辣椒、酒等。少食油腻、多食新鲜蔬菜、水果及豆制品。血热症患者宜食清淡食品，忌热性食物；血淤证患者宜食健脾食品，如薏米粥、赤豆米粥、山药等；血燥症患者宜食平补清补食品，如蛋类、鸡汤、黑芝麻、大枣等。银屑病患者应严格避免过敏性食物和药物，尽量避免具有刺激性的食物，如酒类、辣椒、生姜、胡椒、咖啡等。

病例问答

....

我今年 47 岁了,被诊断为银屑病有 1 年了,最近越来越严重,痒得厉害,有蜕皮,腿部、胳膊及头皮上都痒,近 1 个多月腿部关节也痛,这是什么毛病啊!

● **山东中医药大学附属医院风湿科付新利医生**

银屑病患者有炎性关节炎表现即可诊断为银屑病关节炎。约 75% 银屑病关节炎患者皮疹出现在关节炎之前,可发生于任何年龄,高峰年龄为 30~50 岁,无性别差异,脊柱受累以男性较多。诊断主要依据为有银屑病史或与银屑病并发、多累及远端小关节、伴有指(趾)甲损害、类风湿因子阴性,并参考 X 线检查所见。

医生您好,我是一位银屑病关节炎患者,以前一直用甲氨蝶呤治疗,疾病控制得还可以,但现在吃得肠胃很不好,现在医生给我换用来氟米特(爱若华),请问治疗类风湿关节炎的药能治疗银屑病关节炎吗? 这个药的不良反应比甲氨蝶呤少一些吗?

● **山东中医药大学附属医院风湿科刘英医生**

来氟米特(爱若华)是可以治疗银屑病关节炎的,在不良反应方面是比较好控制的,可以放心使用。

强直性脊柱炎

疾病简介

　　强直性脊柱炎（AS）多见于青少年，是以中轴关节慢性炎症为主，也可累及内脏及其他组织的慢性进展性风湿性疾病。典型病例 X 线片表现骶髂关节明显破坏，后期脊柱呈"竹节样"变化。

　　我国 AS 的患病率为 0.26%。起病大多缓慢而隐匿，典型表现包括腰背痛、脊柱畸形或活动受限。男性多见，且一般较女性严重。发病年龄多在 10～40 岁，以 20～30 岁为高峰。16 岁以前发病者称幼年型 AS，45～50 岁以后发病者称晚起病 AS。

　　AS 的病因未明。流行病学调查发现，基因和环境因素在本病的发病中发挥作用。

　　目前，AS 尚无根治方法。患者如能早期诊断及合理治疗，可以达到控制症状并改善预后。应通过非药物、药物和手术等综合治疗，缓解疼痛，控制或减轻炎症，保持良好的姿势，防止脊柱或关节变形，达到改善和提高患者生活质量目的。

　　目前治疗 AS 的药物大致分为以下 3 类。

　　第一类为非甾体抗炎药，特点是起效快，具有抗炎、止痛、消肿、退热作用，但不能改善病情的进展，不能减轻骨质损害和致残。只能作为辅助用药。此种药物主要包括吲哚美辛、双氯芬酸、萘丁美酮、美洛昔康及塞来昔布等。

　　第二类为改善病情抗风湿药，能控制病情发展，阻止骨质破坏，是治疗 AS 的主要药物。目前常用的病情改善药有来氟米特（爱若华）、甲氨蝶呤（MTX）、沙利度胺、柳氮磺吡啶（SSZ）等。现主张早期即给予改善病情抗风湿药。

第三类为糖皮质激素,如泼尼松(强的松)、地塞米松、甲泼尼龙等,能迅速减轻关节疼痛和肿胀,但不能改善病情的进展和关节破坏,长期应用引起明显的不良反应,如满月脸、骨质疏松、糖尿病、感染等。

新型生物制剂也逐步在 AS 治疗中使用,并取得一定疗效。

本病一般不危及生命,但可致残,影响患者正常生活和工作。临床表现的轻重程度差异较大,有的患者病情反复持续进展,有的长期处于相对静止状态,可以正常工作和生活。发病年龄较小、髋关节受累较早、反复发作虹膜睫状体炎和继发性淀粉样变性、诊断延迟、治疗不及时和不合理及不坚持长期功能锻炼者预后差。总之,这是一种慢性进展性疾病,应在风湿专科医师的指导下长期随诊。

请问医生,什么是强直性脊柱炎?

● **陕西西安交通大学医学院第一附属医院风湿科施秉银医生**

强直性脊柱炎属于风湿病范畴,是血清阴性脊柱关节病中的一种。原因尚不很明确,是一种以脊柱病变为主的慢性疾病。病变主要累及骶髂关节,引起脊柱强直和纤维化,造成弯腰、行走活动受限,并可有不同程度的眼、肺、肌肉、骨骼的病变,也有自身免疫功能的紊乱,所以又属于自身免疫性疾病。疾病的表现形式多种多样,极易误诊,若延误治疗或治疗不当,可造成终身残疾。所以一旦有上述表现,一定要及时到正规医院就诊,做到早期诊断、早期治疗,以最大限度地降低致残率,提高生活质量。

● **北京积水潭医院风湿科黄彦弘医生**

强直性脊柱炎是一种慢性炎症性疾病,主要侵犯中轴关节,以骶髂关节炎为标志,与 HLA - B27 密切相关,炎症累及部位可引起纤维性及骨性强直。

医生您好,我请问一下,强直性脊柱炎会有生命危险吗?

● **北京大学第三医院风湿科刘湘源医生**

强直性脊柱炎是一种慢性疾病,呈良性经过,且一般无重要脏器的受累,故一般不影响寿命。只要在风湿病专科医师的指导下进行治疗,就能减轻或控制症状,防止并发症的发生,最大限度地恢复体能,健康地生活。

医生您好! 请问强直性脊柱炎会影响寿命吗?

● **湖北武汉协和医院风湿科吴清敏医生**

该病本身是不会影响人的寿命,如果患者不积极治疗,该病可并发其他一些疾病,如生活不能自理、瘫痪等,从而影响寿命,因此患者一定要及早就医治疗。

医生您好,请问强直性脊柱炎对患者的日常生活都有哪些影响?

● **江苏盐城市第三人民医院中医科肖立成医生**

强直性脊柱炎是一种慢性进行性疾病,主要侵犯骶髂关节、脊柱骨突、脊柱旁软组织及外周关节,并可伴发关节外表现。严重者可发生脊柱畸形和关节强直。

患者主要表现腰背部或骶髂部疼痛和(或)发僵、半夜痛醒、翻身困难、晨起或久坐后起立时腰部发僵明显,但活动后减轻。有的患者感臀部钝痛或骶髂部剧痛,偶尔向周边放射。咳嗽、打喷嚏、突然扭动腰部疼痛可加重。24%～75%的 AS 患者在病初或病程中出现外周关节病变,以膝、髋、踝和肩关节居多,肘及手和足小关节偶有受累。

本病的全身表现轻微,少数重症者有发热、疲倦、消瘦、贫血或其他器官受累。1/4 的患者在病程中发生眼葡萄膜炎,单侧或双侧交替,一般可自行缓解,反复发作可致视力障碍。神经系统症状来自压迫性脊神经炎或坐骨神经痛、椎骨骨折或不全脱位及马尾综合征,后者可引起阳痿、夜间尿失禁、膀胱和直肠感觉迟钝、踝反射消失。

　　基于以上临床表现,强直性脊柱炎可以影响患者的日常生活,轻者腰骶部、外周关节肿痛引起患者行动不便(包括最基本的弯腰、走路),睡眠不佳,影响患者学习、工作;重者脊柱畸形和关节强直引起患者行动严重受限,严重影响患者的日常生活。眼部受累、视力障碍、神经系统症状、阳痿及夜间尿失禁更加影响患者生活。

病因和发病机制

请问强直性脊柱炎的病因和发病机制是什么?

● **河北白求恩国际和平医院风湿科李振彬医生**
山西太原钢铁医院风湿科孟祥云医生
陕西西安市第五医院风湿免疫科刘丹医生

强直性脊柱炎的病因未明。从流行病学调查发现,基因和环境因素在本病的发病中发挥作用。已证实 AS 的发病和 HLA-B27 密切相关,并有明显家族发病倾向。正常人群的 HLA-B27 阳性率因种族和地区不同差别很大,如欧洲的白种人为 4%～13%,我国为 2%～7%。可是 AS 患者的 HLA-B27 的阳性率在我国患者达 91%。另有资料显示,AS 的患病率在普通人群为 0.1%,在 AS 患者的家系中为 4%,在 HLA-B27 阳性的 AS 患者的一级亲属中高达 11%～25%,这提示 HLA-B27 阳性者或有 AS 家族史者患 AS 的危险性增加。但是,大约 80% 的 HLA-B27 阳性者并不发生 AS,大约 10% 的 AS 患者为 HLA-B27 阴性,这提示还有其他因素参与发病,如肠道细菌及肠道炎症。

医生您好,我的一位亲戚的小孩最近被查出强直性脊柱炎。网上介绍说这是一种自身免疫病,跟遗传有关,可是我们家族中并没有人患这种病。请问强直性脊柱炎是遗传病吗?会遗传给下一代吗?

● 湖南湘潭市中心医院肾病风湿科成建钊医生

已经证实强直性脊柱炎的发病与 HLA－B27 密切相关,并有家族发病倾向,但它不是一种遗传病。携带有 HLA－B27 阳性基因的人群与 HLA－B27 阴性的人群相比,发生强直性脊柱炎的概率明显增高。同样,强直性脊柱炎患者的 HLA－B27 的阳性率在我国可高达 91％,而正常人群 HLA－B27 的阳性率仅为 2％～7％,普通人群强直性脊柱炎患病率约为 0.1％,而强直性脊柱炎的患者的家系中的患病率可达 4％。这说明,HLA－B27 阳性者或有强直性脊柱炎家族史者,患强直性脊柱炎的可能性和危险性明显增加。但是,大约 80％的 HLA－B27 阳性者并不发生强直性脊柱炎,而大约 10％的强直性脊柱炎患者为 HLA－B27 阴性。因此,不能认为 HLA－B27 阳性者必定会发生强直性脊柱炎,而 HLA－B27 阴性者必定不会发生强直性脊柱炎。

● 河北唐山工人医院风湿免疫科佟胜全医生
江苏省中医院风湿科郭峰医生
陕西西安市第五医院中医科王颖医生
陕西西京医院临床免疫科肖广智医生

强直性脊柱炎的发病与 HLA－B27 密切相关,并有家族发病倾向,强直性脊柱炎患者应警惕自己的下一代发生类似疾病的可能性,如发现自己的孩子有强直性脊柱炎的早期症状,如不易察觉的一过性、非对称性下肢关节肿痛,髌腱、跟腱等肌腱附着点处疼痛,腰背部僵硬不适感及反复发作的虹膜睫状体炎等,应及时到有风湿病专科的医院就诊,常规摄骶髂关节 X 线片即可确诊,若诊断仍有怀疑,应及早摄骶髂关节 CT 片,以明确诊断,及时治疗。

强直性脊柱炎与 HLA－B27 有什么关系?

● 广东省人民医院风湿科董光富医生
陕西西安市第五医院风湿科张静医生

HLA－B27 是人类白细胞抗原 B27。在我国,HLA－B27 阳性率为 2％～7％，而 AS 患者的 HLA－B27 阳性率达 90％～95％。但 AS 的患病率在普通人群仅为 0.1％，因此，绝大多数 HLA－B27 阳性者并不发生 AS。当然，5％～10％的 AS 患者 HLA－B27 为阴性。

因此，强直性脊柱炎与 HLA－B27 有着密切关系，但是并非绝对相关，因为 HLA－B27 阴性者也可患强直性脊柱炎，而阳性者也可不发病，还有其他的因素影响疾病的发生。

大多数强直性脊柱炎患者依据临床病史、体检和骶髂关节的 X 线表现即可明确诊断，并不需要 HLA－H27 检查，对有炎症表现的腰痛患者如果 X 线无阳性发现时此项检查有助于诊断。

临床表现

强直性脊柱炎的主要症状有哪些？

● **陕西西安市第五医院风湿科熊秀莲医生**

早期症状常为腰骶痛或不适、晨僵等。也可表现为臀部、腹股沟酸痛或不适，症状可向下肢放射而类似"坐骨神经痛"。少数患者可以颈、胸痛为首发表现。症状在静止、休息时反而加重，活动后可以缓解。夜间腰痛可影响睡眠，严重者可在睡眠中痛醒，需要下床活动后方能重新入睡。

约半数患者以下肢大关节，如髋、膝、踝关节炎症为首发症状。常为非对称性、反复发作与缓解，较少表现为持续性和破坏性，这是区别于类风湿关节炎的特点。

其他症状，如附着点炎所致胸肋连接、脊椎骨突、髂嵴、大转子、坐骨结节及足跟、足掌等部位疼痛。

典型临床表现为腰背痛、晨僵、腰椎各方向活动受限和胸廓活动度减少。腰椎和胸廓活动度降低早期多为附着点炎引起，对非甾体抗炎药反应良好。后期为脊柱强直所致，对治疗反应不大。随着病情进展，整个脊柱可自下而上发生强直。先是腰椎前凸消失，进而呈驼背畸形、颈椎活动受限，胸肋连接融合，胸廓硬变，呼吸靠膈肌运动。

关节外症状包括眼葡萄膜炎、结膜炎、肺上叶纤维化、升主动脉根和主动脉瓣病变及心传导系统失常等。神经、肌肉症状，如下肢麻木、感觉异常及肌肉萎缩等也不少见。晚期病例通常伴有严重骨质疏松,易发生骨折。颈椎骨折常可致死。

● **广东深圳市罗湖区人民医院风湿科丁怡医生**

如出现下述症状,则应特别警惕有无强直性脊柱炎可能:①腰痛、腰僵 3 个月以上,经休息不能缓解;②单侧或双侧坐骨神经痛,无明显外伤史、扭伤史;③反复发作的膝关节或踝关节肿痛,关节积液,无明显外伤史、感染史;④反复发作的跟骨结节肿痛或足跟痛;⑤反复发作的虹膜炎;⑥无咳嗽等呼吸道症状,无外伤史的胸部疼痛及束带感,胸廓活动受限;⑦脊柱疼痛、僵硬感,甚至活动功能受限,无明显外伤史、扭伤史;⑧双侧臀部及髋关节疼痛,无明显外伤史及劳损史;⑨突然发生的脊柱及四肢大关节疼痛、肿胀、活动功能障碍。

● **北京大学第三医院风湿科刘湘源医生**

强直性脊柱炎的典型症状包括以下几点。

(1)腰背痛:因该病起病缓慢,故发病早期症状多不明显,疼痛常为隐痛,难以定位,常常被患者所忽视,多在夜间和休息时症状加重,而活动后症状可减轻,以后随着病情的发展,症状逐渐加重,出现夜间痛醒和翻身困难,并可发展为双侧及持续性,上行至胸椎和颈椎。如胸椎受累,可出现胸痛和胸部扩张受限;如颈椎受累,可出现不能低头、后仰和左右转颈困难。

(2)晨僵:患者在清晨或久坐起立时出现腰背部发僵,轻微活动后症状可减轻。晨僵常为患者的早期症状,也是监测患者疾病活动性的一个指标。

(3)晚期由于整个脊柱自下而上发生强直,患者的脊柱活动明显受限,不能弯腰,甚至驼背畸形涉及整个脊柱强直,但大部分患者只限于部分脊柱受累,甚至仅局限于骶髂关节病变。

(4)其他症状:疾病早期常有体重减轻。活动期常有疲乏无力、发热及夜间出汗等。

医生您好,请问强直性脊柱炎会影响关节以外部位吗?

● **北京西苑医院风湿科唐今扬医生**

　　强直性脊柱炎病变不仅局限于骨关节,而且可累及全身多系统,眼部受累多见,甚至是强直性脊柱炎的首发症状,可出现虹膜炎或葡萄膜炎。此外,还可出现肺上叶纤维化、肺大泡样变、IgA肾病和肾淀粉样变,并可影响心血管及神经系统。

　　强直性脊柱炎的关节外受累表现包括:①全身表现:相对轻微,少数重症患者有发热、疲倦、消瘦、贫血等;②眼葡萄膜炎:1/4的患者在病程中发生,呈单侧或双侧交替,一般可自行缓解,反复发作可致视力障碍;③心血管:少见但十分重要,临床上可有上行性主动脉炎、主动脉瓣膜下纤维化、主动脉瓣关闭不全、二尖瓣脱垂且二—尖瓣关闭不全、心脏扩大、房室传导阻滞和束支传导阻滞等;④肺部:极少数患者出现肺尖纤维化,有时伴有空洞形成而被认为是结核,也可因并发真菌感染而使病情加剧;⑤肾脏:可并发IgA肾病和淀粉样变性;⑥神经系统:可有压迫性脊神经炎或坐骨神经痛、椎骨骨折或不全脱位及马尾综合征,后者可引起阳痿、夜间尿失禁、膀胱和直肠感觉迟钝、踝反射消失。

请问男性和女性强直性脊柱炎患者的临床表现有何差异?

● **陕西西京医院临床免疫科李英医生**

　　一般来说,男性患病更重,发病更早,以往认为男女发病比例接近10∶1,但是随着流行病学研究的进展,人们发现女性强直性脊柱炎并不少见,目前认为男女性比例约为3∶1。从发病形式、临床症状、进展情况、预后情况来看两者都存在着一定的差异:①发病形式:男性强直性脊柱炎患者起病急、发病早、症状重、病情进展快,而且伴有发热、乏力、消瘦等全身症状较多。女性则反之。②临床表现:男性和女性发病后,受累关节不尽相同。男性以腰骶、颈椎、髋关节疼痛多见,而女性以腕、肘、膝等外周关节肿痛多见。③致残情况:在强直性脊柱炎病情进展中,男性腰椎、颈椎、髋关节及整段脊柱受累多见,致残率较高。女性患者耻骨联合受累多见,整个脊柱均受累少见。④病情轻重不同:男性患者比女性患者病情重,预后更差。

请教专家,HLA - B27(十)和(一)的强直性脊柱炎患者临床表现有什么不同?

● **江苏南京市儿童医院免疫科钱小青医生**
湖北武汉市第二医院风湿科周文煜医生

大约 10% 的 AS 患者 HLA - B27 为阴性,和阳性患者相比阴性患者总体病情轻、预后较好,提示两者发病机制可能不尽相同。

HLA - B27 阴性和 HLA - B27 阳性的强直性脊柱炎患者临床表现差异如下:①HLA - B27 阴性者发病年龄相对较晚,确诊年龄相对较迟;②HLA - B27 阳性者急性虹膜炎更多见;③HLA - B27 阳性者家族聚集性更明显;④HLA - B27 阳性者中轴关节受累更多见;⑤HLA - B27 阳性者更容易出现臀部疼痛及髋关节病变;⑥HLA - B27 阳性者炎性改变更重,如红细胞沉降率、C反应蛋白等炎性指标水平更高。

辅助检查

请问确诊强直性脊柱炎需要做哪些检查呢？

● **北京同仁医院风湿科邓移风医生**
  广东广州市第一人民医院风湿科蔡小燕医生
  四川成都市第五人民医院风湿科朱勇医生

　　强直性脊柱炎患者应该到医院检查以下指标：①红细胞沉降率、C反应蛋白等炎性指标；②HLA－B27；③放射学骶髂关节炎是诊断的关键，应做骶髂关节X线检查（必要时做骶髂关节CT或MRI检查）。

　　强直性脊柱炎活动期患者可见红细胞沉降率增快、C反应蛋白增高及轻度贫血。类风湿关节炎因子阴性和免疫球蛋白轻度升高。虽然AS患者HLA－B27阳性率达90％左右，但无诊断特异性，因为正常人也有HLA－B27阳性。HLA－B27阴性患者只要临床表现和影像学检查符合诊断标准，也不能排除AS。

请问医生，强直性脊柱炎的放射影像学检查有何特征性改变？

● **山东烟台山医院风湿科尉世同医生**
  陕西西安市第五医院风湿科周雅婷医生

　　强直性脊柱炎的X线表现主要指骶髂关节炎、脊柱和外周关节病变。X线检查变化具有确定诊断意义，最早的变化发生在骶髂关节。

（1）骶髂关节：98％～100％的患者早期即有骶髂关节的 X 线改变。清洁肠道后普通的 X 线片便可诊断不同病期的骶髂关节炎。病变一般为对称性，往往由骶髂关节的中下部开始，髂骨侧先受侵犯。根据纽约标准将病变分为 5 级：0 级为正常骶髂关节；Ⅰ级表现为骨质疏松，关节间隙增宽，可疑的骨质侵袭和关节面模糊；Ⅱ级表现为微小的关节面破坏，关节边缘模糊，略有硬化，可见囊性变；Ⅲ级为关节破坏与重建的表现，关节间隙明显变窄，边缘模糊，明确的囊性变，关节两侧硬化，密度增高；Ⅳ级以硬化为主，关节间隙消失，关节融合或强直。

（2）脊柱病变：多由下开始，向上发展。早期表现为普遍的骨质疏松，腰椎因正常前凸弧度消失而变直，可出现椎体压缩性骨折。随着病情发展出现椎体变方，骨桥形成，脊柱呈特征性的"竹节样"改变。

（3）周围关节病变：多无破坏性改变，青少年患者可有髋关节侵蚀性病变，后期出现关节强直。足跟、坐骨结节和耻骨联合附着点炎表现为跟骨骨刺及肌腱端炎。

对于临床早期或可疑病例，还可选择 CT 或磁共振成像（MRI）检查，以明确诊断。

诊断和鉴别诊断

医生您好,请问强直性脊柱炎的诊断标准是什么?

● **江苏省人民医院风湿科梅焕平医生**

强直性脊柱炎的诊断常用 1966 年颁布的纽约标准和 1984 年的修订纽约分类标准。

(1) 纽约标准:

1) 临床标准:①腰椎前屈、后伸、侧弯 3 个方向活动受限;②腰背痛病史或现在症;③第 4 肋间隙测量胸廓活动度<2.5 厘米。

2) 骶髂关节 X 线表现分级:0 级为正常;Ⅰ级为可疑;Ⅱ级为轻度异常,可见局限性侵蚀、硬化,但关节间隙正常;Ⅲ级为明显异常,存在侵蚀、硬化、关节间隙增宽或狭窄、部分强直等 1 项或 1 项以上改变;Ⅳ级严重异常,表现为完全性关节强直。

3) 诊断:①肯定强直性脊柱炎:双侧Ⅲ～Ⅳ级骶髂关节炎伴 1 项(及以上)临床标准,或单侧Ⅲ～Ⅳ级或双侧Ⅱ级骶髂关节炎伴第①项或②+③项临床标准者。②可能强直性脊柱炎:双侧Ⅲ～Ⅳ级骶髂关节炎而不伴临床标准者。

(2) 修订的纽约标准:纽约标准要求比较严格,不利于早期诊断。修订的纽约标准有利于发现较为早期病例,具体内容如下。

1) 临床标准:①腰痛、晨僵 3 个月以上,活动改善,休息无改善;②腰椎额状面和矢状面活动受限;③胸廓活动度低于相应年龄、性别正常人。

2) 放射学标准(骶髂关节炎分级同纽约标准):双侧≥Ⅱ级或单侧Ⅲ～Ⅳ级骶髂关节炎。

3) 诊断:①肯定强直性脊柱炎:符合放射学标准和1项(及以上)临床标准者。②可能强直性脊柱炎:符合3项临床标准,或符合放射学标准而不伴任何临床标准者。

需要说明的是,由于"放射学骶髂关节炎"只反映骶髂关节的形态学变化,也就是说,当患者出现"放射学骶髂关节炎"时,实际上骶髂关节炎症已存在相当长时间。此时即便是放射学骶髂关节炎Ⅱ级,疾病也非真正的早期。因此临床上,40岁以前发生的炎症性腰痛、臀部痛,且对非甾体抗炎药反应良好者,均有早期强直性脊柱炎的可能。所谓"炎症性腰(或脊柱)痛"为符合以下5项标准之4项以上者:①40岁以前发病;②隐匿发生;③持续3个月以上;④伴晨僵;⑤活动后缓解。如果患者HLA-B27阳性,有前葡萄膜炎(虹膜睫状体炎)或脊柱关节病家族史,早期强直性脊柱炎可能性更大。对这类患者进行骶髂关节动态MRI检查或骶髂关节活检,可以达到真正早期诊断的目的。

医生您好,请问强直性脊柱炎应与哪些疾病相鉴别?

● **浙江大学医学院附属第二医院风湿科王巧宏医生**

强直性脊柱炎应与下列疾病相鉴别。

(1) 类风湿关节炎(RA):类风湿关节炎与强直性脊柱炎都有"晨僵",虽然类风湿关节炎与强直性脊柱炎都属于免疫性疾病,在临床上要注意区分,类风湿关节炎与强直性脊柱炎的区别主要有:① 多发人群不同:强直性脊柱炎男性多发;而类风湿关节炎女性居多;②有无结节:强直性脊柱炎没有类风湿关节炎所见的类风湿结节;③外周关节病变:在强直性脊柱炎为少数关节、非对称性,且以下肢大关节为主,而类风湿关节炎则为多关节、对称性,四肢大小关节均可受累;④ 强直性脊柱炎为全脊柱自下而上地受累,而类风湿关节炎主要是腕关节、手指关节、趾关节等关节受累；⑤强直性脊柱炎无例外地有骶髂关节受累,类风湿关节炎则无；⑥强直性脊柱炎的血清类风湿关节炎因子一般呈阴性(不高于正常人群的阳性率),而类风湿关节炎的类风湿因子阳性率可达 60%～90%；⑦AS 以 HLA‐B27(＋)居多,而 RA 则与 HLA‐DR4相关。AS 与 RA 发生在同一患者的概率为 1/20 万～1/10 万。

(2)椎间盘突出:该病局限于脊柱,无疲劳感、消瘦、发热等全身表现,所有实验室检查,包括红细胞沉降率均正常。如有必要可进行 CT 或 MRI 或脊髓造影术以明确诊断。本病休息后好转,与强直性脊柱炎休息后加重、活动后好转不同。

(3)结核:对于单侧骶髂关节病变要注意同结核或其他感染性关节炎相鉴别。

(4)弥漫性特发性骨肥厚(DISH)综合征:该病多发生在 50 岁以上男性,患者也有脊椎痛、僵硬感及逐渐加重的脊柱运动受限。其临床表现和 X 线检查所见常与 AS 相似。X 线检查可见韧带钙化,常累及颈椎和低位胸椎。常有沿着至少 4 节相连的椎体前外侧出现流注形钙化与骨化,然而骶髂关节和脊椎骨突关节无侵蚀,晨起僵硬感未加重,红细胞沉降率正常。HLA‐B27 与此病无关。

(5)强直性脊柱炎是血清阴性脊柱关节病的原型,在诊断时必须与骶髂关节炎相关的脊柱关节病,如银屑病关节炎(PsA)、赖特综合征(RS)等相鉴别。

治疗方法

请问强直性脊柱炎能根治吗？

● **上海长海医院风湿科赵东宝医生**

强直性脊柱炎尚无根治方法。但是患者如能及时诊断及合理治疗，可以达到控制症状并改善预后。应通过非药物、药物和手术等综合治疗，缓解疼痛和发僵，控制或减轻炎症，保持良好的姿势，防止脊柱或关节变形，以及必要时矫正畸形关节，以达到改善和提高患者生活质量目的。

请问对于强直性脊柱炎应该怎样科学治疗？

● **上海龙华医院风湿科茅建春医生**

强直性脊柱炎的治疗目标为控制炎症、缓解症状、防止脊柱髋关节僵直畸形或保持最佳功能位置。由于晚期患者病情难以逆转，故治疗的关键在于早期诊断。与其他风湿免疫性疾病相比，该病更强调综合治疗，包括患者教育、医疗体育、理疗和药物治疗等多方面，晚期严重畸形者可考虑手术治疗。

● **山东胜利油田中心医院风湿科张旗医生**

强直性脊柱炎的科学治疗应分为 4 个方面。

（1）科学的功能锻炼：炎症活动期应以锻炼操为主，稳定期可以进行游泳、乒乓球等锻炼。

（2）症状控制治疗：加用合适的非甾体抗炎药，必要时可以应用激素和曲马朵等药物。

（3）病情控制：应该是治疗的关键，目前药物很多，主要根据患者的反应和经济条件进行选择。

（4）辅助治疗：注意患者的并发症以选择相应的药物。如补钙、改善循环等。

请问强直性脊柱炎除了药物以外还需要哪些治疗？

强直性脊柱炎患者的非药物治疗包括：①对患者及其家属进行疾病知识的教育是整个治疗计划的一部分，有助于患者主动参与治疗并与医师的合作。长期计划还应包括患者的社会心理和康复的需要。②劝导患者要谨慎而不间断地进行体育锻炼，以取得和维持脊柱关节的最好位置，增强椎旁肌肉和增加肺活量。③站立时应尽量保持挺胸、收腹和双眼平视前方的姿势。坐位也应保持胸部直立。应睡硬板床，多取仰卧位，避免促进屈曲畸形的体位。枕头要矮，一旦出现上胸或颈椎受累应停用枕头。④减少或避免引起持续性疼痛的体力活动。定期测量身高。保持身高记录是防止不易发现的早期脊柱弯曲的一个好措施。⑤关节或其他软组织的疼痛选择必要的物理治疗。⑥建议吸烟患者戒烟，因为吸烟是患者功能预后不良的危险因素。

请问强直性脊柱炎常用治疗药物有哪些？

强直性脊柱炎常用治疗药物包括以下几种。

（1）非甾体抗炎药（NSAIDs）：为治疗关节疼痛和晨僵的一线药，强直性脊柱炎对此类药物反应良好。已证明阿司匹林对本病疗效不佳。胃肠不耐受者可加胃黏膜保护剂，或改用选择性COX-2抑制剂。使用选择性COX-2抑制剂应注意心血管事件。上述治疗疗效不好、有禁忌证或不耐受者，可考虑对乙酰氨基酚和阿片类镇痛药。

（2）改善病情抗风湿药（DMARDs）：柳氮磺吡啶一般认为对

轻型病例尤其外周关节受累为主者有效。甲氨蝶呤、雷公藤总苷、来氟米特等用于早期 AS。对上述传统治疗无效者可用肿瘤坏死因子(TNF - α)拮抗剂治疗。

（3）糖皮质激素：眼急性葡萄膜炎、肌肉骨骼炎症可局部使用。小剂量激素也可用于对 NSAIDs 治疗不耐受者。急性顽抗性病例可行 CT 引导下骶髂关节内长效激素注射，或短期使用较大剂量激素，如泼尼松 20～30 毫克/天，待 DMARDs 发挥作用后尽快减量。

（4）其他：近年来，沙利度胺(反应停)和帕米膦酸钠也用于本病的治疗。前者基于其免疫调节作用，后者则由于其骨质保护作用。沙利度胺初始剂量 50 毫克/天，常用量为 100～200 毫克/天。帕米膦酸钠用法：每月 1 次，前 3 个月每次 30 毫克，后 3 个月每次 60 毫克。

有疲劳、失眠、抑郁等精神情绪障碍者可试用抗抑郁药治疗。

请问强直性脊柱炎在何种情况下需要应用糖皮质激素治疗？

糖皮质激素类药物一般不作为常规药物应用于强直性脊柱炎，仅在下列情况时给予。

（1）关节外症状较重，如有急性虹膜炎或葡萄膜炎，或者出现心脏、肺部损害时，应该全身使用激素，眼部还可局部给药，并加用免疫抑制剂，如甲氨蝶呤、硫唑嘌呤、环孢素 A 等。

（2）对非甾体抗炎药过敏，或严重的外周关节炎，用非甾体抗炎药无效时，可小剂量口服糖皮质激素或局部注射。

请问医生，强直性脊柱炎引起的眼球虹膜炎该如何治疗和预防发作？

● **天津宝坻县医院肾内科安自民医生**

强直性脊柱炎除关节受累外，还会出现脏器受累，如眼、心脏、肺和肾等,眼为强直性脊柱炎最易受累的器官之一。文献报道约25%的患者可发生虹膜炎、眼葡萄膜炎等。临床表现为急性发作,常单侧发病,也可双侧交替发作,出现疼痛难忍、充血、畏光、流泪及视物模糊,体检可见角膜周围充血和虹膜水肿,如虹膜有粘连,则可见瞳孔收缩,边缘不规则,裂隙灯检查见前房有大量渗出和角膜沉积,每次发作为4~8周,多为自限性,但有复发倾向,但多不遗留残疾。

文献报道,强直性脊柱炎的眼部病变以男性患者多见,有外周关节病变和HAL-B27阳性者常见,成年比幼年常见,病程越长,发生率越高,但眼病的发生与病程严重程度无关。

强直性脊柱炎合并虹膜睫状体炎以眼局部皮质激素治疗为主,但对于复发倾向严重的眼炎患者,在局部治疗的同时,应加强全身用药,口服皮质激素为常选用的治疗手段。急性虹膜睫状体炎的患者可选中等剂量短期治疗,如口服泼尼松(强的松)20~30毫克/天,在眼部症状改善后逐渐停用。为了避免复发,可酌情选用免疫抑制剂,如甲氨蝶呤或环磷酰胺等,这对阻止病情的发展,延误视力受损是有益的。

● **北京中日友好医院风湿科周惠琼医生**

虹膜炎是强直性脊柱炎常见的并发症,可能和脊柱炎有相同的发病机制。在日常生活中,要注意用眼卫生,注意休息,避免疲劳。在防止强直性脊柱炎复发的过程中,也可达到防止虹膜炎发作的效果。出现虹膜炎,除眼科治疗外,要咨询风湿科医生,了解脊柱炎整体的病情活动情况,尽早治疗。

● **天津宝坻中医院骨科周新医生**

患者需注意作息规律,避免过度劳累、精神紧张,保持情绪愉快,减少感冒、扁桃体炎等诱因,特别是控制好全身性疾病减少疾病复发。最重要的是,出现眼红、畏光、眼痛症状要及时上医院检查尽早治疗,避免并发症。

● **重庆医科大学附属第一医院中医科荣晓凤医生**

你好,眼损害是强直性脊柱炎最常见的关节外表现,以急性前葡萄膜炎和急性虹膜炎多见，也可发生急性结膜炎。眼部损害一般为急性发作，常单侧发病。强直性脊柱炎患者及时治疗可减少虹膜炎的发生。

医生您好，我 34 岁，患有强直性脊柱炎，一直在吃药治疗，效果不错，请问可以停药了吗？

● **天津医院风湿科黄桂芬医生**

建议到医院做一些相关的检查，如红细胞沉降率、C 反应蛋白等炎性指标，如果正常建议逐渐减药。对于强直性脊柱炎我们并不主张终身用药，但一定要坚持功能锻炼，在病情复发时可以继续选用有效药物治疗。

● **江苏南京市第一医院血液免疫科沈敏宁医生**

首先，强直性脊柱炎是不能治愈的，治疗可根据患者的病情、年龄等具体情况选择 2～3 种药，如柳氮磺吡啶、爱若华、MTX 及某些植物药，如雷公藤总苷等治疗。

● **山东职业卫生与职业病防治研究院风湿科张云忠医生**

如果骶髂关节被破坏、钙化，红细胞沉降率正常，临床症状消失，病情稳定，必须治疗一段时间。然后，可在医生指导下逐渐停药。强直性脊柱炎是终身疾病，患者仍需长期小剂量维持治疗。

强直性脊柱炎在何种情况下需外科手术治疗？术后功能恢复如何？

外科手术治疗主要用于晚期的强直性脊柱炎患者，明显的脊柱侧弯、驼背畸形、髋关节畸形、固定和坏死，以及影响活动的跟骨骨刺。影响视野、胸部或者腹部、腭部功能的颈椎病变是手术适应证，颈椎骨折是急诊手术适应证。神经压迫或者椎间盘病变也是手术适应证。

强直性脊柱炎患者出现下列情况时，可给予外科干预：

（1）顽固性外周关节滑膜炎,药物治疗效果差,可行滑膜切除术切除炎症滑膜,既可治疗手术关节的滑膜炎,又可减轻由此带来的全身炎症反应。膝关节和髋关节是常进行滑膜切除的部位。

（2）当关节破坏、畸形严重,影响患者基本生活自理能力时可行关节置换术,如强直性脊柱炎患者严重髋关节病变时可行髋关节置换术。

（3）当强直性脊柱炎患者晚期出现脊柱后凸畸形时,可行驼背畸形矫正术解除胸、腹腔压迫并纠正患者外现,不仅可提高患者生活质量,也可解除其心理压力。

（4）部分患者可行滑囊切除术以缓解关节周围滑囊炎导致的疼痛和关节活动受限。对于肌腱挛缩或关节囊及其周围组织挛缩造成的挛缩畸形可行软组织松解术以改善关节功能。

我大伯是一名强直性脊柱炎患者,今年 52 岁,病情很重,腰都直不起来,医生说脊柱关节都骨化了,请问还有药可治吗?需要手术吗?

● 上海同济医院风湿科汤建平医生

（1）先要拍片 CT 明确骶髂关节、腰椎体是否已经融合,还要查血象、CRP 明确有无活动性炎症,如有炎症反应,需要抗感染治疗。

（2）如脊柱关节融合只能做矫形手术,矫正腰椎形态。

（3）有炎症活动还可用非甾体抗炎药、改善病情抗风湿药治疗,并加强功能锻炼。

（4）请及时前往风湿免疫科就诊。

医生您好,我是患强直性脊柱炎 2 年多了,在家乡看病时医生说这些药都是维持的,这病最后的结果就是残疾,请问真的是这样吗? 这个疾病的病程经过如何?

● **北京大学人民医院风湿科叶华医生**

强直性脊柱炎的自然病程表现为：大部分患者（80％）病程呈自限性良性过程，能够保持相当的关节功能，并维持工作能力。影响预后的因素有颈椎关节僵硬、累及髋关节、葡萄膜炎、肺纤维化、持续红细胞沉降率增快等。轻型强直性脊柱炎患者寿命与正常人相似。

本病不危及患者生命，但可致残，影响患者正常生活和工作。所幸的是，严重脊柱和关节畸形只占少数。强直性脊柱炎患者如果晚期出现驼背畸形，严重影响生活或压迫内脏和神经可以考虑手术，但手术只能矫正畸形，对病情控制没有太大作用，如果韧带钙化明显，没有特效治疗方法，只能对症吃些止痛药了。

● **陕西宝鸡中心医院血液风湿科姚亚洲医生**

髋关节受累引起的关节间隙狭窄、强直和畸形是本病致残的主要原因。为了改善患者的关节功能和生活质量，人工全髋关节置换术是最佳选择。置换术后绝大多数患者的关节痛得到控制，部分患者的功能恢复正常或接近正常，置入关节的寿命90％达10年以上。

应强调指出的是，本病在临床上表现的轻重程度差异较大，有的患者病情反复持续进展，有的长期处于相对静止状态，可以正常工作和生活。

但是，发病年龄较小，髋关节受累较早，反复发作虹膜睫状体炎和继发性淀粉样变性，诊断延迟，治疗不及时和不合理，以及不坚持长期功能锻炼者预后差。总之，这是一种慢性进展性疾病，应在专科医师指导下长期随诊。

● **内蒙古包头中心医院肾病风湿科孙秀丽医生**

强直性脊柱炎通过保持良好的姿势、谨慎而规律的体育锻炼，配合有效的药物治疗是可以使病情得到很好的控制而不至于残疾的，如果髋关节受累引起关节间隙狭窄、强直和畸形时，可进行人工髋关节置换术，缓解关节疼痛和恢复关节功能。

● **河南驻马店中心医院肾内科丁国印医生**

强直性脊柱炎目前不能根治，但是控制得好，它进展到一定程度就不会发展了,就不会导致残疾;如果比较严重的脊柱畸形,待病情稳定后可作矫正手术。

请问影响强直性脊柱炎预后的因素有哪些?

● **浙江大学医学院附属第一医院风湿科林进医生**

一般认为,强直性脊柱炎(AS)有一定的疾病自限性,部分患者到一定阶段可以自行缓解,但是也有很多患者出现关节强直、畸形和功能障碍,甚至生活不能自理。因此,明确患者的预后因素,及早发现可能提示患者预后不佳的因素,从而早期积极治疗,将可能改善患者预后。

一般认为,AS早期出现脊柱受累及活动受限、早期出现髋关节受累、幼年发病、阳性家族史、指(趾)炎、对非甾体抗炎药反应不佳、炎症指标(如ESR、C反应蛋白)水平居高不下等提示AS患者的预后不佳。

肾脏、心脏及肺的病变是否提示预后不佳尚不明确。出现足跟痛、颈椎及胸椎活动受限、阳性家族史、携带HLA-B27基因预示患者将来会呈慢性病程。

请问强直性脊柱炎常用的评价指标有哪些? 患者如何利用这些指标自我评价病情和疗效?

国际脊柱关节病评价组(ASAIS)成立于1995年,由各国著名专家组成。已制定了一套实用的强直性脊柱炎评价方法,包括主观症状的评价、客观体征的测量方法、反映急性炎症及其变化的疾病活动度、反映疾病影响患者日常活动的功能指数、反映结构破坏的影像学评价等。这些评价指标不仅广泛应用于临床医疗实践,而且也适用于药物的临床试验,强直性脊柱炎患者可以学习利用这些指标自我评价病情和疗效,更好地配合医生管理病情。

● **陕西西京医院临床免疫科杜望磊医生**

强直性脊柱炎的疾病活动性可用 Bath 强直性脊柱炎疾病活动指数（BASDAI）来评价。评价内容包括疲乏、脊柱痛、外周关节炎、肌腱端炎、晨僵强度和晨僵时间，共由 6 个问题组成，让患者回答过去 1 周的症状。

（1）以下 5 个问题：用 10 厘米视觉模拟量表（VAS）法完成，完全没有为 0 分，非常严重为 10 分，中间依次评分，最高得 10 分。问题如下：A. 疲乏：疲劳/困倦的总体程度。B. 脊柱痛：感到颈痛、背痛和髋关节痛的总体程度。C. 外周关节炎：除颈部、背部或髋关节外，其他关节疼痛或肿胀的总体程度。D. 肌腱端炎：感到因触痛或压痛导致不适的总体程度。E. 晨僵强度：清醒后感到晨僵的总体程度。

（2）第 6 个问题：患者清醒后晨僵持续时间。根据晨僵时间长短而得分，晨僵时间为 0、30、60、90 和 120 分钟以上，分别得 0、2.5、5、7.5 和 10 分。

（3）总评分为各项之和的平均得分，但第 5 和第 6 个问题均为晨僵，故先把这 2 项的得分相加，除以 2 得出平均分，再作为 1 项与前 4 项相加。计算公式为 $0.2 \times [A + B + C + D + (E + F)/2]$。总得分为 0～10 分，得分越高，病情越活动，一般>4 分提示病情活动。

请问评价强直性脊柱炎病情的指标有哪些？

● **浙江绍兴中医院中医风湿科王根荣医生**

（1）患者的总体评价（PGA）：国际脊柱关节病评价组（ASAIS 工作组）推荐使用最近 1 周总体健康的平均情况的视觉模拟量表（VAS）作为临床评价重要的一部分。评价方法为：采用 10 厘米目视模拟标尺（VAS），由患者对最近 1 周所患强直性脊柱炎（AS）的状况做出综合评估,用毫米记录。

(2) 夜间脊柱痛:脊柱痛的测量方法不能确切区分炎性疼痛和机械性疼痛。国际脊柱关节病评价组将"最近 1 周的与 AS 有关的夜间脊柱痛"作为评价的一个项目,在很大程度上反映了炎性疼痛。疼痛的严重程度可以用定性的方法(如轻、中、重)来表示,也可用 VAS 方法来量化评估。

(3) 疲乏:是反应 AS 病情的一个重要方面,与病情活动、功能异常和总体健康有关。ASAIS 推荐使用 BASDAI 中第一项来评价 AS 患者的疲乏程度:询问患者过去 1 周疲乏的总体程度(VAS,0~100 毫米)。

请问如何评价强直性脊柱炎患者对治疗的反应?

● **四川成都市第一人民医院风湿科练颖医生**

以下指标可以帮助评价强直性脊柱炎患者对治疗的反应。

(1) ASAIS20 改善标准:患者在下列 4 个指标中至少有 3 项获得 20% 以上的改善,并且视觉模拟量表(VAS)评分分值绝对数至少有 1 分的进步(由 0~10 分),没能达到 20% 改善的一项与基线相比无恶化:①患者的总体 VAS 评分;②夜间背痛和总体背痛 VAS 评分;③BASFI;④炎症反应:指 BASDAI 中最后 2 项与晨僵有关的 VAS 平均得分。

(2) ASAIS 部分缓解标准:采用相同的标准分别定义,每一项都有 1~2 分的改善。

(3) ASAIS40 改善标准:采用相同的标准分别定义至少有 3 项获得 40% 以上的改善,并且 VAS 评分分值绝对数至少有 2 分的进步(由 0~10 分),另一项与基线相比无恶化。

(4) ASAIS5/6 改善标准:以下 6 项至少有 5 项达到 20% 或以上的改善:①患者的总体 VAS 评分;②夜间背痛和总体背痛 VAS 评分;③BASFI;④炎症反应:指 BASDAI 中最后 2 项与晨僵有关的 VAS 平均得分;⑤CRP;⑥脊柱活动(椎体侧弯)。

预防保健

....

医生您好,请问强直性脊柱炎患者除了吃药,生活中需要注意些什么?

● 广东中山大学附属第五医院血液风湿科徐景勃医生
广东深圳市中医院风湿科张剑勇医生
河南大学淮河医院中西医结合风湿科张建军医生
湖北武汉协和医院风湿科杜戎医生

强直性脊柱炎患者生活中需要注意以下事项。

(1)患者除了吃药,还要坚持谨慎而不间断地进行体育锻炼,其重要性不亚于药物治疗! 锻炼的目的是增强椎旁肌肉和增加肺活量,以取得和维持脊柱关节的最好位置。

(2)坚持直立行走,定期做背部伸展运动。定期做深呼吸运动以维持正常的胸廓扩展度。站立时头保持中位,下颌微收,肩不耸不垂,自然放松;腹略内收;双脚与肩等宽,踝、膝、髋等关节保持自然位;重心居中,不要偏移;坐位时尽量坐直角硬木椅,腰背挺直,劳累时可将臀部后靠,腰背紧贴在椅背上休息;卧位时尽量睡硬板床,宜仰卧、侧卧轮流交替,避免长时间保持一种姿势,枕头不宜过高,枕头要矮,一旦出现上胸或颈椎受累应停用枕头,采取仰卧位,避免促进屈曲畸形的体位。

(3)减少或避免引起持续性疼痛的体力活动。定期测量身高。保持身高记录是防止不易发现的早期脊柱弯曲的一个好措施。

242

（4）有炎性关节或其他软组织的疼痛时应选择必要的物理治疗。

（5）防止感染：近年来的研究发现本病的发生可能与肠道、呼吸道等感染有关。所以饮食要有规律，且注意卫生，不喝生水，不吃不洁的食物，防止肠道感染；坚持锻炼，增强体质，防止感染。

（6）眼睛保健：强直性脊柱炎患者容易患虹膜睫状体炎及葡萄膜炎，平时要注意保护眼睛，不用手揉眼，不熬夜。

（7）饮食禁忌：饮食上对进食并无禁忌，平时适当多吃富含蛋白质和维生素的食物，如猪肉、鸡肉及新鲜蔬菜，增加营养；可多吃豆类食品，如大豆、黑豆、黄豆等含有丰富的蛋白质和微量元素，有促进肌肉、骨骼、关节、肌腱的代谢，帮助修复病损的作用。

（8）调节情志：患者及其家属进行疾病知识的教育是整个治疗计划中不可缺少的一部分，有助于患者主动参与治疗并与医师的合作。长期计划还应包括患者的社会心理和康复的需要。患者要从科学的角度认识这个疾病，认识到强直性脊柱炎虽然是一个难治性疾病，在整个病程中常常为复发和缓解交替出现，是一个长病程、长疗程的疾病，但是经过长疗程综合治疗完全可以控制的疾病，要有战胜病魔的信心，配合医生，进行早期、有效的治疗。

医生您好，请问强直性脊柱炎患者日常生活中怎样自我保健？

● **上海第一人民医院风湿科杨虎天医生**

对强直性脊柱炎的自我保健内容包括正确择医，正确用药和正确对待病程及治疗中出现的各种问题；树立战胜疾病的信心，养成日常饮食起居、工作生活、休息睡眠等各方面的良好习惯。而且特别需注意锻炼，临床经验证明，对于医治强直性脊柱炎，积极、合理的体育锻炼，在一定意义上甚至比医疗还重要。现就该病平时应注意的事项逐一介绍。

（1）充分重视机体调节能力：机体对各种有害因素都有天然防御和抵抗能力，如流泪可以清洁眼睛；咳嗽能清除肺中的炎症分泌物。同样当关节炎症或损伤时，当超过其所能承担的运动负荷时，便会发出疼痛的讯号，使患者避免过度运动，关节因此得以保护。对强直性脊柱炎患者，如果活动后晨僵减轻，疼痛没有加重，提示可以适当增加运动量。反之，如果活动后疼痛或不适持续加重，则应当减少活动，增加休息。因此，如果关节疼痛不很严重而可以忍受，建议患者尽量不要使用止痛药物，以免掩盖了疼痛给机体的警告。

（2）运动和休息的关系：俗话说"生命在于运动"。运动的好处很多是药物所难以达到的：①运动使骨骼更加强壮，使身体更多的钙质沉积于骨骼，使骨骼更加坚固，增强机体的支持能力；②运动促进肌肉代谢，使之更加有力。同时肌肉和韧带也得到加强，有助于关节的稳定性；③运动能调节心理平衡，消除焦虑和忧虑。当然，过于剧烈的运动可使原已有病的关节损伤加重。因此，"恰如其分"很重要。

（3）日常生活中的注意事项：保持躯体的正确姿势和活动性，患强直性脊柱炎患者防止驼背的发生是非常重要的。驼背的发生和发展过程，缓慢得难以使人觉察。因此，注意日常躯体姿态，以保持良好姿势极为重要。要经常想到保持躯体挺直，不论行、坐、站、卧都应记住躯体挺直。坐直靠背椅，不要坐沙发，不要坐过软过低的椅子，尤其应避免坐躺椅。应坚持睡硬板床，不用枕头或用薄枕头，有助于保证躯体平直，仰卧姿势较侧卧为好。对于早期患者，每日两次俯卧，每次坚持半小时，对减缓躯干屈曲有帮助。平时可足跟着墙，双膝伸直，肩、背靠墙，双目平视，患者头枕部常不能触墙壁，应尽量向后靠，坚持5秒钟，放松再做几次。游泳是一项全身性运动，对脊柱及四肢关节均有益，因此对掌握游泳的患者，不失为一种良好的运动，但应避免水温过低。

医生您好,请问强直性脊柱炎患者应该怎样锻炼身体?

- 北京解放军总医院风湿科邓小虎医生
  北京中日友好医院风湿科林冰医生
  广东中山市博爱医院内科鞠文东医生
  山西运城市中心医院风湿科杜正福医生

强直性脊柱炎(AS)至今尚缺乏根治方法,严重影响患者的生活质量,治疗目标在于:控制炎症,缓解症状,防止脊柱、髋关节僵直畸形或保持最佳功能位置。

随着医学的不断发展,人们对强直性脊柱炎治疗康复理念不断更新,更加能认识到在常规药物治疗的同时合并关节功能锻炼,可以最大限度地保持关节的活动功能,取得更满意的疗效。由于 AS 患者的运动治疗多数在家里完成,且家属及患者对运动治疗普遍有错误的认识,为避免或减轻疼痛,常采取卧床休息,减少活动,使得脊柱和关节长期处于完全静止状态,丧失了最佳治疗时机。

功能锻炼适用于强直性脊柱炎的各个时期,是防止病情发展、缓解症状的重要环节,而且应用越早,坚持锻炼时间越长,越可以最大限度地保持功能、减少畸形的发生与发展,对脊柱的稳定性就越强,对症状、体征的缓解也越有利,疗效越佳。通过系统的功能锻炼,能更好地保持和发展肢体各关节的活动功能,防止关节畸形;保持胸廓活动度,加强呼吸功能,维持正常呼吸功能;使患者回归社会,重返家庭,提高患者的生活质量。研究显示,康复训练对于强直性脊柱炎症状缓解及功能恢复有显著意义。

功能锻炼的基本原则是循序渐进,根据病情而定,以锻炼后疼痛持续不超过 2 小时为宜。刚开始接受锻炼的患者每次 5～15 分钟,以减少体力消耗。等适应后适当延长时间,睡前先活动各大关节,以解除晨僵。开始锻炼时会有一些不适,坚持 3 天后就会适应,要做全身和局部相结合的活动。功能锻炼应先慢后快,先小幅度后大幅度,先局部后整体,先轻后重,循序渐进,持之以恒。

具体功能锻炼建议如下。

（1）首先，患者在日常生活、工作及学习中，时刻注意保持正确的姿势和体位，纠正不良习惯，对于预防畸形非常重要。站立及行走时尽量抬头、挺胸、收腹，坐位宜使用直背硬靠椅，上身挺直收腹，尽可能向后靠紧椅背，髋、膝屈曲。避免坐矮板凳或沙发，卧位要求睡硬板床，低枕或不垫枕，使腰背处于自然伸展状态；看书、读报时，视线应与书报保持平行高度，避免颈椎过久后仰或前倾。

（2）急性期患者需卧床休息，运动只能在床上进行，以防意外发生。床上运动法为：①直腿抬高锻炼：主要锻炼股四头肌。患者平卧于床上，双腿交替抬高、放下，反复进行，抬腿时应尽量使下肢与身体成直角。②侧卧位梨状肌舒缩锻炼：患者侧卧于床上，上面的腿抬高，抬腿时应尽量使两腿之间的角度为直角，两腿交替进行。此方法可使下肢的外展肌群和臀部得到锻炼。③仰卧位拱桥式背伸肌锻炼（包括三点式、五点式）：患者仰卧于床上，双脚掌、双肘部、后枕部着床，小腿与床垂直用力，使身体其他部分离床拱起像拱桥一样。此方法可使脊柱两侧腰背肌得到锻炼，可保护脊柱在受力时不挤压椎间盘。④飞燕点水式背伸肌锻炼：患者俯卧位，使腹部着床，四肢、头部抬起像飞燕一样。

（3）低强度有氧运动：如散步、俯卧撑、打太极拳、游泳等。其中游泳对强直性脊柱炎最有益处，它既包括肢体的运动又包括扩胸运动，还有利于维持脊柱正常生理曲度。而跑步可能加重症状，不宜提倡。运动疗法应注意运动量、时间、方式的合理性，必要时在医生的指导下进行。如运动后新增加的疼痛持续 2 小时以上，或运动致疲劳难以恢复，则说明运动过度，应适当调整运动量、运动类型或暂行休息。

（4）维持胸廓活动度的运动：每天进行深呼吸练习，每次重复 20 次左右，每天 2～3 次，扩胸运动使胸廓展开，每天 2 次，每次重复 10～20 次。保持脊柱正确姿势和灵活性，每天头、背、臀、足跟均贴墙，挺直站立 30 分钟以上，增加脊柱小关节的活动，如颈、腰各个方向转动，以维持脊柱生理曲度，防止脊柱强直。

（5）针对性运动：

1）针对颈椎活动度降低的锻炼方式：①两脚分立，与肩同宽，双手大拇指向下推按颈部肌群 2 分钟，然后向上点按风池穴 10 分钟；②抬头望天，望天时后仰到极限，还原，低头看地，看地时下颌尽力贴近胸部，还原，抬头时呼气，低头时吸气；③头颈向上向前探，向后向下伸，连续动作 10 次；④左右旋转，头向左或向右缓慢地旋转，看肩背到最大限度连续 10 次；⑤左右侧屈：头部向左右缓慢侧屈，身体肩膀保持不动，左右重复 10 次；⑥结束动作：头颈、双臂自由活动数次，做深呼吸结束。

2）针对腰骶疼痛的锻炼方式为：①患者两足开立，与肩同宽，双手叉腰，拇指向前，四指在后按住腰部两侧肾俞穴，腰部作环形摆动，左右重复 10 次；②患者仰卧位，用双脚后跟和头颈部做支点，腰部用力向上挺，同时吸气，恢复仰卧，同时呼气，重复 10 次；③患者俯卧位，双下肢伸直，双手向后，使头部、两侧上肢和下肢同时做背伸动作，尽量背伸重复 10 次。

3）针对驼背畸形的锻炼方式：患者可以背靠墙站立，护理人员膝盖顶住患者膝盖，双手压住患者肩部，每次 3 分钟，可重复 10～20 次。

请问强直性脊柱炎患者要如何调整心理，更好地应对疾病？

● **苏州大学附属二院肾内科石永兵医生**

患病后不能每天只是思考疾病会不会发展，会不会致畸形，以后怎么办，这种情绪十分不利于疾病的康复，应该正确地安排生活、学习、治疗、锻炼的时间，并以良好的情绪对待疾病。

再者，抑郁的心情也可导致全身各器官循环减慢，抵抗力下降，容易引起其他疾病。通过排解心理障碍，对自身疾病的正确评价，患者的态度由消极变为积极，患者的情绪由悲观变为乐观，配合治疗上由被动变为主动，使强直性脊柱炎患者有一个健康的心态，配合外部治疗使患病的躯体走向健康。

妊娠生育

请问医生,强直性脊柱炎患者能不能正常结婚、生子?

● **陕西西安市第五医院风湿科周雅婷医生**

强直性脊柱炎患者可以正常结婚生子。目前,统计数据显示:在对全球 13 个国家 939 名患有强直性脊柱炎孕妇的调查中发现,40%的患者在妊娠过程中病情减轻,30%病情无变化,30%出现病情加重;90%的孕妇能够足月分娩,其中,70%成功自然分娩;高达 98%的新生儿,都是健康孩子。从以上数据可以看出,大部分强直性脊柱炎女性患者怀孕是没问题的,且绝大多数能安全地生出健康宝宝。

不过,患强直性脊柱炎的患者若在关节炎症控制欠佳的情况下怀孕,容易在孕期或产后出现病情加重。所以,女性患者在计划怀孕前,要和风湿科医生商量,评估目前病情是否适合怀孕。

建议患者计划怀孕时,最好在关节无疼痛、压痛,关节影像学检查显示无炎症加重,实验室检查显示炎性指标已转阴及停用甲氨蝶呤等药物后,病情没有出现反复的情况下实施。至于年龄,与怀孕并没有直接关系,只要评估状况良好,就可以考虑怀孕。

由于在怀孕前,患者通常需要逐渐减量停药,因此,最好在计划怀孕前 1 年就告知风湿科医生。绝对不能自行停药,否则容易导致病情反复甚至加重。

大部分患者在孕期症状有改善,大部分患者的脊柱症状有改善,几乎所有患者除脊柱以外的关节症状及眼部症状都会减轻。

对于小部分病情加重的人,也有适用于妊娠期的相应治疗,如使用少量激素。这不仅能对病情起到控制作用,还可以在妊娠后期促进胎儿肺成熟。甲氨蝶呤有可能导致胎儿畸形,绝对不能在孕期服用,建议女性在孕前 6 个月就停用,且在孕前 3 个月开始补充叶酸。生物抑制剂还需进一步研究其在孕期使用的安全性,暂时不推荐使用。在控制好病情的情况下,怀孕患者可以在医生的指导下适当锻炼关节。运动或理疗都是可行的。坚持关节锻炼的患者,孕期病情控制得更好,完全不活动并不可取。

强直性脊柱炎是否影响患者生育能力?

● 北京大学第三医院风湿科刘湘源医生

强直性脊柱炎无论发生在男性还是女性,疾病本身对患者的生殖器官和生殖功能均不会产生不良影响。女性可正常受孕、妊娠和分娩,男性亦可正常授精。但是应注意以下两点。

(1)在病程中,如不恰当地接受某种可影响生殖功能的药物治疗,如国内常用的雷公藤总苷或昆明山海棠,可导致闭经或不育,故在疾病早期想要生育的患者应避免使用这种药物。另外,柳氮磺吡啶可使男性的精子减少,导致不育,但这是可逆性的,在停药后可以恢复,且该药不影响人体内的激素分泌,也不会使染色体发生畸变,所以患者不要过于恐惧和焦虑,想生育者可暂时停药,以恢复精子的数量。

(2)处于疾病晚期的女性患者,如已发生关节或脊柱畸形,生活不能自理,妊娠和分娩对患者所带来的负担将无法估量,因此应慎重考虑。

强直性脊柱炎会遗传给下一代吗?

● 河北省三院风湿科顾光医生

这是患者最关心的问题之一。如果只有母亲一方患强直性脊柱炎,遗传给女儿或儿子的概率都是 10%。也就是说,患者若生 10 个孩子,只有 1 个可能会患该病。以往认为,强直性脊柱炎患者可能比一般人有更高的流产率、早产率及子痫发病率。但最近研究指出,患者若规律治疗、孕前病情控制良好的话,上述疾病的发生率与正常人没有明显差异。至于分娩方面,调查发现,强直性脊柱炎孕妇自然分娩并不比正常人困难,但在目前,产科医生为慎重起见,更倾向于让患者接受剖宫产。

女性强直性脊柱炎患者妊娠生产后有哪些注意事项?

● **西安市第五医院风湿科陈爱琳医生**

强直性脊柱炎患者顺利生产后一定要去风湿科检查。很多患者都重视产前及孕期的病情控制,却往往容易忽视产后的随诊。调查证明,强直性脊柱炎女性患者在产后 6 个月内,比怀孕时更容易出现病情反复;有 60% 的患者产后出现下腰痛,尤其是那些产前病情控制欠佳者,更容易出现病情恶化,这给照顾婴儿带来一定困难。因此,患者在产后一定要定期随诊。

病例问答

· ·

> 医生您好,我是 2006 年 8 月被确诊为强直性脊柱炎的,治疗用的是中药,吃 3 个月停 1 个月,一直持续疼痛的位置是髋关节、胸椎、肩胛骨周围。脖子也时有僵硬感,但昨天开始脖子疼得厉害,头也晕晕的,时有恶心感觉,昨天晚上,一度不能抬起自己的头。有什么好的治疗办法么?

● **山西医科大学第二医院风湿科王来远医生**

　　强直性脊柱炎是一种主要侵犯脊柱,并可不同程度的累及骶髂关节和周围关节的慢性进行性炎性疾病。其特点为腰、颈、胸段脊柱关节和韧带及骶髂关节的炎症和骨化,髋关节常常受累,其他周围关节也可出现炎症。强直性脊柱炎的治疗由于病因不明确,尚缺乏根治的方法,亦无阻止本病进展的有效疗法。强直性脊柱炎治疗的目的在于控制炎症、缓解症状、维持正常姿势和最佳功能位置、防止畸形。要达到上述目的,关键在于早期诊断、早期治疗,采取综合措施进行治疗,包括教育患者和家属、体疗、理疗、药物和外科治疗等。

> 请教医生,强直性脊柱炎治疗期间为何足痛一直不能减轻?休息时无任何症状,什么原因? 有什么好办法?

● **山西大医院风湿科张莉芸医生**

　　强直性脊柱炎患者容易出现足痛,多为足跟疼痛,休息时加重,活动后减轻,活动多时疼痛又加重。非甾体抗炎药物(如双氯芬酸、萘丁美酮等)可以明显改善上述症状。您的足痛有上述的特点吗？如果有,可以在使用改善病情抗风湿药物的基础上,调整非甾体抗炎药物的种类和剂量来改善症状,如没有上述特点,可到有风湿病专科的医院就诊,看看有无引起足痛的其他原因,以便及时诊治。

医生您好,我今年 21 岁,最近腰背不舒服,到医院检查,医生怀疑我得了强直性脊柱炎,给我查了 HLA – B27,结果阳性,做了 X 线检查。后来医生又要我做核磁共振检查,检查费很贵,请问这个检查有必要吗？

● **内蒙古医学院第一附属医院风湿科肖镇医生**

首先要看你的 X 线片和核磁共振的拍摄部位是哪里,如果都是针对"骶髂关节"的,可能是有必要的。因为骶髂关节的病变对确定强直性脊柱炎有至关重要的作用。其次,要看那个医院的核磁共振能否做"压脂相",普通核磁共振的意义不大。

医生您好,我先生被确诊为强直性脊柱炎 1 年了,一直用中药治疗,1 个月之前曾经检查 C 反应蛋白值是 24,前几天检查 C 反应蛋白,值已经降到 19 了,下降了 5 个点,虽然与 10 以内的正常值还有很大距离,可总算是见到一点希望了。现在不能理解的就是这个 C 反应蛋白值的多少表示什么意思呢？可以理解成越接近正常值人的身体就已经开始变好了么？请您给讲解一下吧。

● **浙江湖州第三人民医院风湿科蒋峰医生**

C 反应蛋白(CRP)是一种急性期蛋白,是反应炎症感染和疗效的良好指标,含量高表示疾病活动度大。

请教医生,我是强直性脊柱炎患者,我现在每天吃雷公藤总苷 6 片和西乐葆 1 粒,每周吃 4 片甲氨蝶呤,但病情不见好转。特向您求治,要怎么治疗,请告诉我。谢谢!

● **山西大医院风湿科张莉芸医生**

强直性脊柱炎是一种致残性的疾病。因此,其治疗不但要止痛,更重要的是控制病情、改善和恢复脊柱关节的功能,阻止病情发展至关节功能障碍,防止患者出现残疾。甲氨蝶呤、柳氮磺吡啶、来氟米特(爱若华)、雷公藤总苷等药物对强直性脊柱炎有疗效。最好到医院来,由医生详细地检查,以便正确地用药治疗。

医生您好,本人女性,26 岁,CT 骶髂关节炎,已确诊强直性脊柱炎,医生说我还年轻,让我加强锻炼和睡硬板床,但是根据我的体会,睡硬板床早上爬起来腰跟断了一样,疼得不能忍受;白天如果功能锻炼夜里疼得更厉害。请问如果坚持吃药打针的话,可否就不需要同时锻炼呢? 这样不会导致关节强直变形吧?

● **湖南中南大学湘雅二医院风湿科陈进伟医生**

强直性脊柱炎的锻炼要有一定的方法和度,首先必须动作缓慢,持续用力,逐渐加力,至肌肉肌腱疲劳、关节功能改善。强直性脊柱炎的功能锻炼应该本着循序渐进的原则,时间从短到长,次数从少到多,力量逐渐加大;禁止动作过大、用力过猛、强行锻炼、造成骨折和肌腱损伤;若关节完全强直,则禁止该关节功能锻炼,避免造成损伤。

我是 18 岁的高三学生,男性,今年 5 月开始发现腰部疼痛,近几年经常乏力,CT 显示骶髂关节处有炎性侵蚀,目前只是向前弯腰时疼痛,疼痛已持续 1 个月,请问医生,我这属于强直性脊柱炎么,我该怎么治疗?

● **湖南中南大学湘雅二医院风湿科田静医生**

从你的临床表现看,基本上考虑为强直性脊柱炎,需要完善HLA－B27 遗传基因检测,以及明确骶髂关节炎的分级及是否为双侧等才能确诊为强直性脊柱炎。目前中轴型强直性脊柱炎的治疗主要是生物制剂、沙利度胺及非甾体抗炎药。信心、恒心、耐心在治疗过程中非常重要。

医生您好,我是强直性脊柱炎患者,今年 20 岁,已经吃了 1 个半月的药了,倒是不疼了。我觉得这些药是止痛的,也不知道对这病作用大不大? 请问用这些药:正清风痛宁、美诺芬、柳氮磺吡啶、叶酸、塞雪风湿胶囊、甲氨蝶呤片有效吗? 希望您给讲解一下,谢谢!

● **北京协和医院风湿科徐东医生**

首先要确定你是不是强直性脊柱炎。如果确诊后需要治疗,柳氮磺吡啶和甲氨蝶呤是基础药,根据你的病情需服 1 或 2 种,至少服半年以上,根据情况由医生决定。其他的药物止痛药一种就足够,服用一段时间可根据你的情况停药。叶酸是为了减少甲氨蝶呤的不良反应,需隔开 48 小时服。服药后需定期随诊看药物效果及不良反应,根据情况调药。即使服药,也需要进行功能锻炼。

请问医生,治疗强直性脊柱炎锻炼可以取代吃药吗? 吃药治疗花费太大,我的经济能力无法承受,在一段时间中我把药量自己减半,但又怕病情恶化。

● **北京大学人民医院风湿科孙瑛医生**

强直性脊柱炎是可以治疗的疾病,采用综合治疗才能取得有效的治疗效果。锻炼是治疗的一种手段,仅靠锻炼不能治病,更不能用锻炼取代药物治疗。治疗强直性脊柱炎需要长期服药,由医生根据你的病情选择适合你的药物、增减药物的剂量,切不可自己随便减药,以免疾病复发。

医生您好! 我 23 岁,男性,2 个月前的化验结果为:ESR47、HLA－B27 为阳性,RF 为阴性,抗 O 为阳性,骨盆正位片、颈椎片均未见异常,颈椎疼、左膝关节疼。医生诊断我得了强直性脊柱炎。请问我是否得了强直性脊柱炎? 医生开的药有:柳氮磺吡啶片、戴芬、风湿痹康胶囊(中成药),不知是否对症?

● 北京中日友好医院风湿科周惠琼医生

　　根据您目前提供的资料,尚不能确认您是强直性脊柱炎。HLA－B27 阳性不能代表你是强直性脊柱炎,只是提示你比较容易患脊柱关节病。强直性脊柱炎的特征性病变是骶髂关节炎,X线检查不敏感,最好做骶髂关节的核磁共振检查,可发现早期的骶髂关节炎,协助诊断强直性脊柱炎。当然,您的红细胞沉降率快,说明你身体确实有问题,但红细胞沉降率是个非特异指标,可见于很多情况。另外,强直性脊柱炎的典型表现是炎性腰背疼,即多表现为夜间疼、休息疼、活动后好转,对非甾体止痛药反应好,您并没有提供这方面的信息。您可以到风湿病专科进一步确诊。

我是强直性脊柱炎早期患者,今年 23 岁,男性,我想请问,得这个病是不是永远吃药,就像吃饭一样定时定量,还是说可以间断性地吃着药,稳定期可以少吃点,想想几十年如一日地吃药,有点可怕呀!

● 辽宁大连医科大学附属第二医院风湿科张晓萍医生

　　强直性脊柱炎是一种慢性病,目前尚无办法根治,因此需要较长时间治疗,待稳定后希望减至最少的药物、最小剂量维持,部分患者也还有希望停药观察。

我是强直性脊柱炎患者,得病5年多了,现在用药物治疗快2年了,吃维柳芬和沙利度胺,早上起来,腰有点僵硬,过一会就能缓解。请问您能否推荐几个治疗强直性脊柱炎效果比较好的药?另外,我在生活中应注意些什么?

● **北京人民医院风湿科穆荣医生**

没有不好的药,只有是否适合,如果您的治疗方案能缓解病情,就是好的。不要片面相信什么好药。在生活中一定要注意功能锻炼,适当运动,这和药物治疗一样重要。

我有23年强直性脊柱炎病史,脊柱严重弯曲,13岁时由膝盖疼痛开始向脊椎发展,脊椎弯曲近80°。看过中医和西医,吃了不少的药,都没有效果。最近到医院检查,医生说可以通过手术治疗,想问是不是要通过手术才能治疗?如果治好了是否能和正常人一样能劳动?

● **安徽马鞍山人民医院风湿科焦宝珠医生**

严重的脊柱畸形可行手术矫正,可以改善关节的功能、缓解痛苦,但想和正常人一样劳动恐怕不行了。

医生您好,我今年21岁,刚被医生查出患了强直性脊柱炎。请问如果我一直用药,维持得好,是不是就能像常人一样,并且脊柱也不会变形?

● **安徽省立医院风湿科钱龙医生**

强直性脊柱炎的预后是相当良好的,一般并不影响寿命。90%的患者仍然可以拥有良好的生活质量,建议严格按照规定的疗程服药治疗,并定期复诊检查。

我母亲今年 66 岁,同我一样,也是一名强直性脊柱炎的患者,已有 20 余年不疼痛。但近 4 个月内双腿、右手、双肩疼痛难忍,不敢活动,生活不能自理。近期查红细胞沉降率为 36,骶髂关节融合,脊柱强直弯曲,脊柱骨质疏松。诊断为:强直性脊柱炎并发骨质疏松。用药:鲑鱼降钙素针剂、络合钙,外加止疼药,初期效果明显,疼痛减轻,但服药 12 天后疼痛又开始加剧。请问专家如何治疗?

● **安徽皖南医学院弋矶山医院风湿科徐亮医生**

　　早期、合理、安全使用药物治疗是控制强直性脊柱炎病情的关键,常用药物有:①非甾体抗炎药,如吲哚美辛(消炎痛)等。②病情改善药:可控制强直性脊柱炎的发展,常用柳氮磺吡啶及来氟米特等。③糖皮质激素:只有当强直性脊柱炎患者有严重关节炎症状、明显关节腔积液、内脏器官受累、严重血管炎等危重现象,才考虑用激素,宜小剂量,疗程不宜长。建议来医院接受正规治疗。

医生感悟

得了强直性脊柱炎并不可怕

作者:河南郑州大学一附院风湿科　高冠民

博客链接:http://www.91sqs.com/663

　　以下是我刚刚收到的留言:"我是一名教师,是强直性脊柱炎的晚期患者。前几天我 17 岁的女儿又被确诊为强直性脊柱炎,8月份到北京给女儿检查,拍了骶髂 CT 片,几个专家都说没事,9月 3 日我们又带女儿找医生看 CT 片后说骶髂关节有骨化,是强直性脊柱炎。9 月 4 日我女儿在周口市中心医院再拍 CT,看片医生说骶髂关节有炎症……高医生,我觉得天塌了,我精神几乎崩溃了,我该怎么办? 高医生,救救我们这个家吧!"

　　我觉得该说点话,说一点风湿病医生该说的话,给患病的朋友说句公道话,让他们知道他们得的是一种什么病? 他们将来会怎样? 应该怎样调整自己的生活? 因为已经有太多的人来问我类似的问题,在门诊也有很多患者是带着恐惧的心情来找我的。是谁让他们感到如此的痛苦?

　　一部分是一些江湖医生和一些一知半解的医生的误导,他们会告诉患者你得的是多么可怕的一种疾病,将来不但要变成罗锅腰,还会变成一个瘸子,生活会极大地不方便,还要遭受别人歧视,不只影响事业、更影响婚姻。包括风湿病圈子里也有一些人像宣传类风湿一样说强直性脊柱炎应该是一种急重症。这些都是极大的错误! 所以在今年 5 月份我们举办的学习班上,我给自已定的讲课题目就是"强直性脊柱炎",希望大家能正确看待这个病。8月份河南省21家医院的远程电视讲课中,我也重点讲了强直性脊柱炎。希望能有一些作用。

我的观点是:强直性脊柱炎并不可怕。

我们应该重视这个疾病。该病多见于青少年,多在10～40岁发病,以20～30岁为发病高峰。本病以中轴关节慢性炎症为主,也可累及内脏及其他组织,是一种慢性进行性风湿性疾病。临床表现包括腰背痛、脊柱畸形或活动受限。典型病例的X线片表现为骶髂关节明显破坏,后期脊柱可以呈"竹节样"变化。患者如能早期诊断及合理治疗,可以缓解疼痛、防止脊柱或关节变形。该病的严重性是没法和类风湿关节炎相比的。类风湿是以侵蚀性滑膜炎为特点且多影响手这一重要器官的疾病,侵蚀性当然就代表着残疾,类风湿关节炎的残疾率很高,对生活的影响也很大。但强直性脊柱炎是以附着点炎和非侵蚀性滑膜炎为特点的疾病,影响相对笨重、原始的关节,致残局限在脊柱和髋关节,对人生活的影响相对较小,且致残率很低,发展也较慢。另外,因为它缺少致病的抗体、小血管炎的表现不突出(有些专家称之为乏免疫的风湿病),强直性脊柱炎关节外的表现相对较少。说得通俗一点,它是一种发展较慢、致残率不高且较少影响关节以外器官的疾病,所以不要为得了本病而苦恼,没什么大不了的。我有好几个患者是到将近80岁因为其他原因才诊断为强直性脊柱炎,诊断时他们的骶髂关节已经融合了,脊柱已经竹节样变了,但他们从没有在这之前因为腰痛去看过医生,虽然腰痛可能已经有50、60年了,他们从没有感觉到腰痛影响到了他们的生活而必须去看病。像这样的结果对患者朋友来说并不可怕吧?

为什么会这样,因为强直性脊柱炎大多是隐袭起病,隐袭的意思就是悄悄地到来。很多人都记不清自己具体的患病时间,又因为很多人在早晨起来较重、活动后减轻,可能早起的时候觉得自己今天需要看看医生,但刷完牙就忘了自己是一个患者了,因为已经没有什么不舒服了,对工作学习影响也不大。

有些患者说，我的腰已经强直了，你还能说没事吗？但只要保持正确的姿势，只要不去搞体育运动，有谁能看出你的腰已经直了呢？而且你如果坚持正确的锻炼，腰想直也没那么容易啊，我教育患者的两个例子就是：一个是娇生惯养的家中的宝贝，得了关节炎就卧床不起——但也可能是医生不让过多活动，父母端吃端喝，甚至端屎端尿，但半年至1年后他不能下床走路了；另一个贫苦之家的孩子找不到出路，只好送孩子去少林武校，同样是得了强直性脊柱炎，虽然病得很重，但在教练拳脚的威逼下并不敢偷懒，结果患者不但没有驼背，还能打二踢脚、鲤鱼打挺，关节功能保持得非常好。以上确实不是我编的，而是实实在在的例子，包括我前面提到的我的几个70多岁才发现强直性脊柱炎的患者，竟然全是军人，他们在刚当兵时就得了病。所以腰直了不可怕，只要没到晚期阶段还可以练过来。

　　还有的患者讲，他的很多关节都肿着，岂不是很麻烦。但你去查查资料，有哪一个患者因为外周的关节炎残疾了呢，没有！除非他做过不适当的治疗。强直性脊柱炎出现残疾主要有两个方面：一是腰直了，腰是一个重要的平衡部位，你的平衡能力会减低，你可能不能当飞行员了，不能耍杂技了，但那又有什么要紧的，何况腰强直的概率不到所有患者的1/5；另一个方面就是髋关节强直了，这种概率更小，正确的治疗可以明显减少它的发生，但即使发生了又有什么要紧的，髋关节置换是最成功的关节置换，大不了就换一个。

　　所以我希望患者不要因为本病而休学。

　　但让我头疼的是很多患者因为得知本病以后茶饭不思，全国各地到处求医，但越治越重，他们很多并不是让医生给治重了，而是给吓重了，觉得自己的病越严重就越是想看，而且希望访遍名医，看的时间越久越是耽误病情，越是花费金钱，形成一个恶性循环。我有时想问一下患者，你在不知道你是强直性脊柱炎时你的生活是怎样的，你知道了后有哪些变化，为什么会有这些变化，你又为什么不能做一做那些老军人呢？我碰到的很多强直性脊柱炎的患者,最后得了纤维肌痛综合征,一种和精神因素有关的、觉得到处都痛的风湿病,真是不值得。

所以不要害怕这个病。不要害怕把自己看作一个患者,由一个健康人到一个患者的角色转换有时是很困难的。有统计资料显示角色转换较好的患者病情的发展也较好。首先承认自己有病,自己必须因为自己的病在生活、工作等各个方面作调整,这是非常重要的事情。另外就是不要害怕自己的病,而是要学会慢慢接受它,与疾病共生存并最终战胜疾病。了解一些和所患疾病有关的知识很重要,了解的途径不能来自江湖医生,不能来自网络上虚假的信息,也不能听一些非专业医生乱讲。这些信息必须来自权威的机构和专业的、值得信赖的医生。辨别有时很困难,但很重要。

大家都知道周杰伦是个强直性脊柱炎患者,但有哪个歌迷认为他跳的舞不好看呢!他每次演唱的时候也没有告诉歌迷"我是个患者,我很痛苦"。因为有病才要坚强,永远要记住这句话。

所以,得了强直性脊柱炎并不可怕。保持好的心态,积极地锻炼,避免负重,平时再注意一下自己的形象,保持较好的坐卧姿势,适当吃一些药物,尽量避免不良反应,交一个专业医生朋友,定期去专业的医院复查、咨询就可以了。

痛　风

疾病简介

痛风是嘌呤代谢紊乱及（或）尿酸排泄减少所引起的一种晶体性关节炎，临床表现为高尿酸血症和尿酸盐结晶沉积所致的特征性急性关节炎、痛风石形成、痛风石性慢性关节炎，并可发生尿酸盐肾病、尿酸性尿路结石等，严重者可出现关节致残、肾功能不全。痛风常与中心性肥胖、高脂血症、糖尿病、高血压及心脑血管病伴发。

痛风可分为原发性和继发性两大类。原发性痛风常与中心性肥胖，糖、脂代谢紊乱，高血压，动脉硬化和冠心病等聚集发生。原发性痛风有一定的家族遗传性，10％～20％的患者有阳性家族史，除1％左右的原发性痛风由先天性酶缺陷引起外，绝大多数发病原因不明。继发性痛风由其他疾病所致，如肾脏病、血液病，或由于服用某些药物、肿瘤放化疗等多种原因引起。

痛风见于世界各地区、各民族。在欧美国家高尿酸血症患病率为2％～18％，痛风患病率为0.13％～0.37％。近年来我国高尿酸血症及痛风的患病率直线上升，这可能与我国经济发展、生活方式和饮食结构改变有关。2004年，山东沿海地区流行病学调查显示高尿酸血症的患病率为23.14％，痛风患病率为2.84％。临床上痛风多见于40岁以上的男性，女性多在更年期后发病。常有家族遗传史。

应根据患者具体情况采取不同治疗：①一般治疗：避免进食高嘌呤饮食，严格戒酒，多饮水，避免过度劳累、紧张、湿冷，穿鞋舒适勿使关节损伤等；②急性痛风性关节的治疗：常用药物包括秋水仙碱、非甾体抗炎药、糖皮质激素；③间歇期及慢性期的治疗常用药物包括：促尿酸排泄药（丙磺舒、苯溴马隆）；抑制尿酸生成药（别嘌醇）；④无症状高尿酸血症的治疗：对于血尿酸水平在535微摩尔/升（9.0毫克/分升）以下，无痛风家族史者一般无需用药治疗，但应控制饮食、避免诱因并密切随访。反之应使用降尿酸药物。如果伴发高血压病、糖尿病、高脂血症、心脑血管病等，应在治疗伴发病的同时，适当降低血尿酸。

高尿酸血症与痛风是一种终身性疾病，无肾功能损害及关节畸形者，经有效治疗可维持正常的生活和工作。急性关节炎和关节畸形会严重影响患者生活质量，若有肾功能损害预后不良。

病因和发病机制

請問原發性高尿酸血症及痛風的病因是什麼？

● 山西大同五院风湿科赵颖医生

高尿酸血症及痛风均可分为原发性和继发性两类。原发性高尿酸血症及痛风有一定的家族遗传性，10％～20％的患者有阳性家族史，痛风患者的近亲中发现15％～25％有高尿酸血症。一般认为原发性痛风是多基因的常染色体显性遗传，但外显性不完全，仅有1％左右的原发性痛风已明确是由先天性酶分子缺陷引起，如次黄嘌呤鸟嘌呤磷酸核糖转移酶部分缺乏症、1-焦磷酸-5-磷酸核糖合成酶亢进症，其余绝大部分发病原因未明。

請問醫生，血尿酸高就是痛風嗎？什麼是高尿酸血症？高尿酸血症是怎樣形成的？與痛風有何關聯？

● 山西医科大学第一医院风湿科刘秀梅医生

尿酸是体内嘌呤代谢的终末产物。正常血尿酸水平的维持取决于嘌呤的吸收、合成和分解、排泄的动态平衡。体内尿酸20％来源于外源性嘌呤的摄入，是痛风诱发和加重的原因，但这不是主要原因；尿酸80％来源于内源性嘌呤的生物合成。尿酸产生后约1/3在肠道经细菌分解处理，约2/3经肾脏排泄。当尿酸生成过多和（或）尿酸排泄减少时，血尿酸水平就会升高。因此，高尿酸血症大致可分为尿酸生成过多型（约占10％）和（或）尿酸排泄减少型(约占90%)。

血浆尿酸的测定以尿酸氧化酶法应用最广,其惯用单位为毫克/分升,法定单位为微摩尔/升。1毫克/分升约为59.4微摩尔/升。相对性高尿酸血症:我国正常男性血尿酸水平为3.5～7.0毫克/分升,女性为2.5～6.0毫克/分升。因此男性血尿酸值超过7毫克/分升,女性超过6毫克/分升,即为相对性高尿酸血症。绝对性高尿酸血症:血液中98%的尿酸以钠盐的形式存在,人体在37℃、pH7.4的生理条件下,尿酸盐的溶解度为6.4毫克/分升,加之尿酸盐与血浆蛋白结合约为0.4毫克/分升,因此血液中尿酸盐最大饱和度约为7.0毫克/分升,超过此值即可能发生痛风。临床上不分年龄性别,血尿酸≥7.0毫克/分升(416微摩尔/升)即为绝对性高尿酸血症。

当血尿酸持续高浓度或急剧波动时,呈过饱和状态的尿酸盐形成微结晶,沉积在关节内、关节周围、皮下组织及肾脏等器官,引发相应的症状和体征。此外,雌激素水平下降、尿酸盐与血浆蛋白的结合减少、局部温度和pH值降低等影响尿酸溶解度的因素也可促使尿酸盐析出。

因此,高尿酸血症为痛风发生的最重要的生物化学基础。然而,在血尿酸水平持续增高者中仅有5%～12%罹患痛风,大多为无症状性高尿酸血症;而少部分患者在急性关节炎发作期血尿酸在正常范围,这些既说明痛风发生的原因较为复杂,也说明高尿酸血症与痛风是两个概念,不能等同。

请问专家,哪些因素可以诱发痛风和高尿酸血症?

● 湖南湘东医院风湿科吴柏杨医生
　 山西吕梁市人民医院风湿科王丽华医生

酒精摄入和饮食无度(嘌呤摄入过多)、药物、创伤(骨折、手术、局部扭伤等)、剧烈运动、过劳、感染及放射治疗等因素均可引起痛风发作。

促发高尿酸血症的病理过程如下。

（1）尿酸生成过多（内源性或外源性）：摄入一般量的嘌呤饮食情况下，尿酸排泄＞800毫克/24小时（中国人＞600毫克/24小时）提示尿酸产生过多，在原发性高尿酸血症和痛风患者中，由尿酸生成过多引起者仅占10％左右。

（2）尿酸排泄减少：在原发性高尿酸血症和痛风患者中占90％左右，主要是由于肾小管分泌尿酸减少，肾小球滤过减少，而肾小管重吸收增加。

（3）上述多种因素的联合。

医生您好，请问我国高尿酸血症及痛风的患病现状如何？

● **四川成都市第一人民医院风湿科练颖医生**

痛风见于世界各地区、各民族。在欧美国家高尿酸血症患病率为2％～18％，痛风患病率为0.13％～0.37％，我国部分地区的流行病学调查显示，近年来我国高尿酸血症及痛风的患病率直线上升，已接近欧美人群，成为常见病、多发病。这可能与我国经济发展、生活方式和饮食结构改变有关。2004年山东沿海地区流行病学调查显示高尿酸血症的患病率为23.14％，痛风患病率为2.84％。

痛风患者中95％为男性，发病高峰年龄在40～55岁，但近年来有年轻化趋势；5％为女性，且大多出现在绝经期后。高尿酸血症及痛风常与中心性肥胖、高脂血症、高血压、糖尿病及心脑血管疾病伴发。

临床表现

....

● 北京良乡医院中医科李宏艳医生

　山东泰安市中心医院风湿科陈东育医生

　陕西西京医院临床免疫科刘俊彬医生

　　典型痛风自然病程可分为 4 期:①无症状期;②急性发作期;③无症状的间歇期;④慢性期。主要的临床表现有以下几个方面。

　　(1)无症状高尿酸血症:当血尿酸大于 7 毫克/分升(416 微摩尔/升)时,即为高尿酸血症,但不意味着肯定会出现关节症状。有的患者有高尿酸血症很多年,却终生不发作。但是,随着年龄及高尿酸水平的增加,痛风的发病率也增加。

　　(2)急性痛风性关节炎:80％的患者有诱发因素,如进食过多高嘌呤的食物、酗酒、过度疲劳、关节局部损伤、寒冷刺激、应用利尿剂、接受化疗等。近 2/3 的患者以第一跖趾关节受累最为常见,局部出现急性红、肿、热、痛和活动受限。症状多在午夜出现,来势较急,进展迅速,疼痛在数小时达高峰,剧痛难忍,多于数天或数周内自行缓解。部分患者可伴有全身症状,如发热、头痛及全身不适等,以及白细胞增高、红细胞沉降率增快。

　　(3)痛风石形成及慢性痛风性关节炎:痛风石形成的典型部位在耳轮,也常见于第一跖趾、指、踝、腕、膝、肘等处,小的像芝麻,大的如鸡蛋,也有更大的痛风结节肿。痛风石是痛风的特征性病变。据报道,血尿酸在 9.0 毫克/分升以上时,5％有痛风结节。多见于起病后的某个时期,平均 10 年左右。痛风石出现实际上是扩大了尿酸钠盐池。痛风结节肿初起质软,随着纤维增生质地越来越硬。在关节附近容易磨损处的结节表皮菲薄,易破溃成瘘管,有白色糊状物排出,可见尿酸钠盐结晶。瘘管周围组织呈慢性炎症性肉芽肿,不易愈合。与此同时,关节炎由于得不到有效的治疗而反复发作进入慢性期,终至症状不能完全消失。大量尿酸盐在关节内及关节周围沉积,引起骨质侵蚀、缺损及周围组织纤维化,关节发生僵硬畸形。

(4) 40％左右的痛风患者伴有肾脏损害:是仅次于关节的常见表现,与关节炎的严重程度可不平行,尿路结石症状甚至可在关节炎之前出现。主要的肾脏病变有:①慢性尿酸盐肾病:因尿酸盐晶体沉积在肾髓质内引起,单侧或双侧肾脏均可受累。早期出现肾小管病变,因浓缩稀释功能下降引起夜尿增多,尿比重下降。蛋白尿由间歇性逐渐变成持续性。病情进展,一般在 10 年左右肾小球受损,滤过功能下降,部分患者呈进行性肾衰竭,占死亡原因的 10％以上。②急性尿酸性肾病:多发生于继发性痛风患者,尤其癌症患者放疗或化疗之后。因血尿酸急剧增高,可高达 20 毫克/分升,甚至更高,大量尿酸由肾脏排泄,沉积在肾小管造成梗阻,引起急性肾衰竭。③尿路结石:痛风患者尿路结石的发病率为 10％～25％。小的结石随尿排出,较大的结石阻塞输尿管可引起肾绞痛、血尿、排尿困难、肾盂扩张,可继发感染。单纯尿酸性结石在 X 线片上不显影,但肾脏超声检查可有发现,与草酸钙混合时在 X 线片上见到阳性结石阴影。

请教医生,痛风性关节炎有何特征?

● **安徽皖南医学院弋矶山医院风湿科徐亮医生**
广东东莞市人民医院风湿科吴恒莲医生
痛风性关节炎有以下特征。
(1) 男性占 78.1％～95％,45～50 岁多发。

（2）关节炎下肢多于上肢，首发关节炎以跖趾关节多见，占50%～70%。

（3）急性关节炎常在夜间骤然发病，疼痛剧烈。

（4）再次发作多为单关节或多关节交替发作。

（5）不经治疗，约1周左右炎症可自行缓解，之后可反复发作，间歇期关节可完全恢复正常。

（6）急性关节炎发作时，血尿酸水平一般增高（少数患者血尿酸水平可在正常范围）。

（7）足量秋水仙碱可在24小时内控制痛风发作。

请教医生，何谓痛风石？

● **北京解放军总医院风湿科冯莉霞医生**
  山东聊城市人民医院风湿科石颜军医生

反复发作痛风的患者，在耳郭、关节周围可出现灰白色硬结，称为痛风石，它是痛风特征性病变。痛风石主要成分是尿酸盐结晶，在显微镜下这种灰白色物质为针状的结晶（图3）。痛风石易

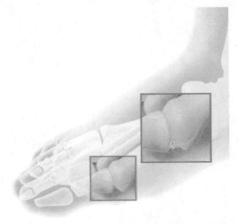

图3　关节（足第一跖趾关节）内尿酸结晶

在耳轮处出现,可能与耳轮处血液的酸碱度偏酸有关。血液中持续高浓度的尿酸是形成痛风石的基础。因此,痛风石形成的速度、大小、多少与血尿酸浓度高低及持续的时间成正比。

痛风石除在典型部位耳轮处出现外,还可在关节炎反复发作的部位出现,如足趾、手指、腕、膝、肘等关节周围,少数患者可有眼睑、角膜、舌、声带、鼻软骨、心肌和主动脉瓣上的痛风石。痛风石作为一种异物沉淀在脏器,必然会引起炎症反应,导致相应器官、组织的功能障碍。通常,关节腔内的痛风石要比皮肤上的痛风石出现早,大小不一,可以无明显疼痛,也可破溃脱落,色如石灰。沉积在关节腔或关节附近的痛风石可破坏关节,造成关节畸形。巨大的痛风石不能穿鞋,行走困难。肾脏中的痛风石导致肾绞痛发作,出现血尿,少数患者因大量的痛风石阻塞肾小管或阻塞输尿管而引起肾盂积水,继发感染,导致肾衰竭。心肌等重要器官上的痛风石可使心脏受损,出现传导阻滞而危及生命。

辅助检查

医生您好！最近我们单位体检发现我的尿酸高,同事说可能
是痛风,请问我要去医院做哪些检查才能确诊痛风?

● **湖南中南大学湘雅二医院风湿科陈进伟医生**
  陕西西京医院临床免疫科牛敏医生

辅助检查对于痛风诊断具有重要意义,常用检查如下。

(1)血尿酸的测定:以尿酸氧化酶法应用最广。男性为210～
416微摩尔/升(3.5～7.0毫克/分升);女性为150～357微摩
尔/升(2.5～6.0毫克/分升),绝经期后接近男性。血液中98%的
尿酸以钠盐的形式存在,在37℃、pH7.4的生理条件下,尿酸盐溶
解度约为6.4毫克/分升,加之尿酸盐与血浆蛋白结合约为0.4毫
克/分升,血液中尿酸盐饱和度约为7.0毫克/分升,血尿酸≥416
微摩尔/升(7.0毫克/分升)为高尿酸血症。由于血尿酸受多种因
素影响,存在波动性,应反复测定。

当血尿酸持续高浓度或急剧波动时,呈过饱和状态的血尿酸
就会结晶沉积在组织中,引起痛风的症状和体征。此外,影响尿
酸溶解度的因素,如雌激素水平下降、尿酸与血浆蛋白结合减少、
局部温度和pH值降低等,也可促使尿酸盐析出。因此,高尿酸血
症为发生痛风的最重要的生化基础。然而在血尿酸水平持续增
高者中,仅有约10%罹患痛风,大多为无症状性高尿酸血症;而少
部分痛风患者在急性关节炎发作期血尿酸在正常范围,这些既说
明痛风发病原因较为复杂,也说明高尿酸血症和痛风是不同的2

个概念。

（2）尿尿酸的测定：低嘌呤饮食 5 天后，留取 24 小时尿，采用尿酸氧化酶法检测。正常水平为 1.2～2.4 毫摩尔（200～400 毫克），大于 3.6 毫摩尔（600 毫克）为尿酸生成过多型，仅占少数；多数小于 3.6 毫摩尔（600 毫克）为尿酸排泄减少型。实际上不少患者同时存在两种缺陷，而以其中一种为主。通过尿尿酸测定，可初步判定高尿酸血症的分型，有助于降尿酸药物的选择及鉴别尿路结石的性质。

（3）滑液及痛风石检查：急性关节炎期，行关节穿刺抽取滑液，在偏振光显微镜下，滑液中或白细胞内有负性双折光针状尿酸盐结晶，阳性率约为 90%。穿刺或活检痛风石内容物，亦可发现同样形态的尿酸盐结晶。此项检查具有确诊意义。

（4）X 线检查：急性关节炎期可见软组织肿胀；慢性关节炎期可见关节间隙狭窄、关节面不规则、痛风石沉积，典型者骨质呈类圆形穿凿样或虫噬样缺损、边缘呈尖锐的增生钙化，严重者出现脱位、骨折。

（5）超声检查：由于大多尿酸性尿路结石 X 线检查不显影，可行肾脏超声检查。肾脏超声检查可了解肾损害的程度。

诊断和鉴别诊断

....

医生您好！请问痛风如何诊断？

● 河北省三院免疫风湿科顾光医生
  山东泰安中心医院肾内科卢连元医生
  山东潍坊市人民医院肾内科韩学忠医生
  山东枣庄市立医院肾内科王继军医生

急性痛风的发生只有在高浓度血尿酸持续足够长时间后才会造成尿酸盐结晶在关节腔沉积，进而吸引中性粒细胞来吞噬这些异物，出现局部白细胞堆积，表现出红、肿、热、痛的急性炎症反应。因此，诊断急性痛风性关节炎的必备条件是尿酸盐结晶的存在，即在关节滑液中找到尿酸盐结晶或找到吞噬尿酸盐结晶的白细胞时方可确诊。但是在临床上由于条件的限制，不可能对每位怀疑痛风性关节炎的患者作关节液抽取检查，故常凭临床表现、发病特点及血尿酸水平来诊断。

急性痛风的主要表现有：中老年男性、反复发作的急性单或少关节炎、无症状的间歇期、伴有血尿酸增高、秋水仙碱试验治疗有效。在关节炎急性发作的数小时内，每 1～2 小时服秋水仙碱 0.5～1 毫克，如果是急性痛风，一般在服药 2～3 次后关节疼痛缓解。

1997 年美国风湿病协会（ACR）急性痛风性关节炎分类（诊断）标准为：

（1）滑膜液中检查到特异性尿酸盐结晶。

（2）痛风石经化学方法或偏振光显微镜检查证实有尿酸盐结晶。

（3）具备下列临床、实验室和X线征象等12项中的6项者：①1次以上的急性关节炎发作；②炎症表现在1天内达高峰；③单关节炎发作；④患病关节皮肤呈暗红色；⑤第一跖趾关节疼痛或肿胀；⑥单侧发作累及第一跖趾关节；⑦单侧发作累及跗骨关节；⑧有可疑的痛风石；⑨高尿酸血症；⑩X线显示关节非对称性肿胀；⑪X线显示骨皮质下囊肿不伴骨侵蚀；⑫关节炎症发作期间关节液微生物培养阴性。

请问医生，痛风需要和哪些疾病鉴别？

● **河北唐山市铁路中心医院内科申岩医生**
  辽宁鞍山中心医院风湿免疫科伊晶医生
  山东大学齐鲁医院肾内科杨向东医生
  山东临沂市人民医院肾内科杨秀芹医生
  山东青岛大学医学院附属医院肾内科刘丽秋医生

由于本病表现多样化，有时症状不够典型，尚需作如下鉴别诊断。

（1）丹毒与蜂窝织炎：需与急性痛风鉴别，但本病合并畏寒、发热等全身中毒症状，血白细胞升高更明显。局部主要是软组织肿胀，关节痛不明显，亦无血尿酸增高。

（2）急性风湿性关节炎：有A族溶血性链球菌感染史，起病有咽炎或扁桃体炎，青少年多见。病变主要侵犯大关节，表现为多发性、游走性关节炎，常伴心内膜炎、心肌炎、环形红斑、皮下结节等表现。抗链球菌溶血素O升高，咽部培养出溶血性链球菌，血尿酸正常，水杨酸治疗有效。

（3）感染性关节炎：好发于大关节，如膝、髋等负重关节。关节液为脓性，涂片及培养可发现致病菌，无尿酸盐结晶。患者血尿酸正常，抗感染治疗有效。

（4）假性痛风：急性发作时临床表现与痛风十分相似，但主要见于老年人，以膝、髋、肩等大关节为主。血尿酸通常正常，滑液中可检出焦磷酸钙结晶。X线关节片可见软骨线状或点状的钙化影。

（5）类风湿关节炎：主要与慢性期的痛风鉴别。该病患者多为老年女性，以手关节病变为主，对称分布。血尿酸通常不高，多数患者 RF 或抗环瓜氨酸多肽抗体阳性。关节液中无尿酸盐结晶。X线片示骨质普遍疏松，关节间隙变窄，有骨侵蚀表现，与痛风的穿凿样缺损有区别。

（6）银屑病关节炎：本病中 20% 患者有高尿酸血症，关节炎分布不对称，需与痛风鉴别。但银屑病关节炎同时有皮肤和甲床的病变；远端指（趾）关节受累为主，关节液中一般无尿酸盐结晶。X线片可见末节指骨吸收如笔帽状。

治疗方法

我是一名痛风患者,今年 37 岁,有 18 年的痛风病史,现已多处出现痛风结节,经常发作,请问有什么好的治疗方法?谢谢!

● 甘肃兰州大学第二医院风湿科王丽萍医生
  河北邯郸中心医院风湿科刘曦医生
  河南郑州大学第五附属医院肾病风湿科王燕医生
  山东青岛市立医院风湿科苏厚恒医生
  山东泰安中心医院风湿科甄广宁医生
  山东潍坊医学院附属医院风湿科孙希志医生
  山西阳泉煤业集团总医院肾内科陆宪英医生
  陕西西安交通大学医学院第一附属医院风湿科蒲丹医生
  四川成都军区总医院肾病科王涛医生
  新疆医科大学第一附属医院风湿科罗莉医生

　　原发性痛风缺乏针对病因的治疗方法,因此不能根治,治疗的目的是:①迅速控制痛风性关节炎的急性发作;②预防急性关节炎复发;③纠正高尿酸血症,以预防尿酸盐沉积造成的关节破坏及肾脏损害;④手术剔除痛风石,对毁损关节进行矫形手术,以提高生活质量。主要治疗方法如下。

　　(1) 一般治疗:

　　1) 饮食控制:痛风患者应采用低热能膳食,保持理想体重,同时避免高嘌呤食物。含嘌呤较多的食物主要包括动物内脏、沙丁鱼、蛤、蚝等海味及浓肉汤,其次为鱼虾类、肉类、豌豆等,而各种谷类制品、水果、蔬菜、牛奶等含嘌呤最少。严格戒饮酒类,每日饮水应在 2 000 毫升以上。

2)避免诱因:避免暴食酗酒、受凉受潮、过度疲劳、精神紧张,穿鞋要舒适,慎用影响尿酸排泄的药物,如某些利尿剂、小剂量阿司匹林等。

3)防治伴发疾病:同时治疗伴发的高脂血症、糖尿病、高血压病、冠心病等。

(2)急性痛风性关节炎的治疗:卧床休息、抬高患肢,避免负重。暂缓使用降尿酸药物,以免血尿酸波动,延长发作时间或引起转移性痛风。

1)秋水仙碱:可抑制炎性细胞趋化,对制止炎症、止痛有特效。应及早使用,大部分患者于用药后 24 小时内疼痛可明显缓解,口服给药 0.5 毫克/小时或 1 毫克/2 小时,直至出现 3 个停药指标之一:①疼痛、炎症明显缓解;②出现恶心呕吐、腹泻等;③24 小时总量达 6 毫克。若消化道对秋水仙碱不能耐受,也可静脉给药以减少胃肠道反应,用 0.9%氯化钠溶液将秋水仙碱 1 毫克稀释到 20 毫升缓慢注射(>5 分钟),单一剂量不超过 2 毫克,24 小时总量不超过 4 毫克。值得注意的是秋水仙碱治疗剂量与中毒剂量十分接近,除胃肠道反应外,可有白细胞减少、再生障碍性贫血、肝细胞损害、脱发等,有肾功能不全者慎用。

2)非甾体抗炎药:比秋水仙碱更多用于急性发作,通常开始使用足量,症状缓解后减量。最常见的不良反应是胃肠道症状,也可能加重肾功能不全,影响血小板功能等。活动性消化性溃疡者禁用。

3)糖皮质激素:通常用于秋水仙碱和非甾体抗炎药无效或不能耐受者。促肾上腺皮质激素(ACTH)25 单位静脉滴注或 40~80 单位肌肉注射,必要时可重复;或口服泼尼松每日 20~30 毫克,3~4 天后逐渐减量停药。

(3)间歇期和慢性期的治疗:旨在控制血尿酸在正常水平。

降尿酸药物分为两类:一类是促尿酸排泄药;另一类是抑制尿酸生成药。两者均有肯定的疗效。为防止用药后血尿酸迅速降低诱发急性关节炎,应从小剂量开始,逐渐加至治疗量,生效后改为维持量,长期服用,使血尿酸维持在 327 微摩尔/升(5.5 毫克/分升)以下。此外为防止急性发作,也可在开始使用降尿酸药物的同时,预防性服用秋水仙碱 0.5 毫克,每日 1~2 次,或使用非甾类抗炎药。单用一类药物效果不好、血尿酸>535 微摩尔/升(9.0毫克/分升)、痛风石大量形成时可联用两类降尿酸药物。

1) 促尿酸排泄药:抑制近端肾小管对尿酸的重吸收,以利尿酸排泄。由于大多数痛风患者属于尿酸排泄减少型,因此可首选下列药物之一,适用于肾功能正常或轻度异常(内生肌酐清除率<30 毫升/分钟时无效)、无尿路结石及尿酸盐肾病患者。用药期间服用碱性药物,如碳酸氢钠 1~2g,每日 3 次;或碱性合剂 10 毫升,每日 3 次,使尿 pH 保持在 6.5 左右(但不可过碱,以防钙质结石形成),并大量饮水,保持尿量。

丙磺舒:0.25 克,每日 2 次,渐增至 0.5 克,每日 3 次。一日最大剂量 2 克。主要不良反应:胃肠道反应、皮疹、过敏反应、骨髓抑制等。对磺胺过敏者禁用。

磺吡酮:50 毫克,每日 2 次,渐增至 100 毫克,每日 3 次,一日最大剂量 600 毫克。主要不良反应:胃肠道反应、皮疹、骨髓抑制等,偶见肾毒性反应。本药有轻度水、纳潴留作用,慢性心功能不全者慎用。

苯溴马隆:50 毫克,每日 1 次,渐增至 100 毫克,每日 1 次。主要不良反应:胃肠道反应如腹泻,偶见皮疹、过敏性结膜炎及粒细胞减少等。

2) 抑制尿酸生成药:抑制黄嘌呤氧化酶,阻断黄嘌呤转化为尿酸,减少尿酸生成。用于尿酸产生过多型的高尿酸血症,或不适于使用促尿酸排泄药者。

别嘌醇:100 毫克,每日 1 次,渐增至 100~200 毫克,每日 3次。300 毫克以内也可每日 1 次,超过 300 毫克分次口服。一日最大剂量800毫克。主要不良反应:胃肠道反应、皮疹、药物热、骨髓抑制、肝肾功能损害等。对于肾功能不全者,应减量使用。应定期检查肝肾功能、血尿常规等。

(4)肾脏病变的治疗:除积极控制血尿酸水平外,碱化尿液,多饮多尿,十分重要。痛风性肾病,在使用利尿剂时应避免影响尿酸排泄的噻嗪类利尿剂、呋塞米(速尿)、依他尼酸(利尿酸)等,可选择螺内酯(安体舒通)等。碳酸酐酶抑制剂乙酰唑胺兼有利尿和碱化尿液作用,亦可选用。降压可用血管紧张素转化酶抑制剂,避免使用减少肾脏血流量的β受体阻滞剂和钙拮抗剂;其他治疗同各种原因引起的慢性肾损害。尿酸性尿路结石,大部分可溶解、自行排出,体积大且固定者可体外碎石或手术治疗。急性尿酸性肾病,除使用别嘌醇积极降低血尿酸外,应按急性肾衰竭进行治疗。慢性肾功能不全,必要时可做肾移植。

(5)无症状高尿酸血症的治疗:血尿酸水平在535微摩尔/升(9.0毫克/分升)以下,无痛风家族史者一般无需用药治疗,但应控制饮食,避免诱因,并密切随访。反之应使用降尿酸药物。如果伴发高血压病、糖尿病、高脂血症、心脑血管病等,应在治疗伴发病的同时,适当降低血尿酸。

医生您好,请问无症状高尿酸血症是否需要治疗?

● **安徽阜阳市第二人民医院风湿科李龙海医生**
  北京大学人民医院风湿科叶华医生
  重庆西南医院中医风湿科柏干苹医生
  湖北武汉市中医院风湿科李建武医生
  江苏省人民医院风湿科梅焕平医生
  上海市长征医院风湿科包军医生
  浙江温州医学院附属第一医院骨伤科吴春雷医生

　　高尿酸血症是临床实验室检查中常常遇到的问题,但它并非是痛风的同义词。大多数高尿酸血症终生不发作痛风,5%～

12％的高尿酸血症患者可发展为痛风。如果患者长期高尿酸血症并不发生痛风就不必治疗，但持久的高血尿酸有可能造成尿酸盐结晶，在肾盂、输尿管或在肾小管及肾间质沉积，造成肾损害，引起肾结石。

应该寻找高血尿酸的原因，如药物因素（利尿剂、降压药、化疗药）、饮食方面（高嘌呤食物、嗜酒）、某些疾病（肾病、血液病、糖尿病）或肥胖等，避免肥胖、高嘌呤及高热量饮食、酗酒、过度劳累、创伤、湿冷及精神紧张等诱发因素。如有下列情况，高血尿酸者应定期检查或考虑降尿酸药物治疗：①有痛风临床症状；②有明确的痛风、尿路结石家族史；③24 小时尿尿酸排泄量＞1 000 毫克；④经饮食控制或停用影响尿酸代谢的药物，而血尿酸值仍持续 6 个月＞9 毫克/分升。

预防保健

....

医生您好,请问痛风患者日常生活中应该注意哪些事项?

● **重庆西南医院中医风湿科张荣华医生**
天津市第一中心医院风湿科史玉泉医生
天津中医药大学第一附属医院风湿科王伟医生

痛风患者日常生活中应该注意以下几点。

（1）保持心情愉快,避免情绪紧张,生活要有规律,肥胖者应减轻体重。

（2）应该严格控制饮食,避免进食高嘌呤的食物,勿饮酒,每天至少饮水2 000毫升,有助于尿酸由尿液排出。

（3）应定期且适度地运动,并掌握保护关节的技巧：①运动后疼痛超过1～2小时,应暂时停止此项运动;②使用大块肌肉,如能用肩部负重者不用手提,能用手臂者不要用手指;③交替完成轻、重不同的工作,不要长时间持续进行重的工作;④经常改变姿势,保持受累关节舒适,若有局部温热和肿胀,尽可能避免其活动。

（4）应注意自我检查,如平时用手触摸耳轮及手足关节处是否产生痛风石。

（5）注意定期复查血尿酸,门诊随诊。

● **安徽省黄山市人民医院血液风湿科章赛芜医生**
北京中日友好医院风湿科马丽医生
重庆医科大学附属第一医院中医科李荣亨医生
河北白求恩国际和平医院风湿科惠乃玲医生

湖北武汉同济医院风湿科雷小妹医生

湖南南华大学附属第一医院风湿科黄丽芳医生

痛风患者日常生活中应注意以下几点。

(1)保持理想体重,超重或肥胖就应该减轻体重。不过,减轻体重应循序渐进,否则容易导致酮症或痛风急性发作。

(2)糖类(碳水化合物)可促进尿酸排出,患者可食用富含碳水化合物的米饭、馒头、面食等。

(3)蛋白质可根据体重,按照比例来摄取,1千克体重应摄取0.8～1克的蛋白质,并以牛奶、鸡蛋为主。如果是瘦肉、鸡鸭肉等,应该煮沸后去汤食用,避免吃炖肉或卤肉。

(4)少吃脂肪,因脂肪可减少尿酸排出。痛风并发高脂血症者,脂肪摄取应控制在总热量的20%～25%。

(5)大量喝水,每日应该喝水2 000～3 000毫升,促进尿酸排除;少吃盐,每天应该限制在2～5克。

(6)禁酒,酒精容易使体内乳酸堆积,对尿酸排出有抑制作用,易诱发痛风。

(7)少用刺激性强的调味品或香料。

● 广东中山大学附属第一医院风湿科梁柳琴医生

湖南中南大学湘雅二医院风湿科李芬医生

浙江宁波余姚中医院肾内科方亚军医生

痛风患者的注意事项如下。

(1)饮食方面:①猪、牛、羊肉、火腿、香肠、鸡、鸭、鹅、兔及各种动物内脏(肝、肾、心、脑)、骨髓等含嘌呤量高,应尽量不吃;鱼虾类、菠菜、豆类、蘑菇、香菇、花生等也有一定量嘌呤,要少吃;大多数蔬菜、各种水果、牛奶和奶制品、鸡蛋、米饭、糖等可以吃。②多饮水,要使每日尿量保持在2 000毫升以上,因尿路结石的发生和小便尿酸浓度及小便的酸碱度有关,必要时可服用碱性药物,以预防尿路结石的发生。③避免暴饮暴食或饥饿。④节制烟酒,尤其不能酗酒。⑤不喝浓茶、咖啡等饮料。⑥戒吃酸性食物,如咖啡、煎炸食物、高脂食物。酸碱不平衡,会影响身体功能,加重肝肾负担。⑦多吃高钾质食物,如香蕉、西兰花、西芹等。钾质可减少尿酸沉淀,有助将尿酸排出体外;关节发炎期间,不要吃樱桃及草莓,以免加剧炎症。

(2)妥善处理诱发因素,禁用或少用影响尿酸排泄的药物,如青霉素、四环素、大剂量噻嗪类及氨苯喋啶等利尿剂、维生素 B_1 和 B_2、胰岛素及小剂量阿司匹林等。

(3)肥胖者要积极减肥,减轻体重,这对于防止痛风发生颇为重要;

(4)注意劳逸结合,避免过劳、精神紧张、感染、手术,一般不主张痛风患者参加跑步等较强的体育锻炼,或进行长途步行旅游。

医生您好! 请问控制饮食对痛风患者有何作用??

● 北京人民医院风湿科任丽敏医生
　陕西西京医院临床免疫科张惠琴医生
　河南新乡医学院第一附属医院肾病风湿科刘云医生
　湖南南华大学附属第一医院风湿科颜家运医生

痛风与高尿酸血症为常见的中老年人嘌呤代谢异常性疾病。治疗方面除药物外,亦常利用低嘌呤饮食以求控制。但欧美国家正逐步放弃严格的饮食控制,因为研究指出,严格的饮食控制只能使血尿酸值下降1~2毫克/分升而已。饮食的控制应该到什么程度才算恰当? 研究指出,即使严格地食用极低嘌呤食物,血尿酸的浓度下降也有限;然而,无节制的饮食可使血尿酸浓度迅速达到随时发作的状态。从另一角度来讲,痛风患者常同时伴高脂血症、血糖偏高或高血压等,这些疾病本来就需要饮食控制,因此,患者饮食控制是必要的。

饮食控制的一般原则是避免进食高嘌呤饮食,如动物内脏、沙丁鱼等嘌呤丰富的食物。含中等量嘌呤的有鱼虾类、肉类、豌豆、菠菜等;水果、蔬菜、牛奶、鸡蛋等则含嘌呤很少。需严格戒酒,以防急性发作。为促进尿酸排出宜多饮水,使尿量每天在 2 000 毫升以上。并发尿路尿酸结石的患者建议服用碱性药物调节尿 pH 值在 6.2～6.8,以利于结石的溶解与排出。

医生您好,请问痛风患者日常饮食应该注意哪些事项?

● 辽宁中国医科大学附属盛京医院风湿科郭韵医生
陕西西京医院临床免疫科张惠琴医生
上海市长征医院风湿科刘彧医生

痛风患者的膳食原则如下。

(1)肥胖或超重患者应适当控制摄入的热量,使体重控制在理想体重的下限,一般为 6 280～7 530 千焦。鼓励患者适当增加体力活动。

(2)适量的蛋白质:按理想体重每天为 1 克/千克。全日 50～65 克,优质蛋白选用不含或少含核蛋白的奶类、鸡肉、奶酪等。限制肉类、鱼、虾、禽类等核蛋白较高的食物。

(3)低脂肪:高脂肪可减少尿酸排出体外,也有利于减轻体重,脂肪的供给量可占总热量的 20%～25%。

(4)维生素及无机盐:宜供给富含维生素 B 族和维生素 C 族的食物。食盐以每日 2～5 克为宜。

(5)水分:无肾功能不全时宜多喝水,每日饮水量保持 2 000～3 000 毫升,以增加尿酸的排出。

(6)食物选择:多食用素食为主的碱性食物。可食用的食物有:白米、白面、各种淀粉、白面包、馒头、蛋及蛋制品、鲜奶、奶酪、酸奶、卷心菜、胡萝卜、青菜、黄瓜、茄子、莴苣、南瓜、冬瓜、番茄、马铃薯(土豆)等;各种水果、果酱、果汁、碳酸饮料及适量的油脂。可少量选用的食物有:芦笋、花菜、菠菜、蘑菇、青豆、扁豆、鱼、鳝鱼、蟹、鸡肉、羊肉、猪肉、牛肉、鸽肉、鸭肉等。禁用的食物有:脑、肝、肾等动物内脏,凤尾鱼,肉汁,鸡汁等嘌呤含量高的食物。

● 安徽医科大学第一附属医院风湿科徐建华医生

山东中医药大学附属医院风湿科周翠英医生

四川乐山市人民医院风湿科许良医生

治疗痛风很关键的环节是日常的控制,即一要利尿,二要清热,三要控制饮食。不吃含嘌呤量高的食物,如猪、牛、羊肉、火腿、香肠、鸡、鸭、鹅、兔、鸽、沙丁鱼、海鳗及各种动物内脏(肝、肾、心、肺、肠、脑)、骨髓、蛤、干贝、松花蛋、蟹等含嘌呤量高,应尽量少吃。另外,火锅中的肉类、海鲜和蔬菜等混合涮食亦应少吃。由于嘌呤具有很高的亲水性,汤汁内含有极高的嘌呤;鱼虾类、菠菜、蘑菇、香菇、香蕈、花生米、扁豆等含有中等量嘌呤,要少吃。

大多数蔬菜、豆制品、各种水果、牛奶和奶制品、鸡蛋、米饭等含嘌呤很少,当然可以吃。应多食碱性食物,如白菜、油菜、胡萝卜与瓜类等,此类黄绿色蔬菜呈碱性,可促进尿液中尿酸溶解,增加尿酸排出量,防止形成尿酸性结石。

为促进尿酸排泄,宜多饮水,要使每日尿量保持在 2 000 毫升以上,因尿路结石的发生和小便尿酸浓度及小便的酸碱度有关,必要时可服用碱性药物,以预防尿路结石的发生。

严格忌酒,尤其不能酗酒。酒中所含的乙醇对痛风的影响比膳食严重得多,特别是在饥饿后同时大量饮酒和进食高蛋白、高嘌呤食物,常可引起痛风性关节炎的急性发作。即使啤酒,因其中含有大量的嘌呤,也不宜饮用。

还应注意避免暴饮暴食或饥饿,不喝浓茶、咖啡等饮料。

请问医生,痛风患者能吃胶原蛋白含量高的食物吗,如鸡爪、猪蹄(皮)等?

● 北京顺义区医院风湿肾内科赵学刚医生

河南新乡医学院第一附属医院肾病风湿科郭明好医生

湖北武汉大学人民医院风湿科褚爱春医生

痛风是一种由于嘌呤代谢失调引发的疾病,临床特点是血尿酸升高。体内过量的尿酸会结成晶体，沉积在关节内，引起剧痛。通常大拇趾首先发热、红肿，疼痛无比，活动困难。再严重时会影响膝、腕及踝关节，造成关节畸形僵硬。慢性痛风可导致肾结石、痛风性肾病等。

你所说的鸡爪、猪蹄(皮)这一类的高胶原蛋白含量类食物是不能吃太多的，因为这些食物的嘌呤含量是比较高的，同时也是高脂肪、高胆固醇食物，建议你少吃为好。

但是一些低嘌呤的胶质食物，如海参、鱼翅、木耳、羊角豆、海带、山药、栗子、菇类、莲藕等都是可以吃的。

● **福建福州总医院风湿内分泌科张胜利医生**
四川广元市人民医院风湿科黄源医生

(1) 痛风急性期，应选用低嘌呤含量的食品，患者在总量控制的情况下，可食用精细饭、番茄、黄瓜、水果、蛋。高尿酸血症无症状期、间歇期、慢性期从食物中摄取的嘌呤应低于正常人，宜选用植物性谷类蛋白(因谷类碳水化合物可促进尿酸排泄)为主，搭配低嘌呤含量的奶、蛋，酌情选用中嘌呤含量的鱼、禽、肉，但只可食肉，不要喝汤(据检测50％嘌呤溶于汤内)。

(2) 患者要适当控制总热量的摄入，逐渐减轻体重，使体重达到或接近理想范围，合理的痛风饮食有利于减轻痛风症状，高脂肪饮食影响尿酸排泄。因此，动物油脂、肥肉、禽肥皮应避免食用。

(3) 在总量控制的情况下，多吃白菜、萝卜、黄瓜、胡萝卜、番茄、梨、苹果等低嘌呤的蔬菜及水果类碱性食物，使体液呈弱碱性能促使尿酸盐结晶溶解和尿酸排泄，从而降低血尿酸水平。

(4) 水的补充要充足，要养成喝水的好习惯，不渴也喝。每天饮水 2 000～3 000 毫升。

(5) 啤酒、烈性酒不要饮；火锅、粗粮不要多吃；酸奶、浓茶、豆浆不要喝。

(6) 不能大量服用 B 族维生素，目前已经有患者反馈，因使用维生素 B 族注射液引起复发，停止注射则痛风停止发作。

风湿病问答集锦

● **北京同仁医院风湿科王振刚医生**

痛风患者的饮食要依据患者血尿酸的程度和年龄、营养状况而定。主要注意动物内脏、海产品、啤酒及各种肉汤等。如果血尿酸能够保持正常,适当控制即可。如果还有高血压、糖尿病,应该稍加严格控制。如果是营养不良的老年人或心力衰竭较严重,必须使用利尿剂的患者,则要兼顾到患者的全身情况。

请问,痛风患者日常做什么运动比较好? 在运动过程中要注意什么?

● **北京东直门医院风湿肾内科柳红芳医生**
  福建医科大学附属第一医院风湿科郑玲医生

痛风分为两个期。有关节肿痛的时候为急性期,应该适当减少活动,不要揉搓肿痛的关节。当尿酸还偏高时,适当注意保暖,受冷可能诱发关节炎发作。

无关节炎发作或关节肿痛消失后进入慢性期的治疗,可以逐渐恢复正常活动,从事喜欢的运动。并通过饮食控制、生活方式的调整和降尿酸药物的合理应用,将尿酸降至要求范围之内。

医生您好,我是痛风患者,最近看到网上有专家建议痛风患者减肥? 请问痛风和肥胖有关系吗? 减肥真的能帮助控制疾病吗?

● **吉林大学中日联谊医院肾内科刘锋医生**
  内蒙古医学院第一附属医院风湿科李鸿斌医生
  陕西延安大学附属医院风湿科涂院海医生

一般来说,痛风患者都有超重或肥胖的现象,要限制热量供给,适当减肥,体重最好是减到低于理想体重 $10\%\sim15\%$。减肥不能性急,要循序渐进,如果减得太快,会引起体内脂肪分解过快导致酮症,抑制尿酸的排出,反而诱发痛风症急性发作。以 1 个月减去 1 千克为限。

痛风患者减肥主要是控制饮食,以低热量、低蛋白、低脂肪饮食为主,绝对控制高蛋白食物,尽量不吃鸡、鱼、肉。如果实在想吃,可以把鸡鱼肉煮沸去掉汤后,很少量地吃一点。再次是要适当运动,老年痛风患者可以多散步或者慢跑。

除减肥外,饮食上需要注意的是少吃或不吃含嘌呤食物,如海鲜、动物内脏,避免饮用啤酒。适当多喝水以利体内尿酸排出减少痛风发作。

病例问答

> 医生您好,我是 34 岁男性痛风患者,刚确诊,请问痛风是什么原因导致的? 该怎么治疗?

● **山东中医药大学附属医院风湿科周海蓉医生**

痛风属于代谢性疾病,是因为人体内嘌呤代谢异常使尿酸产生过多或者肾脏原因尿酸排泄减少,这样就出现了高尿酸血症。大多数食物都含有嘌呤物质,特别是高蛋白食物,嘌呤最后的代谢产物是尿酸。正常人体内有一定的尿酸是没有问题的,但是由于各种原因,体内尿酸高出很多的时候,就像是一杯水里放了太多的盐一样,就会形成结晶,沉积在身体各个部位。这种结晶体会引起组织的病变和疼痛,特别是沉积在关节所属组织中的时候就会引起剧烈疼痛,这时候就叫痛风。痛风分急性期和缓解期:急性期的治疗以对症止痛、抗炎为主,药物可以选用秋水仙碱和一些非甾体抗炎药;缓解期以抑制尿酸的形成和促进尿酸排泄为主。另外,痛风要严格控制饮食,不能吃嘌呤多的食物,如动物内脏、海鲜、肉汤、火锅、各种酒类等。

> 我是一名痛风患者,今年 37 岁,有 18 年的痛风病史,现已多处出现痛风石,经常发作,请问有什么好的治疗方法? 谢谢!

● **山西医科大学第二医院风湿科高惠英医生**

痛风如果确诊应当注意以下几点:①戒酒;②低嘌呤饮食并

适当控制总食量；③多饮水；④药物治疗，需到正规医院在医师指导下使用，如可以口服适量碳酸氢钠片，若尿酸高可口服降尿酸药物等。另外，在痛风急性发作期与缓解期的治疗是不同的，需经医师诊治。还应注意完善血尿酸、尿常规、肾功能等检查，以及有无并发高血压、糖尿病等疾病。

我今年 34 岁，女性，前两天去医院检查尿酸为 561 微摩尔/升，这个值是不是很高？是不是痛风的前兆？

● 浙江大学医学院附属第一医院风湿科林进医生

血中尿酸值过高者中只有约 10% 的人会得痛风，其余人可能终其一生都没有任何症状。甚至痛风患者在急性关节炎发作时抽血，也有相当的比例显示其尿酸值是在正常范围之内。仅根据目前检查结果不能排除痛风，建议您到医院进一步完善相关检查以明确诊断。

本人 32 岁，男性，上个月体检发现尿酸 450 微摩尔/升，医生说高于正常值，可我没什么感觉，请教专家这严重吗，需要治疗吗？

● 北京顺义医院风湿肾内科刘晓敏医生

如果没有关节疼痛，只是诊断为高尿酸血症，还需要了解有无高血压、高血脂、糖尿病、肥胖。如果有，应先控制这些疾病，同时低嘌呤饮食（动物内脏、海鲜、啤酒等高嘌呤食物尽量少食），多饮水，口服碳酸氢钠碱化尿液，定期复查，去风湿科就诊。

您好，我今年 65 岁，男性，脚趾和脚掌间疼痛 2 个多星期了，伴有肿胀。前两天去医院检查下来尿酸偏高，485 微摩尔/升（正常范围为 210～430 微摩尔/升），其他都正常。请问是不是痛风？平时在饮食方面应注意些什么？

● 北京东直门医院风湿肾内科柳红芳医生

根据您所述的临床表现，考虑为痛风关节炎。平时疼痛发作时要注意休息,抬高患肢。不吃高嘌呤食物,如动物内脏、海鲜、酒、豆制品,少吃肉类、菠菜、香菇等。痛风容易反复发作,且容易导致痛风肾、结石等并发症,要积极治疗。

> 我 25 岁,男性,刚检查出是痛风,请问应如何有效地控制,是否可以治愈? 平时需要注意什么?

● **安徽医科大学第一附属医院风湿科刘爽医生**

您好,我想知道您是单纯高尿酸血症还是痛风关节炎。另外是否还有高体重,高血压,嗜烟、酒等。单纯高尿酸血症还有高体重者一定要降低体重、多喝水、多食蔬菜水果,一定程度上可以降低尿酸水平。有关节炎者,服用镇痛药时应尽量选择对肾脏影响小的药物并短期使用。血尿酸水平很高时应加用降尿酸药物,如立加利仙。定期复查肾功能和肾脏 B 超,防止结石。

> 专家,您好! 我父亲 51 岁,有 10 年痛风史,最近 1 年中犯了 4 次,后来长期服用秋水仙碱,但是不良反应太大,想咨询在非急性发作期该如何服药,最好是不良反应相对小的药物,谢谢。

● **北京大学人民医院风湿科叶华医生**

痛风的长期控制还是得控制尿酸,把尿酸水平降到 360 微摩尔/升以下,才能减少急性发作的频率。目前国内常用的降尿酸的药物有两种,即别嘌醇和苯溴马隆。这两种药不良反应都不大。急性发作期除了秋水仙碱,如果肝肾功能正常,还可以服用双氯芬酸(扶他林)等抗炎止痛药。

> 请问医生,我今年 22 岁,男性,是痛风患者,血尿酸＞600 微摩尔/升,关节疼痛和肿胀。想请问一下我这种情况关节要多久才能恢复正常? 还有尿酸盐结晶积聚在关节的话,会自己分解吗,还是会一辈子留在关节那里?

● 广东广州市第一人民医院风湿科蔡小燕医生

痛风急性发作一般很快能缓解,关节疼痛症状不会太长时间。但是高尿酸血症持续存在,迟早会再复发。所以,急性发作缓解后要持续降尿酸治疗,根据血尿酸水平调整治疗用药。

尿酸盐结晶如果沉积在关节腔,早期进行降尿酸治疗,长期控制好尿酸水平还能溶解,但时间长了就不可能分解了。

医生,我是痛风患者,请问中草药治疗在控制血尿酸水平方面是否有作用? 日常生活有什么简便有效的措施? 谢谢!

● 北京军区总院风湿科刘坚医生

痛风一般被认为是富贵病。首先,需要注意饮食,应以低嘌呤饮食为主,注意锻炼减肥,注意保暖,避免劳累。其次,缓解期应当应用药物控制尿酸,碱化尿液,预防结石形成及肾脏损害。中药可以用,可请中医调治。

医生您好! 我儿子 20 岁,得了痛风,血尿酸 600 微摩尔/升,左脚关节肿痛。已经被确诊为痛风,请问该怎样治疗? 能否根治?

● 北京积水潭医院风湿科宋慧医生

治疗方案如下:急性发作时关节肿痛,给予针对性的消炎镇痛治疗;缓解期应该降低血尿酸,预防急性关节炎发作。本病不能根治,只要控制好饮食,按时服药和监测血尿酸,应该可以很好地控制疾病的进展。

医生您好,我 34 岁,男性,有时喝啤酒多了膝关节周围会有疼痛,请问这算不算痛风?

● 北京中日友好医院风湿科周惠琼医生

痛风已成为一种常见病,发病年龄趋向年轻化。痛风的确诊应该是关节腔积液中发现尿酸盐结晶。临床上考虑痛风首先应有高尿酸血症,并有急性关节炎发作。啤酒是痛风发作的常见因素,但您没有关节炎,只有关节痛。不能确诊,您最好能到医院检测血尿酸,如果您兼有急性关节炎,要考虑痛风的可能。

请教医生,听说鸡精会产生尿酸,痛风患者可以食用吗? 还是每天应该控制在多少量以内?

● **甘肃兰州大学第二医院风湿科王丽萍医生**

鸡精是在味精的基础上加入助鲜的核苷酸制成的,由于核苷酸带有鸡肉的鲜味,故称鸡精。从卫生角度讲,鸡精对人体是无毒无害的,但鸡精含核苷酸,它的代谢产物就是尿酸,所以患痛风者应减少摄入。

请教医生,家父 56 岁,已经有 3 年痛风病史了,他平时很瘦,医生说他有点营养不良,我想问问像他这种情况日常饮食应该注意什么?

● **广东广州医学院第二附属医院风湿科黄文辉医生**

痛风是嘌呤代谢障碍病,与遗传、种族等因素有关,瘦人也会得痛风。日常饮食还是要避免高嘌呤食物,如动物内脏、海鲜、酒、豌豆等;但可以喝牛奶,吃鸡蛋、适当的肉类,如猪、牛、鸡、淡水鱼等,只要不是大吃大喝就可以。

骨关节炎

疾病简介

骨关节炎(OA)是一种最常见的关节疾病,是以关节软骨的变性、破坏及骨质增生为特征的慢性关节病。本病的发生与衰老、肥胖、炎症、创伤、关节过度使用、代谢障碍及遗传等因素有关。

OA在中年以后多发,女性多于男性。本病在40岁人群的患病率为10%～17%,60岁以上为50%,而在75岁以上人群则高达80%。该病有一定的致残率。

按有否明确病因,可分为原发性(特发性)和继发性OA;按关节分布可分为局限性和全身性OA;按是否伴有症状可分为症状性和无症状性(放射学)OA。此处主要讨论原发性症状性OA。

OA一般起病隐匿,进展缓慢。主要临床表现是局部关节及其周围疼痛、僵硬及病情进展后出现的关节骨性肥大、功能障碍等。

治疗OA的目的在于缓解疼痛、阻止和延缓疾病的发展及保护关节功能。治疗方案应依据每个患者的病情而定。

治疗药物主要可分为控制症状的药物、改善病情的药物及软骨保护剂。

对于经内科治疗无明显疗效,病变严重及关节功能明显障碍的患者可以考虑外科治疗,以校正畸形和改善关节功能。外科治疗的主要途径是通过关节镜手术和开放手术。

大多数骨关节炎患者预后良好,严重关节畸形和功能障碍者仅属少数。

● **北京人民医院风湿科穆荣医生**
  湖北中南医院风湿科陈晓奇医生

　　骨关节炎是一种多发生于中老年的慢性、退行性关节病变,常累及负重关节及双手指远端关节,以活动后关节疼痛、活动受限和关节变形为其临床特点。病理变化为首先累及软骨,以后侵犯软骨下骨板、滑膜等关节周围组织,引起局灶性、侵蚀性软骨的破坏、硬化、囊性变和代偿性骨赘形成。与衰老、创伤、炎症、肥胖、代谢障碍和遗传因素等有密切关系。

● **陕西西京医院临床免疫科刘俊彬医生**

　　原发性骨关节炎的病因尚不明了,一般认为与肥胖、增龄、外伤、内分泌、软骨代谢、免疫异常和遗传等多种因素有关。在 15～44 岁的人群中,发生率不到 5%;在 45～64 岁人群中发生率为 25.3%;而在年龄大于 65 岁的人群中其发生率高达 60% 以上。药物治疗一般用保护软骨的药物,理疗可以减轻症状。

● **辽宁大连医科大学附属第二医院风湿科刘海燕医生**

　　骨关节炎发病率随年龄的增长而增加,60 岁左右发病率可达 50% 以上。应综合治疗,包括减轻体重,补充润滑关节药物和抗关节炎症药物。理疗可辅助治疗。

● **陕西西安市第五医院风湿科熊秀莲医生**

　　随着年龄的增长,人在 50 岁以后都会有不同程度的骨关节炎的症状,可以理疗。关节疼痛明显时要注意休息,不要爬山、上下台阶,可以服一些药,如氨基葡萄糖类或双醋瑞因,也可以关节内注射透明质酸,同时注意补钙。

病因和发病机制

....

医生您好！近来我因为关节疼去医院检查，被诊断为骨关节炎。我们家并没有骨关节炎患者，我为什么会得呢？这种病的病因是什么？

● **四川成都军区总医院中医风湿科郭明阳医生**

原发性骨关节炎的病因尚不明了，一般认为与肥胖、增龄、外伤、内分泌、软骨代谢、免疫异常和遗传等多种因素有关。骨关节炎是一种异质性很强的关节病，发病机制是多源性的，是由几种生物机械和(或)生物化学因素引起的一组临床表现相同或相近的关节内紊乱综合征。

● **北京朝阳医院风湿科路跃武医生**

山东德州市人民医院风湿科刘卫中医生

原发性骨关节炎的病因可能与患者自身易感性，即一般易感因素，以及导致特殊关节、部位生物力学异常的机械因素有关。一般易感因素包括遗传因素、高龄、肥胖、性激素、骨密度、过度运动、吸烟及存在其他疾病等。机械因素包括创伤、关节形态异常、长期从事反复使用某些关节的职业或剧烈的文体活动等。

对本病发病机制的了解还不充分。过去认为导致本病的主要原因是关节软骨消耗磨损，或者所谓"退行性病变"所致。但这种观点不能解释本病发生、发展的全过程。近年来对软骨的结构、生物化学组成，以及代谢变化的认识增多，加上软骨细胞培养、骨关节炎动物模型的研究，对骨关节炎认识有所深入。现认为本病是多种因素联合作用的结果,主要有:①软骨基质合成和分解代谢失调;②软骨下骨板损害使软骨失去缓冲作用;③关节内局灶性炎症。

> 请问医生,骨关节炎的病理过程是怎样的?

● **河南洛阳东方医院风湿科何慧医生**
  上海仁济医院风湿科陆敏华医生
  浙江东阳市人民医院肾病风湿科王健医生

骨关节炎除了累及软骨,还可累及滑膜、关节囊和软骨下骨板。其主要病理特点为修复不良和关节结构破坏。

(1)关节软骨:软骨变性为本病特征性病理改变,也是骨关节炎最基本的病理改变。初起表现为局灶性软化,表面粗糙,失去正常弹性,继而出现小片脱落,表面有不规则小凹陷或线条样小沟,多见于负荷较大部位,如膝和髋。进一步出现微小裂隙、糜烂、溃疡。软骨大片脱落可致软骨下骨板裸露。关节边缘软骨过度增生,产生软骨性骨赘,软骨性骨赘骨化形成骨赘。骨赘脱落进入关节腔,即为"关节鼠"。

(2)骨质改变:软骨糜烂、脱落后,软骨下骨板暴露。关节运动时摩擦刺激,骨质逐渐变为致密、坚硬,称"象牙样变"。关节软骨下骨髓内骨质增生、软骨下骨板囊性变等。本病软骨下骨板囊性变可能为软骨或软骨下骨板压力异常、局部骨质挫伤、坏死或压力增高,关节被挤入骨内所致。

(3)滑膜改变:轻度的滑膜炎一般为继发性,由滑膜细胞吞噬了落入滑液的软骨小碎片所引起。早期可有充血、局限性围管性淋巴细胞及浆细胞浸润。后期由于软骨及骨质病变严重,滑膜呈绒毛样增生并失去弹性,其内可埋有破碎软骨或骨质小块。

临床表现

医生您好,请问骨关节炎有哪些临床表现?

● **河北唐山市工人医院风湿免疫科饶丽医生**

（1）常见症状和体征:本病好发于膝、髋、手（远端指间关节、第一腕掌关节）、足（第一跖趾关节、足跟）、脊柱（颈椎及腰椎）等负重或活动较多的关节（图4）。

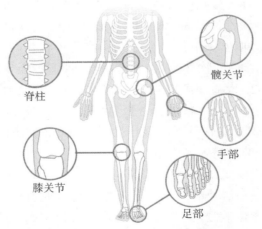

脊柱

髋关节

手部

膝关节

足部

图4　骨关节炎常见发病部位

1）关节疼痛及压痛:本病最常见的表现是关节局部的疼痛和压痛。负重关节及双手最易受累。早期为轻度或中度间断性隐痛。休息时好转,活动后加重。随病情进展可出现持续性疼痛或导致活动受限。关节局部可有压痛,在伴有关节肿胀时明显。疼痛在阴冷、潮湿和雨天会加重。

2）关节肿大：早期为关节周围的局限性肿胀，随病情进展可有关节弥漫性肿胀、滑囊增厚或伴关节积液。后期可在关节部位触及骨赘。

3）晨僵：患者可出现晨起或关节静止一段时间后僵硬感，活动后可缓解。本病的晨僵时间一般数分钟至十几分钟，很少超过0.5小时。

4）关节摩擦音（感）：多见于膝关节。由于软骨破坏、关节表面粗糙，出现关节活动时骨摩擦音（感）。

5）关节活动受限：由于关节肿痛、活动减少、肌肉萎缩、软组织挛缩等引起关节无力、活动受限。缓慢发生，早期表现关节活动不灵。以后关节活动范围减小。还可因关节内的游离体或软骨碎片出现活动时的"绞锁"现象。

（2）不同部位 OA 的表现特点：

1）手：以远端指间关节受累最为常见，表现为关节伸侧面的两侧骨性膨大，称赫伯登结节。而近端指间关节伸侧出现者则称为布夏尔结节。可伴有结节局部的轻度红肿、疼痛和压痛。第一腕掌关节受累后，可出现方形手畸形，而手指关节增生及侧向半脱位可致蛇样畸形。

2）膝：膝关节受累在临床上最为常见。主要表现为膝关节疼痛，活动后加重，下楼梯更明显，休息后缓解。严重者可出现膝内翻或膝外翻畸形。关节局部有肿胀、压痛、屈伸运动受限，多数有骨摩擦音。

3）髋：男性髋关节受累多于女性。单侧多于双侧。多表现为局部间断性钝痛，随病情发展可呈持续性疼痛。疼痛可以放射到腹股沟、大腿内侧及臀部。髋关节运动障碍多在内旋和外展位，随后可出现内收、外旋和伸展受限。可出现步态异常。

4）足：跖趾关节常受累，可出现局部疼痛、压痛和骨性肥大，还可以出现跗外翻等畸形。足底可出现骨刺，导致行走困难。

5）脊柱：颈椎受累比较常见，腰椎第三、四椎体为多发部位。

可有椎体和后突关节的增生和骨赘,引起局部的疼痛和僵硬感,压迫局部血管和神经时可出现相应的放射痛和神经症状。颈椎受累压迫椎-基底动脉可引起脑供血不足的症状。腰椎骨质增生导致椎管狭窄时可出现间歇性跛行及马尾综合征。

医生您好,请问骨关节炎有哪些特殊类型,其临床表现如何?

● 广东省人民医院风湿科李玲医生
　江苏苏北人民医院风湿科魏华医生
　辽宁中医药大学附属第一医院风湿科陈颖医生
　山西省人民医院血液科张乃红医生
　上海长海医院风湿科戴生明医生

特殊类型的骨关节炎属于原发性骨关节炎,包括以下几种类型。

(1)原发性全身性OA:以远端指间关节、近端指间关节和第一腕掌关节为好发部位。症状呈发作性,可有受累关节积液、红肿等表现。根据临床和流行病学特点将其分为两类:①结节型:以远端指间关节受累为主,女性多见,有家族聚集现象。②非结节型:以近端指间关节受累为主,性别和家族聚集特点不明显,但常反复出现外周关节炎。重症患者可有红细胞沉降率(ESR)增快及C反应蛋白(CRP)增高等。

(2)侵蚀性炎症性OA:常见于绝经后女性,主要累及远端及近端指间关节和腕掌关节。有家族性及反复急性发作的特点。受累关节出现疼痛和触痛,最终导致关节畸形和强直。患者的滑膜检查可见明显的增生性滑膜炎、免疫复合物沉积和血管翳的形成。X线检查可见明显的骨赘生成和软骨下骨硬化。晚期可见明显的骨侵蚀和关节骨性强直。

(3)弥漫性特发性骨质增生症(DISH):是一种特殊的脊柱骨质增生症,好发于中老年男性,肥胖者较多。病变累及整个脊柱,特别是颈椎,呈弥漫性骨质增生,脊柱韧带广泛增生骨化,伴邻近骨皮质增生。一般无明显症状,少数患者可有肩背痛、发僵、手指麻木或腰痛等症状,病变严重时会出现椎管狭窄的相应表现。X线检查可见特征性椎体前纵及后纵韧带的钙化,以下胸段为著,一般连续 4 个或 4 个椎体以上,可伴广泛骨质增生。

（4）快速进展性 OA：多见于髋关节,疼痛剧烈。目前认为 6 个月内关节间隙减少 2 毫米或以上者即可确诊。

辅助检查

请问确诊骨关节炎需要做哪些辅助检查？

● 河北省人民医院风湿科张凤肖医生

 河北唐山市工人医院风湿科周玉秀医生

 湖南中南大学湘雅医院风湿科谢艳莉医生

 确诊骨关节炎的辅助检查包括以下几项。

（1）实验室检查：本病无特异的实验室检查指标。伴有滑膜炎的患者可出现 CRP 和 ESR 轻度升高。出现滑膜炎者可有关节积液。一般关节液透明、淡黄色、黏稠度正常或略降低，但黏蛋白凝固良好。可显示轻度白细胞增多，以单个核细胞为主。滑液分析有助于排除其他关节疾病。

（2）影像学检查：不仅可以帮助确诊 OA。而且有助于评估关节损伤的严重程度；评价疾病进展性和治疗反应；及早发现疾病或相关的并发症。

1）X 线检查：对 OA 诊断很重要，放射学的特征性表现为软骨下骨质硬化、软骨下囊性变及骨赘形成、关节间隙变窄等，严重时关节变形及半脱位。放射学表现的严重程度与临床症状的严重程度和功能状态并没有严格的相关性，许多有明显影像学改变的关节并无典型症状。而有典型症状的关节仅发生轻微的影像学改变。关节间隙变窄不仅是由于关节软骨含量减少，半月板损伤和软骨被挤压也是重要原因。

2）磁共振检查：有助于发现关节相关组织的早期病变，如软骨损伤、关节滑液渗出、软骨下骨髓水肿、滑膜炎和半月板或韧带损伤;还可用于排除肿瘤和缺血性骨坏死等。

　　3) 超声检查:有助于检测关节少量渗出、滑膜增殖、骨赘、腘窝囊肿等,也有助于鉴别手的侵蚀性和非侵蚀性 OA。

诊断和鉴别诊断

医生您好,请问如何诊断骨关节炎?

骨关节炎的诊断应根据症状和放射学表现,诊断不难。但部分 X 线有骨关节炎表现者没有症状,即所谓"无症状性骨关节炎"或"放射学骨关节炎",应注意鉴别。

美国风湿病学会(ACR)1986 年、1990 年和 1991 年的膝、手和髋关节骨关节炎分类标准有利于流行病学调查、临床病例对照及疾病自然病程和预后、疗效的研究,现介绍如下。

(1)膝关节骨关节炎的分类标准(ACR1986 年修订):

1)临床标准:①1 个月来大多数日子膝痛;②关节活动时响声;③晨僵≤30 分钟;④年龄≥38 岁;⑤膝关节骨性肿胀伴弹响;⑥膝关节骨性肿胀不伴弹响。

符合①、②、③、④或①、②、③、⑤或①、⑥者可诊断为骨关节炎。

2)临床加 X 线标准:①1 个月来大多数日子膝痛;②X 线片显示关节边缘骨赘;③滑液检查符合骨关节炎(至少符合:透明、黏性、WBC$<2\times10^6$/L 之 2 项);④不能查滑液者年龄≥40 岁;⑤晨僵≤30 分钟;⑥关节活动时弹响。

符合①、②或①、③、⑤、⑥或①、④、⑤、⑥者可诊断骨关节炎。

(2)手骨关节炎的分类标准(ACR1990 年修订):①1 个月来大多数日子手疼痛或僵硬;②10 个指定关节中硬性组织肿大≥2

个;③掌指关节肿胀≤2个;④1个以上远端指间关节肿胀;⑤10个指定关节中1个或1个以上畸形。符合①、②、③、④或①、②、③、⑤者可诊断骨关节炎。

注:10个指定关节包括双侧第二、三指远端和近端指间关节及第一腕掌关节。

(3) 髋关节骨关节炎的分类标准(ACR1991年修订):

1) 临床标准:①1个月来大多数日子髋关节痛;②髋关节内旋≤15°;③髋关节内旋>15°;④ESR≤45毫米/小时;⑤ESR未查,髋屈曲≤115°;⑥晨僵≤60分钟;⑦年龄>50岁。符合①、②、④或①、②、⑤或①、③、⑥、⑦者可诊断骨关节炎。

2) 临床和X线检查标准:①1个月来大多数日子髋关节痛;②ESR≤20毫米/小时;③X线片显示股骨头和(或)髋臼骨赘;④X线髋关节间隙狭窄。

符合①、②、③或①、②、④或①、③、④者可诊断骨关节炎。

医生您好,请问骨关节炎需要和哪些疾病鉴别诊断?

● **北京积水潭医院风湿科宋慧医生**
  河南安阳中医院风湿免疫科路建军医生
  江苏苏州大学附属一院风湿科顾美华医生

骨关节炎诊断时需与以下疾病鉴别。

(1) 类风湿关节炎:多为对称性小关节炎,以近端指间关节和掌指关节及腕关节受累为主,晨僵明显。类风湿因子(RF)阳性,X线以关节侵蚀性改变为主。

(2) 强直性脊柱炎(AS):本病好发于青年男性,病变主要发生在骶髂关节和脊柱。也可以累及膝、踝、髋关节,常伴有肌腱端炎,晨僵明显,患者常同时有炎性下腰痛,放射学检查提示骶髂关节炎,常有人类白细胞抗原 HLA - B27(+)。

(3) 银屑病关节炎:本病好发于中年人,起病较缓慢,以远端指(趾)间关节、掌指关节、跖关节及膝等四肢关节受累为主,关节病变常不对称,可有关节畸形。病程中可出现银屑病的皮肤和指(趾)甲改变。

（4）痛风性关节炎：本病多发于中年以上男性,常表现为反复发作的急性关节炎,最常发生在第一跖趾关节和跗骨关节,也可侵犯膝、踝、肘、腕及手关节,表现为关节红、肿、热和剧烈疼痛,血尿酸水平多升高,滑液中可查到尿酸盐结晶。慢性者可出现肾脏损害,在关节周围和耳郭等部位可出现痛风石。

> 医生您好,请问类风湿关节炎和骨关节炎这两种疾病有什么区别?

● **北京解放军总医院风湿科梁东风医生**
   广东省人民医院风湿科石韫珍医生

类风湿关节炎和骨关节炎是完全不同的两种病。类风湿关节炎可造成全身多关节肿痛、破坏、功能丧失,治疗不得当可造成残疾。而骨关节炎主要是关节老化、磨损导致的炎症、疼痛,一般不会那么严重。

● **北京友谊医院风湿科陈乐天医生**
   江苏常州第二人民医院风湿科孙国民医生
   江苏苏州大学附属一院风湿科陈志伟医生

类风湿关节炎是一种慢性的以侵犯小关节为主的全身性疾病,临床表现为双手对称性的近端指间关节、掌指关节、腕关节的肿、痛,最终造成关节畸形。实验室检查会出现红细胞沉降率快、类风湿因子水平高、免疫学检查异常及 AKA（＋）和 APF（＋）等。

骨关节病是一种老年人的退行性疾病,以大关节、负重关节为主。手关节的表现轻,远端指间关节表现突出且实验室检查红细胞沉降率大致正常,RF（－）,免疫学检查正常,拍双手 X 线片可加以区别。

● **安徽医科大学第一附属医院风湿科徐建华医生**

骨关节炎和类风湿关节炎尽管都有关节的疼痛、功能障碍,但它们是两种完全不同的疾病。骨关节炎是软骨的退行性病变，是受累关节软骨病变及软骨下骨质增生，受累关节主要在膝、腰、髋、手指远端。一般情况下，ESR、CRP 正常，类风湿因子阴性。而类风湿关节炎是一种全身性的自身免疫性疾病，基本病变是关节滑膜炎，随着病情进展引起软骨和骨破坏。受累关节以双手、双足为主，表现为对称性关节肿胀，伴有 ESR、CRP 增高，往往类风湿因子（＋）、抗 CCP 抗体（＋）。常可累及内脏器官（如心、肺等），治疗方法也不一样。

● **北京友谊医院风湿科袁秀亭医生**
　浙江嘉兴市第一医院风湿科王宏智医生

　　类风湿关节炎与骨关节炎有本质的区别。类风湿关节炎的病理基础是关节滑膜炎，滑膜组织大量增殖，导致受累关节肿胀、僵痛，最终可导致关节结构的破坏和功能的丧失。而骨关节炎的病理基础是关节老化、关节软骨丢失、周围骨反应性增生。两者都可以引起关节肿胀，但其表现和发展过程有许多不同。

● **陕西宝鸡中心医院血液风湿科姚亚洲医生**
　浙江大学医学院附属第一医院风湿科林进医生

　　骨关节炎是一种关节的非炎症性病变，它的特点是关节软骨退化和关节表面及边缘新骨形成。这种病变又称退行性关节病。骨关节炎是一种关节的非炎症性病变，它的特点是关节软骨退化和关节表面及边缘新骨形成。这种病变又称退行性关节病。骨关节炎又称肥大性骨关节炎、退行性关节炎、增生性骨关节炎或骨关节病，均指一种病。该病是一种常见的关节病变，其患病率随着年龄而增加，女性比男性多发。骨关节炎以手的远端指关节、膝、肘和肩关节及脊柱关节容易受累，而腕、踝关节较少发病。骨关节炎的主要病理改变为软骨退行性病变和消失，以及关节边缘韧带附着处和软骨下骨质反应性增生形成骨赘，并由此引起关节疼痛、僵直、畸形和关节障碍。

　　类风湿关节炎主要的病理变化是滑膜炎。正常情况下，关节腔内面有一层精致的滑膜，可分泌关节滑液，以润滑和保护关节。

患类风湿关节炎时,滑膜产生慢性炎症反应,关节可有红、肿、热、痛的表现。这种炎症反应严重时甚至侵犯整个关节,破坏软骨甚至骨骼。若缺乏适当治疗,关节将变形、僵直而使功能受限。

● **湖南湘乡市人民医院潘建华医生**

山东滕州市中心医院风湿科刘永杰医生

骨关节炎多见于中老年人,也属于风湿性疾病。但它与类风湿关节炎不同。例如,骨关节炎的疼痛多见于关节活动后,休息后可以缓解,但类风湿关节炎的疼痛就不行。还有就是实验室检查也不同,如骨关节炎没有特异性的血象改变,但类风湿关节炎就可以看到如C反应蛋白增高、类风湿因子(+)等一系列变化。建议你到有风湿病专科的医院找专科医生就诊,不要延误了病情。

治疗方法

医生您好,请问骨关节炎该如何治疗?

● 重庆西南医院中医风湿科李古贵医生
  江苏南京市中医院风湿科徐蕾医生
  江苏武进人民医院血液风湿科任敏医生
  浙江嘉兴市第二医院血液风湿科叶俏医生

治疗的目的在于缓解疼痛,阻止和延缓疾病的发展及保护关节功能。治疗方案应依据每个患者的病情而定。

(1)一般治疗:

1)患者教育:使患者了解本病的治疗原则、锻炼方法,以及药物的用法和不良反应等。

2)物理治疗:包括热疗、水疗、经皮神经电刺激疗法、针灸、按摩和推拿、牵引等,均有助于减轻疼痛和缓解关节僵直。

3)减轻关节负荷,保护关节功能:受累关节应避免过度负荷,膝或髋关节受累患者应避免长久站立、跪位和蹲位。可利用手杖、步行器等协助活动,肥胖患者应减轻体重。肌肉的协调运动和肌力的增强可减轻关节的疼痛症状。因此,患者应注意加强关节周围肌肉的力量性锻炼,并设计锻炼项目以维持关节活动范围。

(2)药物治疗:主要可分为控制症状的药物、改善病情的药物及软骨保护剂。

1)控制症状的药物:

非甾体抗炎药(NSAIDs):NSAIDs是最常用的一类骨关节炎

治疗药物,其作用在于减轻疼痛及肿胀,改善关节的活动。主要的药物包括双氯芬酸等,如果患者发生 NSAIDs 相关胃肠道疾病的危险性较高,则罗非昔布、塞来昔布及美洛昔康等选择性环氧化酶-2抑制剂更为适用。药物剂量应个体化,同时注意对老年患者并发的其他疾病的影响。

其他止痛剂:对乙酰氨基酚对骨关节炎有良好的止痛作用,费用低,在国外仍广泛使用,而国内的应用相对较少。每日剂量最多不超过4 000毫克。若上述方法仍不能有效缓解症状,可予以曲马朵治疗。该药为一种弱阿片类药物,耐受性较好而成瘾性小,平均剂量为每日200～300毫克,但应注意不良反应。

局部治疗药:包括局部外用 NSAIDs 药物及关节腔内注射治疗。糖皮质激素可缓解疼痛、减少渗出,效果可持续数周至数月,但仅适用于关节腔注射治疗,在同一关节不应反复注射,1年内注射次数应少于4次。

关节腔内注射透明质酸类制剂对减轻关节疼痛、增加关节活动度、保护软骨有效,治疗效果可持续数月,适用于对常规治疗效果不佳或不能耐受者。

2)改善病情药物及软骨保护剂:此类药物具有降低基质金属蛋白酶、胶原酶等的活性作用,既可抗炎、止痛,又可保护关节软骨,有延缓骨关节炎发展的作用。一般起效较慢。主要包括硫酸氨基葡萄糖、双醋瑞因等。

骨关节炎的软骨损伤可能与氧自由基的作用有关,近几年来的研究发现,维生素 A、维生素 C、维生素 E 可能主要通过其抗氧化机制而有益于骨关节炎的治疗。

(3)外科治疗:对于经内科治疗无明显疗效,病变严重及关节功能明显障碍的患者可以考虑外科治疗。

1)关节镜手术:对有明显关节疼痛,并对止痛剂、关节内糖皮质激素注射治疗效果不理想的患者,可关节内予以大量灌洗来清除纤维素、软骨残渣及其他杂质,可减轻患者的症状。还可通过关节镜去除软骨碎片。

2) 外科手术：截骨术可改善关节力线平衡，有效缓解患者的髋或膝关节疼痛。对 60 岁以上、正规药物治疗反应不佳的进展性骨关节炎患者可予以关节置换，由此可显著减轻疼痛症状，改善关节功能。

医生您好，我是一个骨关节炎患者，已经患病多年，病情一直在发展，现在行走已经很困难，请问目前骨关节炎的治疗措施有哪些？

● **湖北武汉市第一医院风湿科潘静医生**

骨关节炎患者一般年龄较大，以负重关节发病为主，也称关节退行性改变，并易并发关节腔积液，治疗方法主要有：①NSAIDs 药物；②软骨保护剂；③关节腔内直接注射玻璃酸钠；④了解是否有代谢及内分泌疾病。

● **浙江大学医学院附属第二医院风湿科吴华香医生**

对于骨关节炎的治疗包括：①适当的功能锻炼，膝、髋骨关节炎不适合登山、爬楼及负重锻炼，可以散步、打太极；②疼痛明显或有炎症时用非甾体抗炎药，并合用氨基葡萄糖、双醋瑞因，关节腔内可以注射透明质酸等；③晚期可以行关节置换。

医生您好，我患骨关节炎已经好几年了，近 2 个月疼痛加剧，不吃止痛片就不行，请问止痛片最多能连续吃多长时间？

● **重庆西南医院中医风湿科洪多伦医生**
　内蒙古包头中心医院肾病风湿科孙秀丽医生

治疗骨关节炎的止痛剂主要是非甾体抗炎药，治疗目的主要是减轻疼痛症状，在急性炎症期可以选择一种不良反应相对较小的非甾体抗炎药使用，不可同时用两种以上的非甾体抗炎药。一般来讲，如果没出现明显的不良反应，确切的用药期限因人而异，没有严格的限制时间。如果用 3 周效果不好，可换另一种非甾体抗炎药。老年人使用非甾体抗炎药容易产生药物不良反应，如胃肠道刺激症状(恶心、呕吐、腹痛及胃肠道炎症、胃肠道出血);慢性肝、肾功能损害,引起凝血功能异常及增加发生心血管疾病的危险等,因此不应长期服用止痛剂。

● **浙江平湖市中医院骨伤科戚建弘医生**

吃止痛药的目的是治疗关节疼痛,可以起到改善症状的作用。首先,骨关节炎也称为退行性关节炎、增生性关节炎等。其病理特点是关节软骨进行性破坏和骨质增生。根据流行病学调查,骨关节炎常见于 50 岁以上的中老年人,并且年龄越大发病率越高。选择抗炎止痛药治疗骨关节炎时,不能长期服药,一旦关节肿痛缓解可以停药,以减少药物不良反应。另外,患者还要特别注意将药物、理疗、关节腔注射及锻炼、减肥等措施结合起来,不能单纯依靠抗炎止痛药缓解疼痛。

● **安徽医科大学第一附属医院风湿科徐胜前医生**

对于骨关节炎的治疗,止痛药物只是其中最表浅的治疗方法,而且不能控制骨关节的基本病情,仅是对症治疗。因此,特别强调应用控制病情的药物,主要包括氨基葡萄糖之类的药物。

不能滥用镇痛药,以防发生不良反应,尤其对于有高血压、肝或肾功能受损患者应谨慎用药,用量宜小,尽早使用维持量。避免 2 种或 2 种以上镇痛药同时服用,因为疗效不叠加而不良反应增多。老年人宜选半衰期短的药物,肠溶片一般饭前半小时内服用,其他制剂一般饭中或饭后服药。

● **上海仁济医院风湿科杜蕙医生、张巍医生**

骨关节炎急性发作时需要去医院就诊,因为用药可能会影响诊断。另外,服用非甾体抗炎药需要注意胃肠道不良反应并定期监测肝肾功能。骨关节炎是一种退行性病变。如果疼痛,说明有一定的炎症,可以反复使用非甾体抗炎药,如果长期使用,要注意对胃肠道和造血系统的损害,要定期检查。若有异常及时去医生处咨询或停药。

● 北京广安门中医院风湿科冯兴华医生
　江苏鼓楼医院风湿科刘布俊医生
　山东潍坊中医院风湿科尹国富医生

应用止痛药应注意其胃肠道反应,肝、肾毒性及耳鸣,水、钠潴留等不良反应,应注意定期检查。同时,骨关节炎的治疗不能只应用止痛药,还要应用软骨保护剂。同时,要注意减轻体重;保护受累关节,注意休息,防止关节过度运动和过度负重,避免关节的机械性损伤。还可应用物理疗法,如热敷、超短波、针灸、按摩等,也可应用中医、中药等。止痛片尽量少吃,连续服用一般不超过 2 周,你需要到医院来进行系统正规的治疗,光吃止痛药不能解决问题。

> 您好,我患骨关节炎已经十几年了,X 线片显示关节间隙已经狭窄,请问关节能恢复正常吗? 不开刀行吗?

● 北京东直门医院风湿肾内科柳红芳医生

一般情况下,关节间隙已经狭窄很难恢复正常,治疗目的在于减轻症状,阻止其继续发展。可先用内科保守治疗,方法如下。

(1)透明质酸钠:为关节腔滑液的主要成分,为软骨基质的成分之一,在关节起到润滑作用,减少组织间的摩擦,关节腔内注入后可明显改善滑液组织的炎症反应,增强关节液的黏稠性和润滑功能,保护关节软骨,促进关节软骨的愈合与再生,缓解疼痛,增加关节的活动度。常于关节内注射,1 次 25 毫克,1 周 1 次,连续5 周,须严格无菌操作。

(2)氨基葡萄糖:为构成关节软骨基质中聚氨基葡萄糖(GS)和蛋白多糖的最重要的单糖,可减少软骨细胞的损坏,改善关节活动,缓解关节疼痛,延缓骨关节炎症病程。口服 1 次 250～500毫克,1 日 3 次,就餐时服用最佳。

(3)非甾体抗炎药:对抗炎症反应,缓解关节水肿和疼痛。可选用布洛芬 1 次 200～400 毫克,1 日 3 次。

（4）中药补肾活血药物：需医生按照患者情况辨证使用。

这些方法联合使用后若仍有中到重度的持续疼痛可考虑手术治疗。

> 我是一个骨关节炎的患者，听说这个病到最后一定要开刀治疗，请问是这样吗？

● **山东中医药大学附属医院风湿科刘英医生**

骨关节炎就是老百姓说的骨质增生，类似于骨刺，如果关节各个部位已经长出"骨刺"，就是所谓的增生，吃药是消不了的，只能积极治疗防止其进一步发展。如果病情进一步发展，关节间隙消失，关节功能丧失，可以进行关节置换。

骨关节炎的手术治疗适应证主要有：①关节镜清除关节腔内游离体；②中、重度疼痛，内科治疗不足以控制症状，关节不稳，严重变形和功能障碍，以及出现严重并发症时均应考虑开放手术治疗。

手术方法包括截骨术、关节成形术、关节置换术、关节融合术等，应权衡手术利弊及其远期效果来决定。

● **辽宁丹东第一医院血液风湿科顾红玉医生**

尽管骨关节炎不能根治，且是一种增龄性疾病，但通过治疗，科学的、有针对性的功能锻炼，病情可以得到有效的控制。只有为数不多的患者，已出现严重的关节畸形，关节功能受到严重影响时需要进行矫形手术或行关节置换手术。

● **重庆西南医院中医风湿科张荣华医生**

不是所有骨关节炎患者晚期都需要手术，一般是指骨关节炎症状十分严重、药物治疗无效的，且影响患者的日常生活，才考虑手术干预。

这一类手术对有些患者术后近期有一定的疗效，但远期效果则不能肯定。所以手术指征非常重要，手术指征包括：①有关节损害的放射学证据；②存在中到重度的持续疼痛或者已造成残疾；③对各种非手术治疗无效的患者。

预防保健

医生您好,我是一个骨关节炎的患者,请问日常生活中我需要注意什么呢?

● **上海长海医院风湿科张兰玲医生**

骨关节炎患者需要注意适当休息、减肥、避免机械性损伤,可以使用扶手、手杖或其他辅助设施以减轻受累关节的负荷,可以选择散步、游泳、骑车等户外运动,以保持关节的灵活度,但切忌刻意做爬楼梯、练下蹲、爬山等运动,这样会加重关节的损伤。每天可以做股四头肌等长收缩运动,具体做法是躺在床上或坐椅上,将膝关节伸直,然后做大腿肌肉的绷紧和放松运动,可以增强膝关节的稳定性,这个运动要由少到多,逐渐加量,直到每天做100次以上。天气炎热时,空调温度不要低于26℃,不要在空调房间待的时间过长,而晚上睡觉时不要低于28～29℃。

● **浙江省杭州市第一医院内分泌科马丽珍医生**

骨关节炎患者日常生活中应注意适当调整、改变自己的生活方式,其目的是改善症状,控制病情进展,维持关节的正常功能,避免畸形和残疾,增进自身的生理、心理健康和社会活动能力。

改变生活方式涉及的范围较广,主要包括调节体力和劳动强度、改变不良作息习惯、调整饮食结构、保证充足的睡眠等。

其次,避免过度劳累。过度劳累是慢性病的大忌之一,因为慢性病患者的机体和患病的组织器官耐受能力低下,需要比健康人多休息,过度劳累使患病的机体难以承受,势必造成不良后果。

再者,保持均衡的饮食以便吸取足够的营养,维持身体健康。遵循下面的饮食原则有利于身体健康:①吃不同种类的食物,也就是说,食谱要广泛;②摄入适当的热量,保持理想的体重;③脂肪和胆固醇的摄入量要比较少;④避免摄入太多的糖分,特别是蔗糖;⑤多摄入富含淀粉、纤维素和维生素的食物;⑥低钠饮食,主要是减少食物中氯化钠的含量,避免水潴留;⑦有饮酒习惯者一定要保持适量,不可多喝。

近几年国内外营养专家所推崇的"饮食结构金字塔"对保持人体健康确有裨益。所谓"饮食结构金字塔"是根据人体的需要,按各种食物所含的主要成分,将食物分成层次,排在底层的是最基本的食物,比例最大,向上层减少,塔尖最少,形成一个金字塔结构。具体地说,底层是五谷和淀粉质食物;第二层为蔬菜和水果;第三层是鱼、肉、家禽、蛋类、果仁、干豆及其制品,以及奶类食物;最高层即塔尖,包括糖、植物油和动物脂肪。"食物金字塔结构"可帮助我们选择低脂肪、低糖、低钠质却又营养丰富的食物,故被人们誉为"健康秘诀"。

● **河北唐山市工人医院风湿免疫科李春芬医生**

（1）若疼痛加重,要尽量减少受累关节的活动量,患者可适当卧床休息,通过休息来减少受累关节的机械性刺激。这不仅可有效防止症状进一步加重,而且还能为炎症的消散创造一个良好的条件。要尽快用药,采用口服和外用药综合疗法控制病情的发展。

（2）病情在恢复期间,要避免受潮、受寒冷等环境因素刺激。对于关节、肌肉、神经等组织,这些不良的环境因素可诱发炎症的产生,还要避免过度劳累,过劳会刺激关节及周围组织再度发炎,而导致病情的复发。再者可以适当增加户外活动、锻炼,尽量避免长期卧床休息。如长期固定某一姿势工作的患者,应注意在工作中间休息时变换一下姿势。

● **北京协和医院风湿科郑文洁医生**

骨关节炎是退行性关节病变,为中老年人最常见的慢性关节疾病。其日常注意事项如下：①保持乐观情绪、合理的生活和工作方式，避免剧烈运动。②避免机械性损伤：避免对受累关节的过度负荷，肥胖者应减轻体重。膝和髋关节受累者应避免长久站立、跪位和蹲位。③使用辅助设施（手杖、护膝等），减轻受累关节的负荷。④辅助理疗：急性期以止痛、消肿和改善功能为主；慢性期以增强局部血循环，改善关节功能为主。注意：已做关节成形术和含有金属元件的关节禁用透热或超声疗法，以免深部灼热伤。⑤进行缓和的有氧运动：需从小运动量开始，循序渐进，如锻炼后关节持续疼痛，应降低运动强度和时间。不同患者应着重不同的锻炼：膝关节受累可进行游泳或散步，但颈椎骨关节炎不适于游泳；颈椎和腰椎受累者可行轻柔的颈和腰部活动，手受累者可做抓和握锻炼。⑥在医生指导下正确使用镇痛药：不能滥用镇痛药，以防发生不良反应；尤其对于有高血压、肝或肾功能受损患者应谨慎用药，用量宜小，尽早使用维持量；避免 2 种或 2 种以上镇痛药同时服用，因疗效不叠加，而不良反应增多。

● 北京首钢医院风湿科韩淑玲医生

　　骨关节炎是最常见的一种风湿病。它是几种机械因素和（或）生物因素引起的缓慢进行的、以关节软骨破坏和新骨形成为主要特点的退行性病变，又叫退行性关节炎。除应用氨基葡萄糖等药外，日常生活中患者应减轻体重，穿合适的鞋袜，使用辅助工具（如拐杖），避免爬山上楼等登高运动。

● 北京人民医院风湿科任丽敏医生

　　骨关节炎是很常见的疾病，早期治疗、日常生活调整和注意都很重要。日常应进行恰当的锻炼，即不做损害关节的运动，如登高、爬山、爬楼梯、蹲起等，不做剧烈活动。适宜的运动为散步、骑车、游泳等有氧运动。若膝关节疼痛，可以进行股四头肌的力量锻炼和关节伸展度的锻炼。若体重超重，一定要控制饮食，减轻体重。

● 江苏省人民医院风湿科王嫱医生

　　由于骨关节炎与肥胖、缺钙、维生素 A 和维生素 D 缺乏有关，在饮食起居上要注意以下几点：①要适当增加户外活动、锻炼，尽量避免长期卧床休息；②进食高钙食品，必要时补充钙剂；③超体重者宜控制饮食，减轻体重，以利于减轻关节负重；④蛋白质的摄入要有限度；⑤要增加多种维生素摄入。

● **山西太原市第二人民医院风湿科申明医生**

您在日常生活中应注意适当锻炼，减轻体重，正确使用一些用具，如拐杖、坐便器、扶手等。病情有特殊变化，应及时到正规医院就诊，必要时采用药物治疗！

● **上海长海医院风湿科韩星海医生**

需注意关节不要负重太多，注意控制体重，如有高血压、高脂血症等病，需控制稳定。要检查有无骨质疏松。

医生您好，我是一个骨关节炎患者，请问日常生活中有哪些因素会加重病情？

● **北京西苑医院风湿科潘峥医生**
辽宁中医药大学附属第一医院风湿科莫成荣医生

在日常生活中，增加膝关节负重的因素都可加重骨关节炎，如肥胖、爬山、上下楼梯、关节外伤等。不要做剧烈运动，应行动平缓，尽量不要做爬山、上下楼梯等运动。随着天气变化注意保暖，平时应多吃深海鱼、虾，有助于骨关节的修复。

● **北京首钢医院风湿科金京玉医生**

环境潮湿、气候寒冷、阴雨天气、过度疲劳、精神刺激及生活不规律等都可使症状加重。

● **山西医科大学第二医院风湿科温鸿雁医生**

如果无症状，日常的生活、锻炼都可以进行；如果有症状，要避免受累关节负重，适当活动，可以适当补钙。

● **吉林大学中日联谊医院肾内科周广宇医生**

骨关节炎患者不宜长时间站立或行走，要注意休息，平时要注意补钙。

> 医生您好,我是一个骨关节炎患者,经过治疗关节基本不疼了,行走、活动没问题,但能去旅游、爬山什么的吗? 对这个病是好还是坏?

● **北京首钢医院风湿科韩淑玲医生**

　　骨关节炎是多种机械因素和(或)生物因素引起的缓慢进行的、以关节软骨破坏和新骨形成为主要特点的退行性病变,又叫退行性关节病、骨质增生。除应用氨基葡萄糖等药外,日常生活中患者应减轻体重,穿合适的鞋袜,使用辅助工具(如拐杖),避免爬山、上楼等登高运动。

● **广东省人民医院风湿科李玲医生**

　　可以适度活动,如旅游、游泳等。但要尽量减少一些过于频繁的爬山、下蹲、起立这种加重膝关节负重的运动。再配合服用一些改善关节软骨的药物。

● **河北唐山市工人医院风湿科周玉秀医生**

　　病情得到了控制,并不是彻底痊愈。爬山对关节有负重方面影响,可以加剧病情或导致病情反复,可以适当活动,但最好不要做剧烈运动。

● **武汉同济医院风湿科张胜桃医生**

　　患膝或髋关节骨关节炎的患者应避免做负重的运动和锻炼,如爬山、爬楼梯、长距离行走等。

● **河南商丘市第一人民医院肾病风湿科龚家川医生**

　　虽然你现在病情见好,但不建议你参加剧烈的体育运动,如爬山等,应适当参加一些温和的锻炼为好。

> 医生,您好! 骨关节炎患者应该锻炼还是静养? 不锻炼是否会恶化病情?

● **辽宁省人民医院风湿科于学满医生**

　　骨关节炎患者需要做一些适当的体育锻炼来辅助治疗。骨关节炎患者的体育锻炼可分为以下三类。

（1）保持或增加关节最大活动度的运动,应由患者主动进行,循序渐进每日锻炼 3 次以上。

（2）增强关节周围肌肉的力量耐力以增加关节的稳定性,如静力锻炼增强肌力的简便有效运动。若运动中出现疼痛,或者说运动后疼痛持续 15 分钟以上,可适当减少锻炼次数。

（3）增加户外活动,提高日常活动能力和耐力,如散步、游泳。患者应积极实行,并循序渐进,逐渐加时间和活动量。不同患者应进行不同方式的锻炼,如颈椎、腰椎骨关节炎患者应经常进行颈、腰部的旋转、屈、伸运动;手骨关节炎患者应经常做抓、握锻炼。中国传统的太极拳、气功等也可试行。

● 上海市第一人民医院风湿科金毓莉医生

骨关节炎是一种非炎症性的退行性病变,在关节边缘有骨赘(骨刺)形成,骨关节炎易发于负重大关节,如双膝、踝关节。体重越重,骨关节炎发病的概率就越高;也就是说,哪个关节部位经常承重,活动较多,哪个关节就容易患骨关节炎。所以减少关节软骨的磨损,减轻负重是非常重要的。应避免运动量过大和运动负荷过重造成关节磨损加重。

应选择合适的运动方式。可以选择进行一些有利于骨关节的轻缓的运动,如散步、抬腿、游泳、打太极拳等。

爬山,爬楼梯,连续蹲下、站起,持重跑步等虽可能对身体其他脏器有益,但对骨关节却有害,应尽量避免。

医生您好,我老伴今年 71 岁,今年 3 月份膝盖疼痛 1 个多月,被确诊为骨关节炎,请问加强补钙对骨关节炎有帮助吗?

● 上海第一人民医院风湿科魏强华医生

补钙是骨质疏松的基础治疗方法。骨质疏松与骨关节炎是两种不同的疾病。骨关节炎是一种关节软骨的退行性病变,补钙不会有明显的疗效。膝关节受累首先要避免爬楼、下蹲等关节负重运动,如果疼痛较重,可以短期服用止痛片,氨基葡萄糖可能有些益处,也可选择中药和理疗等方法。

病例问答

....

我是一个骨关节炎患者,听说我这个病到最后一定要开刀治疗,请问是这样吗?

● **山西医科大学第二医院风湿科王来远医生**

骨关节炎患者不一定需要开刀治疗,保守治疗也可取得很好疗效。治疗目的主要是改善症状、控制病情发展,维持关节的正常功能,避免畸形和残废,所以如果积极内科治疗,疾病不会发展!

医生您好,我今年 53 岁,患骨关节炎已经 20 几年了,现在检查出骨密度低,请问这与关节炎有关吗?

● **广东省人民医院风湿科李玲医生**

有一定关系。老年人发生骨量丢失的风险逐年增加,加之患有关节炎后活动量减少,更促进了骨质疏松的发生。另外,关节炎本身可使周围骨质出现骨质疏松的表现。

我是一个骨关节炎的患者,打了一个疗程的透明质酸钠,关节基本不疼了,行走活动没问题,但能去旅游、爬山什么的吗? 对这个病是好还是坏?

● **北京军区总院风湿科李艳新医生**

骨关节炎患者应该适量活动,但不应过度劳累。爬山、爬楼都有伤于关节,应该避免,建议走平路、缓坡,适当锻炼比较好。

医生,我是一个骨关节炎的患者,目前常规关节内注射玻璃质酸,加用止痛片。关节疼痛不明显。考虑到经济问题,我想停用玻璃质酸,可以吗?止痛片还需要吃多长时间?

● **北京西苑医院风湿科马芳医生**

关节内注射玻璃酸钠的疗效大多不太持久。止痛片只是暂时止痛消炎,没有持久的效果,而且长期吃会有不良反应,建议您特别疼痛时再吃。建议你服用氨基葡萄糖类的药物,可以帮助关节软骨的修复。也可以服用中药治疗。

医生您好,我患有骨关节炎,双膝痛有 3 年了,近年来特别厉害。1 个月前医生开了依托考昔片,服用后现在不痛了,但又怕停药后复发,请问依托考昔片能否长期服用?

● **广东省人民医院风湿科罗日强医生**

依托考昔片是止痛药,当然不能长期服用。骨关节炎的治疗首先要减轻膝关节负荷,包括减肥、少走路等,还有理疗。服药的话可以使用氨基葡萄糖促进关节软骨修复,这些药可以长期使用。

干燥综合征

疾病简介

　　干燥综合征(SS)是一种主要累及外分泌腺体的慢性炎症性自身免疫病。由于其免疫性炎症反应主要表现在外分泌腺体的上皮细胞,故又名自身免疫性外分泌腺体上皮细胞炎或自身免疫性外分泌病。临床除有唾液腺和泪腺受损、功能下降而出现口干、眼干外,尚有腺体外其他器官的受累而出现多系统损害的症状。患者血清则有多种自身抗体和高水平免疫球蛋白。

　　本病分为原发性和继发性两类:前者指不具另一诊断明确的结缔组织病(CTD)的干燥综合征;后者是指发生于另一诊断明确的CTD,如系统性红斑狼疮(SLE)、类风湿关节炎等的干燥综合征。本部分主要叙述原发性干燥综合征(pSS)。

　　原发性干燥综合征属全球性疾病,在我国人群的患病率为0.3%～0.7%,在老年人群中患病率为3%～4%。本病女性多见,男、女比例为1∶9～20。发病年龄多在40～50岁,也见于儿童。

　　干燥综合征目前尚无理想的治疗方法,治疗目的是预防因长期口、眼干燥造成局部损伤,密切随诊观察病情变化,防治本病的系统损害。治疗包括局部治疗(如口干、眼干及其他部位的干燥)、系统性治疗[如出现血管炎和(或)神经系统病变]及其他的对症治疗,如乏力、睡眠障碍等。

　　本病预后较好,有内脏损害者经恰当治疗后大多可以控制。如治疗不及时,病情可恶化,甚至危及生命。内脏损害中出现进行性肺纤维化、中枢神经病变、肾小球受损伴肾功能不全、恶性淋巴瘤者预后较差；其余有系统损害者,经恰当治疗大部分都能使病情缓解,甚至恢复到可正常生活和工作的状态。

> 请问医生,我经常口渴、口干、眼干、牙龈萎缩,还有龋齿。医生说可能是干燥综合征,请问这是什么病? 能治好吗?

● **陕西西安市第五医院风湿科徐鹏刚医生**

干燥综合征是一种以侵犯泪腺、唾液腺等外分泌腺为主的慢性自身免疫性疾病,又称为自身免疫性外分泌腺体病。

主要表现为干燥性角膜、结膜炎,口腔干燥综合征或伴发类风湿关节炎等其他风湿免疫性疾病。它可累及其他系统,如呼吸系统、消化系统、泌尿系统、血液系统、神经系统及肌肉、关节等造成多系统、多器官受损。本病可以单独存在,亦可出现在其他自身免疫病中。单独存在者为原发性干燥综合征(pSS),而继发于类风湿关节炎、系统性硬皮病、系统性红斑狼疮等其他自身免疫病者为继发性干燥综合征(sSS)。

本病发病率高,多发于 40 岁以上女性。其病理机制主要是由于自身免疫的过度应答反应,造成外分泌腺体大量淋巴细胞、浆细胞浸润,使腺体细胞被破坏,功能丧失,从而出现一系列临床症状与表现。

● **山东中医药大学附属医院风湿科周海蓉医生**

干燥综合征是一种全身外分泌腺(如泪腺、唾液腺等)受累的慢性炎症性自身免疫病,即对自身抗原成分产生特异性免疫引起的组织损伤。临床表现除眼干、口干、无汗、大便干、牙龈萎缩、猖獗性龋齿外,还可以累及肺、肾等多个系统。诊断需要依据临床症状与多种实验室检查及口腔科、眼科检查。建议你到正规医院风湿病科室就诊,进行系统检查,明确诊断,早期治疗。

我刚被医生诊断出干燥综合征,口、眼干燥,很难受,请问这个病能完全治好吗?

● **四川省人民医院风湿科龙武斌医生**

干燥综合征是一种自身免疫系统疾病,而且是一种慢性疾病,目前还没有根治的方法。

如果没有内脏器官损害,早确诊、早治疗,多数预后良好。

病因和发病机制

干燥综合征的病因可能有哪些?

● **辽宁中医药大学附属第一医院风湿科薛书燕医生**

　　干燥综合征的病因目前还不明确,多项研究表明,可能与遗传、感染和性激素水平有关。免疫遗传学研究提示,干燥综合征的发病与某种 HLA 基因的频率有关,且这种相关的 HLA 基因与干燥综合征自身抗体的产生和临床表现有相关性,说明这种相关的 HLA 基因可能在干燥综合征的发病过程中起了重要作用,但具有这种 HLA 基因的人只有少数患干燥综合征。因此,遗传并非是唯一的病因。某些病毒感染与性激素的水平在本病的发病过程中也起了一定作用。EB 病毒、反转录病毒(如丙型肝炎病毒)与干燥综合征的发病有一定相关性。雌激素能活化多克隆 B 细胞,同时增加血清催乳素水平,增加免疫活性,加快自身免疫反应的进展,这也是女性干燥综合征患病率明显高于男性的原因。

干燥综合征的发病机制和病理特征是什么?

● **湖北同济医院中医科胡永红医生**
　浙江嘉兴市第二医院血液风湿科叶俏医生

　　(1)发病机制:目前研究认为,干燥综合征的发病与遗传、感染、性激素水平等多种因素有关。在多种病因综合作用下,机体细胞及体液免疫功能异常,B 细胞高度反应性增生,产生大量细胞因子、免疫球蛋白及多种自身抗体（如 ANA、RF 等），导致局部组织炎症损伤。

（2）病理特征：涎（唾液）腺、泪腺及病变组织内大量淋巴细胞聚集浸润，形成淋巴细胞灶，有时可以形成假性淋巴瘤；少数可以因冷球蛋白血症、高球蛋白血症或免疫复合物沉积于血管壁引起血管炎的改变。当淋巴细胞浸润突出，出现原始细胞时，应注意有转变成恶性淋巴瘤的可能。

我是一名干燥综合征患者，听说这种疾病和免疫有关，请问这种病会遗传给下一代吗？

● **辽宁中医药大学附属第一医院风湿科刘智慧医生**
  山东潍坊益都中心医院风湿科王小磊医生

干燥综合征是一种累及全身外分泌腺的慢性炎症性的自身免疫性结缔组织病。因主要侵犯泪腺，故以眼和口的干燥为主要临床特征。本病有原发性和继发性之分，后者除口眼干燥外，可同时伴发其他结缔组织病，以类风湿关节炎多见。干燥综合征任何年龄都可以发病，但以中年女性居多。本病病程进展缓慢，一般预后良好，伴发恶性淋巴瘤者，预后较差。干燥综合征为免疫系统疾病，与遗传有关，女孩的概率相对大一些，有一定遗传性，但是并不一定会遗传。

● **甘肃兰州大学第一医院风湿科陈燕飞医生**

风湿病均有不同程度的家族遗传倾向，您若患干燥综合征，您的下一代患干燥综合征的概率较正常人要高，但遗传率不是100％，您不必过于担心。

● **湖南中南大学湘雅医院中西结合科梁清华医生**
  浙江嘉兴一院风湿科杨亚萍医生

免疫功能紊乱是该病发病及病变延续的主要基础，感染、遗传、内分泌因素都可能参与本病的发生。但在基因研究中尚未发现公认的易感基因，故控制病情的基础上可以考虑生育。

● 河南商丘市第一人民医院肾病风湿科郭秀霞医生
湖南中南大学湘雅二医院风湿科田静医生

干燥综合征有一定的遗传倾向,携有该疾病基因的家族患此类疾病的概率比正常人要高,但不是所有患者都会将该病遗传给子女。

临床表现

....

请问干燥综合征有哪些临床表现？

干燥综合征起病多隐匿，大多数患者很难说出明确起病时间，临床表现多样，主要与腺体功能减退有关。

（1）局部表现：

1）口干燥综合征：因唾腺病变，使唾液黏蛋白缺少而引起的下述常见症状：①有 70％～80％ 的患者诉有口干，但未必都是首症或主诉，严重者因口腔黏膜、牙齿和舌发黏以致在讲话时需频频饮水，进食固体食物时必需伴水或流食送下，有时夜间需起床饮水等。②猖獗性龋齿，约 50％ 的患者出现多个难以控制发展的龋齿，表现为牙齿逐渐变黑，继而小片脱落，最终只留残根。是本病的特征之一。③成人腮腺炎，50％ 患者表现有间歇性交替性腮腺肿痛，累及单侧或双侧。大部分在 10 天左右可以自行消退，但有时持续性肿大。少数有颌下腺肿大，舌下腺肿大较少。有的伴有发热。对部分有腮腺持续性肿大者应警惕有恶性淋巴瘤的可能。④舌部表现为舌痛、舌面干、裂、舌乳头萎缩而光滑。⑤口腔黏膜出现溃疡或继发感染。

2）干燥性角结膜炎：因泪腺分泌的黏蛋白减少而出现眼干涩、异物感、泪少等症状，严重者哭时无泪。部分患者有眼睑缘反复化脓性感染等。

3）其他浅表部位，如鼻、硬腭、气管及其分支、消化道黏膜、阴道黏膜的外分泌腺体均可受累，分泌较少而出现相应症状。

（2）系统表现：除口眼干燥表现外患者还可出现全身症状，如乏力、低热等。约有 2/3 的患者出现系统损害。

1）皮肤：皮肤病变的病理基础为局部血管炎。有下列表现：①过敏性紫癜样皮疹：多见于下肢，为米粒大小边界清楚的红丘疹，压之不褪色，分批出现。每批持续时间约为 10 天，可自行消退而遗有褐色色素沉着。②结节红斑较为少见。③雷诺现象多不严重。

2）骨骼肌肉：关节痛较为常见。仅小部分表现有关节肿胀但多不严重且呈一过性。关节结构的破坏并非本病的特点。肌炎见于约 5% 的患者。

3）肾：30%～50% 的患者有肾损害，主要累及远端肾小管，表现为因 I 型肾小管酸中毒而引起的低血钾性肌肉麻痹，严重者出现肾钙化、肾结石及软骨病。表现为多饮、多尿的肾性尿崩亦常出现于肾小管酸中毒患者。通过氯化铵负荷试验可以看到约 50% 患者有亚临床型肾小管酸中毒。近端肾小管损害较少见。小部分患者出现较明显的肾小球损害，临床表现为大量蛋白尿、低白蛋白血症甚至肾功能不全。

4）肺：大部分患者无呼吸道症状。轻度受累者出现干咳，重者出现气短。肺部的主要病理为间质性病变，部分出现弥漫性肺间质纤维化，少数人可因此而呼吸衰竭而死亡。早期肺间质病变在肺 X 线片上并不明显只有高分辨肺 CT 方能发现。另有小部分患者出现肺动脉高压。有肺纤维化及重度肺动脉高压者预后不佳。

5）消化系统：胃肠道可以因其黏膜层的外分泌腺体病变而出现萎缩性胃炎、胃酸减少、消化不良等症状。肝脏损害见于约 20% 的患者，临床谱从黄疸至无临床症状而有肝功能损害不等。肝脏病理呈多样，以肝内小胆管壁及其周围淋巴细胞浸润、界板破坏等改变为突出。慢性胰腺炎也不罕见。

6）神经：累及神经系统的发生率约为 5%。以周围神经损害为多见，不论是中枢或周围神经损害均与血管炎有关。

7）血液系统：本病可出现白细胞减少或（和）血小板减少,血小板低下严重者可出现出血现象。国外报道中,本病出现淋巴肿瘤的概率是正常人群的 44 倍。国内的原发性干燥综合征患者有出现血管免疫母细胞性淋巴结病（伴巨球蛋白血症）、非霍奇金淋巴瘤、多发性骨髓瘤。

医生您好,我今年 53 岁,已经确诊干燥综合征 3 年,近 2 年反复发作顽固性气管炎,肺部 X 线片显示有纤维化,不知道这是不是干燥综合征的并发症？

● **大连市中心医院血液风湿科韩树洲医生**

干燥综合征可以引起肺纤维化。较轻的患者可以有反复咳嗽,较重的患者可有肺纤维化而导致严重咳嗽、呼吸困难、肺气肿等。气管炎可以由干燥综合征引起,也可由呼吸道感染引起。

● **山东中医药大学附属医院风湿科刘英医生**

干燥综合征是一种免疫系统疾病,可以影响各个脏器,其中最容易影响到肺脏,引起肺间质纤维化。患者初期的症状是乏力,继之出现咳嗽、胸闷、憋气,最后至不能平卧,其治疗主要是糖皮质激素,你可以在医生的指导下应用激素,积极控制病情,防止病情发展。

我是一名干燥综合征患者,前几天,医生给我作肝功能检查,说我并发有肝损害,是"自身免疫性肝炎",请问这和干燥综合征有关吗,肝脏以后还能恢复正常吗？

● **重庆西南医院中医风湿科方勇飞医生**

干燥综合征的患者也可出现肝脏增大、肝功能异常,肝脏穿刺活组织检查亦可见慢性活动性肝炎或迁延性肝炎的病理改变,有些可见肝内胆管的慢性炎症,与自身免疫性肝病的表现有相似之处,但它们属于不同的疾病,在临床中应注意鉴别诊断。

当然,在临床中还可以见到原发性干燥综合征与自身免疫性肝炎(AIH)、原发性胆汁性肝硬化(PBC)等自身免疫性肝病并发存在的情况。

免疫性肝炎是自身免疫所引起的一组慢性肝炎综合征。本病为遗传倾向疾病,具备易患基因的人群可在环境、药物、感染等因素激发下起病。患者由于免疫调控功能缺陷,导致机体对自身肝细胞抗原产生反应。

治疗原则主要是抑制异常的自身免疫反应,治疗指征主要根据炎症活动程度而非肝功能受损程度。

● **辽宁中医药大学附属第一医院风湿科高明利医生**

两者同属于免疫系统疾病。干燥综合征可以有"自身免疫性肝病"的表现,至于能否恢复正常,取决于肝损伤到什么程度;建议先行保肝治疗,控制干燥综合征。如果损伤不太严重的话可以恢复正常,注意定期复查肝功能。

医生,我想咨询一下,我的表姐患有 SLE,现在医生又说她有干燥综合征,请问干燥综合征是怎么引起的? 它和 SLE 一样吗? 这两种病都不能根治吗?

● **北京协和医院风湿科徐东医生**

您好! 系统性红斑狼疮(SLE)和干燥综合征(SS)是临床常见的自身免疫性疾病。SS 可以单独存在,也可继发于 SLE 或与之并存。SLE 合并 SS 称为这两个疾病的重叠综合征(SLE - pSS)。

临床表现方面,有学者经过分析后发现,SLE - pSS 患者比单纯的患者病情轻。与 pSS 患者比较,前者由于并发 SLE,因此具有 SLE 疾病的特征,如关节炎、皮疹的发生率高,抗 Sm、抗 ds - DNA 抗体阳性率高等。但 SLE - pSS 与 pSS 患者具有相似的口和(或)眼干燥综合征表现。

实验室检查方面,SLE - pSS 患者具有典型的 pSS 相关自身抗体谱,包括抗 SSA/SSB 抗体。抗 SSA/SSB 抗体在单纯的 SLE

或 pSS 患者中均较常见,但 SLE - pSS 患者的抗 SSA/SSB 抗体的
阳性率明显高于单纯 SLE 患者,与 pSS 患者较为接近,显示出
SLE - pSS 患者中的抗 SSA/SSB 抗体水平更接近于 pSS 的特点。
还有研究显示 SLE - pSS 患者具有与 pSS 相同的免疫遗传学背
景,而与 SLE 患者不同,进一步提示 SLE - pSS 有别于单纯 SLE,
具有 pSS 的特征。

在治疗方面,大多数学者主张以治疗 SLE 为主,同时兼顾 SS
在口、眼干燥等症状方面的改善。

● **重庆西南医院中医风湿科方勇飞医生**
  山东潍坊市人民医院风湿科朱芸医生

干燥综合征与 SLE 都是系统性自身免疫病,病因均不明确,
都与机体免疫系统攻击自身抗原有关。只是攻击的部位各有侧
重,干燥综合征受累部位以唇腺、泪腺等外分泌腺为主,常有口
干、眼干等表现。如果与 SLE 同时出现在同一患者,则称为重叠
综合征。暂时没有根治办法,但都可以较好的控制。

● **江苏苏州市九龙医院风湿科谭魁麟医生**

SLE 合并干燥综合征(SS)并不少见,其中大部分为继发于
SLE。它和 SLE 一样都是免疫功能紊乱,具体病因并不十分清
楚,属于多因素作用;主要表现为口干、眼干,治疗和 SLE 一样;大
部分患者在确诊继发 SS 后并不影响原先 SLE 的治疗,也无需增
加新的治疗。

辅助检查

医生你好,我最近 1 个月口、眼干燥,社区医院的医生说可能是干燥综合征,让我去医院检查一下,请问都要做哪些检查?

- **河南商丘市第一人民医院肾病风湿科魏新平医生**
  湖北十堰人民医院风湿科熊焰医生

干燥综合征患者需要完善以下辅助检查以明确诊断。

(1) 眼部:①Schirmer(滤纸)试验(+),即≤5 毫米/5 分钟(正常人为>5 毫米/5 分钟);②角膜染色(+),双眼各自的染点>10 个;③泪膜破碎时间(+),即≤10 秒(正常人>10 秒)。

(2) 口腔:①唾液流率(+),即 15 分钟内只收集到自然流出唾液≤1.5 毫升(正常人>1.5 毫升);②腮腺造影(+),即可见末端腺体造影剂外溢呈点状、球状的阴影;③唾液腺核素检查(+),即唾腺吸收、浓聚、排出核素功能差;④唇腺活检组织学检查(+),即在 4 平方毫米组织内有 50 个淋巴细胞聚集则称为一个灶,凡是有淋巴细胞灶≥1 者为(+)。

(3) 尿 pH 多次>6 则有必要进一步检查肾小管酸中毒。

(4) 周围血检测可以发现血小板低下,或偶有的溶血性贫血。

(5) 血清免疫学检查:①抗 SSA 抗体:是本病中最常见的自身抗体,见于 70% 的患者;②抗 SSB 抗体:是本病的标记抗体,见于 45% 的患者;③高免疫球蛋白血症:均为多克隆性,见于 90% 患者。

(6) 其他:如肺影像学检查、肝肾功能测定则可以发现有相应系统损害的患者。

● **山西阳泉市人民医院风湿科王雁医生**

您可以去风湿免疫科就诊,干燥综合征需要检查的项目如下。

（1）自身抗体：①抗核抗体；②类风湿因子；③抗 SSA 和抗 SSB 抗体。

（2）口干症的依据：唾液流率；腮腺导管造影；腮腺 ECT、必要时唇腺活检。

（3）有无干眼症：滤纸试验；角膜荧光染色；泪膜破裂试验。

明确有干燥综合征后,还应明确是原发性还是继发性。

> 请问医生,抗 SSA、抗 SSB 抗体(＋)是否就是干燥综合征?

● **山西晋中市第一人民医院风湿科李静玲医生**
   陕西西安交通大学医学院第一附属医院风湿科孙怡宁医生

如有明确口干、眼干症状,持续 3 个月以上,并伴有抗 SSA 抗体(＋)、抗 SSB 抗体(＋),应考虑干燥综合征。但单纯的抗 SSA 抗体(＋)、抗 SSB 抗体(＋)不一定就是干燥综合征,建议在风湿专科就诊,以确定诊断。

> 请教医生,我被确诊为干燥综合征后红细胞沉降率一直都在 40 毫米/小时左右,请问我的红细胞沉降率快是不是与这个病有关,那应该怎么解决呢?

● **西安第五医院风湿科吉建华医生**

红细胞沉降率的影响因素很多,如感染、贫血、自身免疫病、肿瘤,甚至部分老年人红细胞沉降率均可以增快。

您的红细胞沉降率快可能与干燥综合征有关,干燥综合征患者的免疫球蛋白水平高于正常,可以导致红细胞沉降率快。如何治疗不能单纯看红细胞沉降率一个指标,需要评价：①患者免疫异常的情况和程度；②患者内脏受累的情况。然后给予个体化的治疗。

希望您能够到风湿免疫专科就诊,请医生判断一下有无其他引起红细胞沉降率快的问题,并且制定干燥综合征的治疗方案。

> 医生,我是一名刚被确诊的干燥综合征患者,请问平时需要定期复查哪些项目?

● **广州医学院荔湾医院风湿科吴炜戎医生**

干燥综合征患者需要注意定期复查血常规、尿常规、肝功能、肾功能、红细胞沉降率、胸片和肺功能等。

诊断和鉴别诊断

医生您好,请问如何诊断干燥综合征?

● **安徽铜陵市人民医院风湿科张大昌医生**
  湖北武汉同济医院风湿科雷小妹医生
  辽宁中医药大学附属第一医院风湿科莫成荣医生

　　干燥综合征是一种以外分泌腺高度淋巴细胞浸润,尤以唾液腺和泪腺为主的自身免疫性疾病,口、眼干燥是最常见的临床症状,它同时可以累及其他器官,造成各种各样的临床表现。在患者血清中可检测出多种自身抗体,如抗 SSA、抗 SSB 抗体,因而本病是一种系统性疾病。本病可以单独存在,亦可与类风湿关节炎、系统性硬化症、系统性红斑狼疮、混合性结缔组织病、皮肌炎、多肌炎等自身免疫性疾病同时存在。前者称原发性干燥综合征,后者称继发性干燥综合征。

　　(1) 2002 年干燥综合征国际分类(诊断)标准:

　　1) 口腔症状(3 项中有 1 项或 1 项以上):①每日感口干持续 3 个月以上;②成年后腮腺反复或持续肿大;③吞咽干性食物时需用水帮助。

　　2) 眼部症状(3 项中有 1 项或 1 项以上):①每日感到不能忍受的眼干持续 3 个月以上;②有反复的砂子进眼或砂磨感觉;③每日需用人工泪液 3 次或 3 次以上。

　　3) 眼部体征(下述检查任 1 项或 1 项以上阳性):①Schirmer 试验(+)(≤5 毫米/5 分钟);②角膜染色(+)[(≥4(van

Bijsterveld 计分法)〕。

4) 组织学检查：下唇腺病理示淋巴细胞灶≥1(指 4 平方毫米组织内至少有 50 个淋巴细胞聚集于唇腺间质者为 1 个灶)。

5) 唾液腺受损(下述检查任 1 项或 1 项以上阳性)：①唾液流率(＋)(≤1.5 毫升/15 分钟)；②腮腺造影(＋)；③唾液腺同位素检查(＋)。

6) 自身抗体：抗 SSA 或抗 SSB(＋)(双扩散法)。

原发性干燥综合征：无任何潜在疾病的情况下,有下述任 1 条则可诊断：①符合上述 4 条或 4 条以上,但必须含有条目 4)(组织学检查)和(或)条目 6)(自身抗体)；②条目 3)、4)、5)、6)中任 3 条阳性。

继发性干燥综合征：患者有潜在的疾病(如任一结缔组织病),而符合上述条目 1)和 2)中任 1 条,同时符合条目 3)、4)、5)中任 2 条。

必须除外：颈头面部放疗史、丙型肝炎病毒感染、艾滋病、淋巴瘤、结节病、移植物抗宿主(GVH)病、抗乙酰胆碱药的应用(如阿托品、莨菪碱、溴丙胺太林、颠茄等)。

(2) 干燥综合征的欧洲诊断标准：

1) 有 3 个月以上的眼干涩感,或眼有沙子感,或每日需用 3 次以上的人工泪液。凡有其中任 1 项者为(＋)。

2) 有 3 个月以上的口干征,或进干食时须用水送下,或有反复出现或持续不退的腮腺肿大。凡有其中任 1 项者为(＋)。

3) 滤纸试验≤5 毫米/5 分钟或角膜染色指数≥4 为(＋)。

4) 下唇黏膜活检,单核细胞浸润灶≥1/4 平方毫米为(＋)。

5) 腮腺造影,唾液腺放射性核素扫描,唾液流率中有任 1 项为(＋)者。

6) 血清抗 SSA、抗 SSB 抗体(＋)。

凡具备上述 6 项中的至少 4 项,并除外另一结缔组织病、淋巴瘤、艾滋病、结节病、移植物抗宿主病则可确诊为原发性干燥综合征。

已有某一肯定结缔组织病同时有上述（1）或（2），另又有（3）、（4）、（5）中的两项（＋）则可确诊为继发性干燥综合征。

请问医生，干燥综合征这种疾病诊断时需要和哪些疾病鉴别？

由于起病缓慢，表现多样，干燥综合征容易被误诊为其他疾病，因此需要和该病鉴别的疾病主要有以下几种。

（1）系统性红斑狼疮：鉴别要点是：干燥综合征多出现在中老年妇女；发热，尤其是高热的不多见；无蝶形颊疹；口、眼干明显；肾小管酸中毒为其常见而主要的肾损；高球蛋白血症明显；低补体血症少见。

（2）类风湿关节炎：鉴别要点是：干燥综合征的关节炎症状远不如类风湿关节炎明显和严重，极少有关节骨破坏、畸形和功能受限。类风湿关节炎患者很少出现抗SSA和抗SSB抗体。

（3）非自身免疫病的口干：鉴别要点是：老年性腺体功能下降、糖尿病或药物等原因引起的口干，有赖于病史及各个病的自身特点以鉴别。

治疗方法

医生您好,请问治疗干燥综合征的原则有哪些? 这病能根治吗?

● **江苏盐城市第三人民医院内分泌科丁福万医生**

本病目前尚无根治方法。主要是采取措施改善症状,控制和延缓因免疫反应而引起的组织器官损害的进展,以及继发性感染。治疗原则如下。

(1) 减轻口干较为困难,应停止吸烟、饮酒及避免服用引起口干的药物,如阿托品等。保持口腔清洁,勤漱口,减少龋齿和口腔继发感染的可能。副交感乙酰胆碱刺激剂,如匹罗卡品片及其同类产品,可以刺激唾液腺中尚未破坏的腺体分泌,改善口干症状。它们有一定疗效但亦有较多不良反应,如出汗及尿频。

(2) 干燥性角结膜炎可给予人工泪液滴眼以减轻眼干症状并预防角膜损伤。有些眼膏也可用于保护角膜。国外有人以自体的血清经处理后滴眼。

(3) 肌肉、关节痛者可用非甾体抗炎药。

(4) 低钾血症:纠正低钾血症的麻痹发作可采用静脉补钾(氯化钾),待病情平稳后改口服钾盐液或片。有的患者需终身服用,以防低血钾再次发生。多数患者纠正低血钾症后尚可正常生活和工作。

(5) 系统损害者应根据受损器官及严重度而进行治疗。对并发神经系统病变、肾小球肾炎、肺间质性病变、肝脏损害、血细胞低下(尤其是血小板低)、肌炎者则要给予肾上腺皮质激素,剂量与其他结缔组织病治疗用法相同。对于病情进展迅速者可合用免疫抑制剂,如环磷酰胺、硫唑嘌呤等。出现恶性淋巴瘤者宜积极进行联合化疗。

● **浙江嘉兴市第一医院康复科吴美娟医生**

　　干燥综合征是一种常见的自身免疫性疾病,主要侵害外分泌腺,包括泪腺及唾液腺等,可引起眼干口燥。

　　对于干燥综合征,目前国内外均无根治方法,减轻症状、防治并发症是治疗的重要方面。治疗上应注意预防因长期干燥而造成口、眼局部损伤和侵犯内脏。

　　治疗时应注意以下方面:①避免应用减少唾液腺分泌药物;②对症替代疗法,眼干燥者应用人造泪液,口干者可服柠檬汁解渴,口服必咳平止咳;③伴有关节疼痛及关节炎者,可口服非甾体抗炎药;④病情较重者,可考虑应用糖皮质类激素;⑤单用激素治疗效果不佳者可加用免疫抑制剂(如爱若华);⑥治疗继发性干燥综合征以治疗原发性疾病为主,并对症治疗。

请问专家,原发性干燥综合征患者的治疗是否应常规使用激素?

● **陕西西安市第五医院风湿科刘英纯医生**

　　激素不能根治本病,因此在应用时要注意以下原则:能不用时尽量不用,如浅表外分泌腺体损伤、肾小管损伤等,应用最低的有效剂量,疗程宜据病情而定。治疗目的是稳定病情,减少脏器结构及功能的改变。

● **山西医科大学第二医院风湿科王来远医生**

　　原发性干燥综合征不应常规使用激素,如果单纯的口、眼干燥,可以对症治疗为主。如果出现肺、肾、肝等重要脏器受累,应根据情况选择激素的剂量,必要时加用免疫抑制剂,才能控制病情的发展。

> 医生您好,我母亲患有类风湿关节炎,还有干燥综合征,这两种病有没有相关性,应该怎样治疗才不会相抵触?

● **广东中山大学附属第一医院风湿科杨岫岩医生**

同时罹患类风湿关节炎和干燥综合征是很常见的,因为两者是同一类疾病,所以治疗也大同小异,并没有矛盾。如果没有内脏损坏,我们常用"甲氨蝶呤＋来氟米特＋小剂量激素＋非甾体抗炎药"治疗这类病,其中激素在早上服用,非甾体抗炎药在晚上服用比较好。至于具体治疗方法,必须咨询你的主诊医师,以上仅供参考。

● **安徽医科大学第一附属医院风湿科王芬医生**
山东胜利油田中心医院风湿科张旗医生
上海长海医院风湿科张兰玲医生

类风湿关节炎和干燥综合征既可独立存在,又可互为因果。其中以类风湿关节炎继发干燥综合征更为多见,在治疗上两者并不矛盾,但应分清主次。如果是以干燥综合征为主,应根据病情,加用激素,并结合免疫抑制剂。如果是类风湿关节炎继发干燥综合征,只要无多器官病变的表现,可以不加激素,选用合适的抗炎止痛药物和病情改善药。但具体药物最好还是到有风湿专科的医院就诊后确定。因为个体差异和疾病程度不同都对用药有影响。我对您的日常生活提以下几点建议。

(1)端正态度,相信科学,树立战胜疾病的信心。

(2)疾病活动时,应以休息为主,疾病相对稳定后应进行适当锻炼。

(3)加用人工泪液,防止角膜受损。

(4)注意口腔卫生。

(5)饮食应以清淡为主,避免过咸、过辣,少食油炸、熏烤、腌制食品。但也应注意优质蛋白的摄入,尤其是老年人,一听说"清淡"就不食鸡、鸭、鱼、肉,这也是不对的。

干燥综合征

● 广东韶关粤北医院风湿科王海医生
河南科技大学第一附属医院风湿科付建斌医生
江苏常州第一人民医院风湿科陆亚华医生

类风湿关节炎（RA）与干燥综合征（SS）同属于结缔组织病。据统计，30％～40％的 RA 患者继发 SS。因此，你母亲的 SS 多考虑为继发性 SS，两病的治疗不存在抵触，重点是治疗 RA。

RA 的合理治疗包括以下几个方面：①对患者进行 RA 的基本知识教育，提高其依从性；②选择一种有效的 NSAIDs，如美洛昔康或双氯芬酸等，待 DMARDs 起效后减量至停用，应用过程中注意观察其不良反应。③积极应用 DMARDs，多数情况下需联合应用两种药，如 MTX 与来氟米特等，用药期间注意观察其疗效和不良反应，及时评价疾病的活动程度，调整用药。④病情较重时可及早、短程联用小剂量糖皮质激素，起诱导缓解的"桥"治疗作用。

继发性 SS 的治疗：随着 RA 病情被控制，继发性 SS 的症状会相应减轻或部分减轻。眼干可用人工泪液点眼，口干可多漱口，保持口腔清洁卫生，有其他情况时做相应处理。

医生您好！我妈妈今年 60 岁，有一年半干燥综合征的病史了，最近总是干咳，胸片显示肺间质纤维化，请问这是否也属于免疫类疾病？可以治愈吗？

● 山东中医药大学附属医院风湿科李大可医生
浙江嘉兴市第一医院风湿科王宏智医生

患者的间质性肺炎可能是干燥综合征的部分表现。约半数干燥综合征患者伴有呼吸系统受损，其中只有少数有临床症状，多数仅在检查时发现肺功能异常，病情轻重不一。轻者可表现为干咳，重者因肺纤维化表现为进行性呼吸困难。少数患者最终发展至肺气肿、肺间质纤维化、肺动脉高压，导致呼吸衰竭、心力衰竭或并发感染而死亡。

干燥综合征呼吸系统损害的病理基础是呼吸道黏膜及肺间

质淋巴细胞浸润及外分泌腺萎缩,导致呼吸道狭窄、阻塞及肺间质纤维化。

应尽早积极治疗,可能需要使用激素或环磷酰胺,但需要在专科医师监控下用药。

> 我刚被医生诊断为干燥综合征,现在眼部很干燥,请问有什么办法可以缓解吗?

● **北京中日友好医院风湿科金笛儿医生**

有几种办法可以结合使用:①使用激素或免疫抑制剂,如爱若华,从根本上治疗干燥综合征。②使用玻璃酸钠滴眼液一类的润滑性眼药水。③使用中药汤剂,辨证论治,有时效果也不错。

● **辽宁大连医科大学附属第一医院风湿科孙国珍医生**

干燥综合征是一种自身免疫性疾病,治疗效果较差,但疾病发展缓慢,口干、眼干症状无法缓解,需使用人工泪液保持眼部湿润。根据是否伴有全身症状决定是否使用免疫抑制剂。

> 我是一名干燥综合征患者,现在眼睛干得厉害,人工泪液感觉已经没用了,请问还有什么办法吗?

● **广东省人民医院风湿科董光富医生**

不知你的原发病的治疗情况如何,一般在选用适当的针对干燥综合征的治疗方法的基础上,选用合适的人工泪液,可能对改善症状更好些,那么如何选用人工泪液呢?

人工泪液的应用始于 1908 年,是治疗干眼症十分常用的基本方法,也是治疗干眼的一线用药。目前可供我国临床医师选择的人工泪液有 10 余种,包括右旋糖酐 - 70 滴眼液、聚乙烯醇滴眼液等。

人工泪液的种类虽然较多,但每一种人工泪液都有其适应证,在临床选择人工泪液时,应根据干眼的类型、程度及患者对治疗的反应作相应的选择。具体到你应该选用何种,最好咨询你的主治医师,必要时至眼科就诊。

　　一般来说,对于轻症干眼患者,应选择黏稠度较小的人工泪液,此类人工泪液不会引起一过性的视物模糊。对于中、重度干眼患者可以选择黏稠度较大的人工泪液,这样可使人工泪液在眼表面停留的时间延长,减少用药次数。对于眼表面炎性反应较重、泪液动力学异常或脂质层异常患者可选用不含防腐剂的人工泪液,以减小防腐剂对眼表面上皮细胞的影响。还有些人工泪液中的某些特殊成分能促进角膜上皮修复,或可逆转上皮细胞的鳞状化生,在选择时应综合考虑。另外,1 天中用药次数最好不要超过 6 次,过频的滴用眼药会将正常的泪膜完全冲走,从而加快泪液的蒸发。

医生您好,我是干燥综合征患者,最近总是乏力,到医院检查,说我低钾,请问有药物可以治疗吗?

● **湖南中南大学湘雅医院风湿科文斌医生**

　　干燥综合征是免疫紊乱疾病,严重时会出现肾小管酸中毒低钾血症,目前尚无根治方法,主要是替代和对症治疗。纠正低血钾症以静脉补钾为主,平稳后改口服钾盐片,有的患者需终身服用,以防治低血钾的再次发生。

预防保健

....

医生您好！我是一名干燥综合征患者,现在病情稳定,请问
在生活中要注意些什么才不会复发?

● **广东深圳南山区人民医院风湿科黄胜光医生**

　　干燥综合征患者的饮食应偏于甘凉滋润,多吃滋阴、清热、生
津的,如豆豉、丝瓜、芹菜、红梗菜、黄花菜、枸杞头、芹菜、淡菜、甲
鱼等清凉食物。水果,如西瓜、甜橙、鲜梨、鲜藕等也可甘寒生津。
口舌干燥者可以常含话梅、藏青果等,或常饮酸梅汁、柠檬汁等生
津解渴饮料。干燥综合征患者还要注意口腔、眼睛、皮肤、呼吸道
方面的护理。

● **重庆西南医院中医风湿科张绍碧医生**

　　干燥综合征是一种以侵犯唾液和泪腺为主的慢性炎性自身
免疫病,日常生活中应注意以下细节。

　　(1)保持心情愉快,听从医嘱,定期复查。

　　(2)饮食:多吃滋阴、清、热生津的食物,包括丝瓜、芹菜、黄花
菜、藕和山药等,避免吃辛辣、油炸、过咸和过酸的食物。

　　(3)注意口腔卫生:口干、唾液少、龋齿和舌皲裂者要注意口
腔卫生,防止口腔细菌增殖,有龋齿者要及时修补。每天早晚至
少刷牙2次,选用软毛牙刷为宜,饭后漱口。

　　(4)忌烟酒,减少物理因素的刺激,平日用麦冬、沙参和甘草
等中药泡水代茶饮保持口腔湿润。

干燥综合征

妊娠生育

医生您好，我是一名干燥综合征女性患者，请问我患这种病影响生孩子吗？如果生孩子，会遗传给孩子吗？

● **浙江湖州第三人民医院风湿科蒋峰医生**

　　干燥综合征或者红斑狼疮的发病机制不是很清楚，与基因有一定相关性，所以不一定会遗传给孩子，毕竟还有环境等其他因素影响。但有这些疾病家族史的人，下一代患有风湿病的概率相对比普通人群高。

● **北京东直门医院风湿肾内科柳红芳医生**

　　专家建议干燥综合征患者在想生孩子的时候一定要做相关检查，如无病变，一般就可以生育，但此病有一定的遗传性。另有报道抗 SSA 抗体（＋）患者可能会出现新生儿狼疮综合征，或先天性心脏病，但并非绝对。所以患者是否想要生孩子，还是要按照医生的指导来进行。

● **山西大同五院风湿科赵颖医生**

　　干燥综合征有遗传倾向，但患者还是可以怀孕的，要在医生指导下计划生育。

我患有干燥综合征，吃激素 1 年多，症状有所控制，准备怀孕，不知现在可否怀孕。

● **江苏省人民医院风湿科王嫱医生**

干燥综合征患者的妊娠时机有：①病情得到控制，处于稳定状态；②各项免疫指标正常或抗体滴度处于最低水平；③未服用药物或服用药物影响最小；④能做到孕期严密随诊。

> 请问专家,我是女性干燥综合征患者,服用羟氯喹等药物至今,如果我想要宝宝停药后多久可以考虑怀孕？另外,停药期间是否会有不良反应？母亲患干燥综合征,宝宝的健康是否会受到影响？

● **北京人民医院风湿科孙瑛医生**

通常情况下妊娠前 3～6 个月应停用可能致畸的药物,即使是中药也不建议继续服用。

干燥综合征在停药期间可能症状会有所加重,具体要根据你的病情来判断。

目前尚没有相关资料证明母亲患干燥综合征对子女的确切影响。

● **广东深圳市人民医院风湿免疫科孙保东医生**

如果病情许可,最好能停药 3～6 个月再怀孕。国外资料表明,羟氯喹对妊娠无大影响,一些患者甚至整个孕期都服用,生的小孩未见明显异常。中国患者一般在发现怀孕时停药即可。

母亲病情稳定一般不大会影响宝宝;如果病情活动,要注意在妊娠中后期多监测胎儿心跳,因为抗 SSA/SSB 等抗体可能影响胎儿心脏传导,如果发现心跳明显减慢,应该及时找风湿科和产科医生诊治。

病例问答

....

请问医生,我今年 28 岁,自 18 岁起每年反复发作口腔溃疡,平均 1.5～2 个月就会发作 1 次,做过各类检查,都没什么问题,中药、激素类药都吃过,没有明显效果,现在医生怀疑是干燥综合征,让我做唇腺活检,这项检查需要做么? 有没有疗效好的药?

● **山东中医药大学附属医院风湿科孙素平医生**

你除了口腔溃疡以外还有没有其他的症状表现,如口干、咽固体食物需水送下、关节疼痛等。另外需检查 RF、抗 SSA/SSB 抗体、腮腺造影等,可以帮助确定病情。唇腺活检是最准确的检查,如果上述检查能确定病情,也不是必须进行唇腺活检。

我是女性患者,现年 42 岁,1 个月前查出患有干燥综合征,腿疼、食欲缺乏、口腔溃疡、口干舌燥、有烧灼感。请问,干燥综合征患者应该怎么注意饮食,吃什么食物有益?

● **山西医科大学第二医院风湿科王彩虹医生**

日常应注意饮食清淡、易消化、有规律,避免任何辛辣、油腻及刺激性的食物。勤漱口、多喝水、不抽烟、少喝酒以保持口腔清洁卫生,日常可咀嚼口香糖,以刺激唾液腺分泌,湿润口腔。

医生您好,半月前,我感觉身体一直反复发热,在医院住院检查被诊断为干燥综合征,目前尚没有引发其他并发症。经住院治疗1周半,现准备出院。请问出院后应怎样控制,才能预防干燥综合征复发或加重?

● **河北唐山工人医院风湿免疫科佟胜全医生**

出院后请继续维持用药。平时应戴防护镜,避光、避风,保持室内湿润;因唾液分泌减少,要注意保护牙齿,饭后漱口,预防牙周炎,口腔有真菌感染时要及时治疗。

请教医生,我于2010年4月检查出有干燥综合征,红细胞沉降率一直都在40毫米/小时左右,请问我的红细胞沉降率快是不是与我的这个病有关,那应该怎么解决呢?

● **北京大学人民医院风湿科安媛医生**

红细胞沉降率的影响因素很多,如感染、贫血、自身免疫病、肿瘤,甚至部分老年人红细胞沉降率均可以增快。所以您的红细胞沉降率快可能与干燥综合征有关。干燥综合征患者的免疫球蛋白水平高于正常,可以导致红细胞沉降率快,但是否需要治疗不能单纯看红细胞沉降率一个指标,需要评价:①免疫异常的情况和程度;②内脏受累的情况。然后给予个体化的治疗。希望您能够到风湿免疫专科就诊,请医生判断一下有无其他引起红细胞沉降率快的问题,并且制定干燥综合征的治疗方案。

附　录

附录 1 风湿病自查询问表

若您有前 10 项中的 1 项或后 15 项中的 2 项以上,建议到风湿专科进一步诊治。

(1) 是否有过关节的疼痛伴红肿及活动受限。

(2) 是否有过晨起后关节出现僵硬、活动受限。

(3) 是否有过大关节活动时可听见响声。

(4) 是否有过晨起腰背部发僵或下腰痛,活动或热水淋浴后可减轻。

(5) 是否有过手指遇冷变白、变紫、麻木不舒服。

(6) 是否有过四肢肌肉无力而不能上楼梯,下蹲起立困难及不能梳头穿衣。

(7) 是否有过牙齿发黑、成粉末状或小片状的破碎。

(8) 是否有过不明原因的鼻子塌陷。

(9) 是否有过双下肢皮肤的红斑伴疼痛性的小结节。

(10) 老年人是否有过不明原因的颈部、肩部及骨盆处的肌肉疼痛。

(11) 是否有过口腔溃疡伴疼痛超过 2 周。

(12) 是否有过会阴部的溃疡伴疼痛。

(13) 是否有过不明原因的腿部溃疡。

(14) 是否有过脸上皮疹超过 1 个月。

(15) 是否有过晒太阳后皮肤过敏。

(16) 是否有过血常规检查发现不明原因的白细胞减少、贫血、血小板减少。

（17）是否有过尿常规检查发现不明原因的尿蛋白、尿血。

（18）是否有过红细胞沉降率不明原因的加快。

（19）是否有过眼睛干涩和持续沙子进眼的感觉。

（20）是否有过口干而频频的少量喝水。

（21）是否有过不明原因的四肢麻木和疼痛。

（22）是否有过双侧臀部同时或交替性的钝痛。

（23）是否有过不明原因的反复自发性流产。

（24）是否有过短时间内出现2个或2个以上部位血管栓塞。

（25）老年人是否有过双侧太阳穴附近持续性的头痛。

附录 2　常用改善病情抗风湿药物

常用改善病情抗风湿药物如表 1 所示。

表 1　常用改善病情抗风湿药物

通用名称	成　分	使用剂量
金诺芬	金诺芬	6～9 毫克/日
羟氯喹	羟氯喹	400 毫克/日
柳氮磺吡啶	柳氮磺胺吡啶	1～3 克/日
青霉胺	青霉胺	250～750 毫克/日，不超过 1 000 毫克/日
来氟米特（爱若华）	来氟米特	类风湿关节炎、强直性脊柱炎、白塞病、银屑病关节炎治疗剂量：10～20 毫克/日
		系统性红斑狼疮（狼疮肾炎）、血管炎治疗剂量：20～30 毫克/日（不超过 40 毫克/日）
雷公藤总苷	雷公藤	60 毫克/日
甲氨蝶呤	甲氨蝶呤	每周 7.5～20 毫克
环磷酰胺	环磷酰胺	每日 1～2 毫克/千克体重
硫唑嘌呤	硫唑嘌呤	50～150 毫克/日
环孢素	环孢霉素	每日 2～3 毫克/千克体重
吗替麦考酚酯	霉酚酸酯	1～2 克/日
沙利度胺（爱然）	沙利度胺	100 毫克/日（不超过 200 毫克/日）

常用非甾体抗炎药物如表 2 所示。

表 2　常用非甾体抗炎药物

通用名称	成 分	规 格	每日剂量
阿司匹林	乙酸水杨酸	25 毫克/片，300 毫克/片	解热镇痛：1～2 克　抗风湿：3～6 克
布洛芬	异丁苯丙酸	200 毫克/片	不超过 2.4 克
双氯芬酸钾	双氯芬酸钾	25 毫克/片	50～150 毫克，不超过 200 毫克
双氯芬酸钠	双氯芬酸钠	25 毫克/片	75～150 毫克
尼美舒利	尼美舒利	100 毫克/片	50～150 毫克
萘丁美酮	萘丁美酮	500 毫克/片	不超过 2 克
美洛昔康	美洛昔康	7.5 毫克/片	15 毫克
吲哚美辛	吲哚美辛	25 毫克/粒	口服最大量：150 毫克
		100 毫克/粒（栓剂）	栓剂：1/3 置肛内
洛索洛芬	洛索洛芬	60 毫克/粒	60 毫克
塞来昔布	塞来昔布	200 毫克/粒	200～400 毫克
秋水仙碱	秋水仙碱	0.5 毫克/片	每次 0.5 毫克，1～2 小时 1 次，每天不超过 4 毫克

附录4　常用糖皮质激素类药物

常用糖皮质激素类药物如表 3 所示。

表 3　常用糖皮质激素类药物

类别	药物	对糖皮质激素受体的亲和力	水、盐代谢（比值）	糖代谢（比值）	抗炎作用（比值）	等效剂量（毫克）	血浆半衰期（分钟）
短效	氢化可的松	1	1	1	1	20	90
	可的松	0.01	0.8	0.8	0.8	25	90
中效	泼尼松	0.05	0.6	3.5	3.5	5	＞200
	泼尼松龙	2.2	0.6	4	4	5	＞200
	甲泼尼龙	11.9	0.5	5	5	4	＞200
	曲安西龙	1.9	0	5	5	4	＞200
长效	地塞米松	7.1	0	30	30	0.75	＞300
	倍他米松	5.4	0	30～35	25～35	0.6	＞300

附录 5　高嘌呤含量食物

高嘌呤含量食物如表 4 所示。

表 4　高嘌呤含量食物

嘌呤含量	食　物
高嘌呤（每 100 克食物含嘌呤 150～1 000毫克）	（1）动物内脏(肝、肠、肾、脑) （2）海鲜(鲍鱼、蟹、三文鱼、鲤鱼、鲈鱼、鳟鱼、沙丁鱼、凤尾鱼、带鱼、鳕鱼、鳝鱼、鲢鱼、梭鱼、鳗鱼、鱼卵)；虾类(草虾、金勾虾、小虾、虾米)；海参 （3）贝壳类(蛤蜊、牡蛎、蚝、淡菜、干贝) （4）酵母、鸡汤、肉汤、肉馅、火锅汤、鹅、斑鸡、石鸡 （5）豆苗、黄豆芽、菜花、紫菜、香菇
中嘌呤(每 100 克食物含嘌呤 50～150毫克)	（1）肉类：火腿、羊肉、熏肉、猪肉、牛肉、兔肉、鹿肉、鸭、鸽子、鹌鹑、野鸡、火鸡；鲥鱼、金枪鱼、白鱼、龙虾 （2）粮食：粗粮、燕麦、全麦面包 （3）蔬菜：芦笋、四季豆、青豆、豌豆、菜豆、菠菜、蘑菇 （4）豆类、豆腐类：黑豆、绿豆、红豆、花豆、豌豆、菜豆、豆干、豆腐、豆奶、豆浆 （5）其他：金针菇、银耳、花生、腰果、莲子、杏仁、芝麻等
低嘌呤（每 100 克食物含嘌呤量小于 50 毫克）	（1）粮食：大米、小麦、小米、荞麦、玉米面、精白粉、富强粉、通心粉、面条、面包、馒头、苏打饼干、黄油点心、高粱等 （2）蔬菜：白菜、卷心菜、芹菜、甘蓝菜、泡菜、咸菜、番茄、韭菜、青椒、黄瓜、茄子、南瓜、西葫芦、萝卜、土豆、山芋、甘薯、荸荠等 （3）水果：各种水果、干果、果酱、花生酱等 （4）饮料：汽水、茶、果汁、咖啡、可可、巧克力、蜂蜜等 （5）蛋奶类：鸡蛋、鲜奶、酸奶、奶酪等

致　谢

....

诚挚感谢以下风湿科专家参与本书编写（按地区、医院名称、科室名称、医生姓名拼音排序），欢迎广大病友通过网络前往医生博客，在线咨询疾病知识。

地区	医院	科室	医生	医生博客
安徽	安徽省立医院	风湿科	钱　龙	www.91sqs.com/11480
安徽	安徽医科大学第一附属医院	风湿科	刘　爽	www.91sqs.com/345
安徽	安徽医科大学第一附属医院	风湿科	王　芬	www.91sqs.com/380
安徽	安徽医科大学第一附属医院	风湿科	徐建华	www.91sqs.com/283
安徽	安徽医科大学第一附属医院	风湿科	徐胜前	www.91sqs.com/351
安徽	阜阳市第二人民医院	风湿科	李龙海	www.91sqs.com/4596
安徽	淮南市第一人民医院	风湿科	陆方林	www.91sqs.com/533
安徽	黄山市人民医院	血液风湿科	章赛芜	www.91sqs.com/836
安徽	马鞍山人民医院	风湿科	焦宝珠	www.91sqs.com/11816
安徽	马鞍山市中心医院	风湿科	姜粉龙	www.91sqs.com/583
安徽	马鞍山市中心医院	肾内科	黄扬扬	www.91sqs.com/692
安徽	铜陵市人民医院	风湿科	张大昌	www.91sqs.com/451
安徽	皖南医学院弋矶山医院	风湿科	徐　亮	www.91sqs.com/352
安徽	宣城市人民医院	肾内科	汪　炜	www.91sqs.com/15708
北京	北京大学第三医院	风湿科	刘湘源	www.91sqs.com/474
北京	北京大学第一医院	肾内科	于　峰	www.91sqs.com/3291

地区	医院	科室	医生	医生博客
北京	北京大学人民医院	风湿科	安 媛	www.91sqs.com/6491
北京	北京大学人民医院	风湿科	陈 适	www.91sqs.com/476
北京	北京大学人民医院	风湿科	何 菁	www.91sqs.com/6490
北京	北京大学人民医院	风湿科	穆 荣	www.91sqs.com/9939
北京	北京大学人民医院	风湿科	任丽敏	www.91sqs.com/10031
北京	北京大学人民医院	风湿科	孙 瑛	www.91sqs.com/5945
北京	北京大学人民医院	风湿科	叶 华	www.91sqs.com/13858
北京	北京军区总院	风湿科	李艳新	www.91sqs.com/471
北京	北京军区总院	风湿科	刘 坚	www.91sqs.com/1060
北京	朝阳医院	风湿科	路跃武	www.91sqs.com/4029
北京	朝阳医院	肾内科	彭立人	www.91sqs.com/731
北京	朝阳医院	肾内科	秦晓新	www.91sqs.com/1348
北京	东直门医院	风湿肾内科	柳红芳	www.91sqs.com/6325
北京	东直门医院	风湿肾内科	赵进喜	www.91sqs.com/6600
北京	广安门中医院	风湿科	曹 炜	www.91sqs.com/1141
北京	广安门中医院	风湿科	冯兴华	www.91sqs.com/1139
北京	积水潭医院	风湿科	黄彦弘	www.91sqs.com/191
北京	积水潭医院	风湿科	宋 慧	www.91sqs.com/3631
北京	解放军总医院	风湿科	邓小虎	www.91sqs.com/855
北京	解放军总医院	风湿科	冯莉霞	www.91sqs.com/1797
北京	解放军总医院	风湿科	梁东风	www.91sqs.com/150
北京	解放军总医院	风湿科	王炎焱	www.91sqs.com/854
北京	解放军总医院	风湿科	张 红	www.91sqs.com/1245
北京	解放军总医院	风湿科	赵 伟	www.91sqs.com/36
北京	良乡医院	风湿科	刘爱武	www.91sqs.com/2405
北京	良乡医院	中医科	李宏艳	www.91sqs.com/928
北京	世纪坛医院	风湿科	王秀娟	www.91sqs.com/477
北京	世纪坛医院	风湿科	赵绵松	www.91sqs.com/3286
北京	首钢医院	风湿科	韩淑玲	www.91sqs.com/1461
北京	首钢医院	风湿科	金京玉	www.91sqs.com/672
北京	顺义区医院	风湿肾内科	刘晓敏	www.91sqs.com/1042
北京	顺义区医院	风湿肾内科	赵学刚	www.91sqs.com/6696
北京	同仁医院	风湿科	邓移风	www.91sqs.com/9598
北京	同仁医院	风湿科	王振刚	www.91sqs.com/89

地区	医院	科室	医生	医生博客
北京	西苑医院	风湿科	马 芳	www.91sqs.com/4383
北京	西苑医院	风湿科	潘 峥	www.91sqs.com/4351
北京	西苑医院	风湿科	唐今扬	www.91sqs.com/554
北京	西苑医院	风湿科	张 昱	www.91sqs.com/4356
北京	西苑医院	风湿科	周彩云	www.91sqs.com/918
北京	西苑医院	肾内科	王洪霞	www.91sqs.com/4360
北京	协和医院	风湿科	蒋 颖	www.91sqs.com/871
北京	协和医院	风湿科	徐 东	www.91sqs.com/914
北京	协和医院	风湿科	郑文洁	www.91sqs.com/3642
北京	友谊医院	风湿科	陈乐天	www.91sqs.com/632
北京	友谊医院	风湿科	段 婷	www.91sqs.com/919
北京	友谊医院	风湿科	袁秀亭	www.91sqs.com/92
北京	中日友好医院	风湿科	金笛儿	www.91sqs.com/11801
北京	中日友好医院	风湿科	林 冰	www.91sqs.com/8979
北京	中日友好医院	风湿科	马 丽	www.91sqs.com/986
北京	中日友好医院	风湿科	马 骁	www.91sqs.com/3634
北京	中日友好医院	风湿科	王丽英	www.91sqs.com/743
北京	中日友好医院	风湿科	张英泽	www.91sqs.com/11160
北京	中日友好医院	风湿科	章 璐	www.91sqs.com/13874
北京	中日友好医院	风湿科	周惠琼	www.91sqs.com/437
北京	中日友好医院	风湿科	祖 宁	www.91sqs.com/10912
福建	福建医科大学附属第一医院	风湿科	芮红兵	www.91sqs.com/342
福建	福建医科大学附属第一医院	风湿科	郑 玲	www.91sqs.com/1523
福建	福州总医院	风湿内分泌科	张胜利	www.91sqs.com/1234
甘肃	甘肃省人民医院	肾病科	马志刚	www.91sqs.com/8839
甘肃	兰州大学第二医院	风湿科	王丽萍	www.91sqs.com/4920
甘肃	兰州大学第二医院	风湿科	魏希翠	www.91sqs.com/5643
甘肃	兰州大学第一医院	风湿科	陈燕飞	www.91sqs.com/5620
广东	东莞市人民医院	风湿科	吴恒莲	www.91sqs.com/8144
广东	广东省人民医院	风湿科	董光富	www.91sqs.com/3368
广东	广东省人民医院	风湿科	李 玲	www.91sqs.com/3536
广东	广东省人民医院	风湿科	罗日强	www.91sqs.com/2569

地区	医院	科室	医生	医生博客
广东	广东省人民医院	风湿科	石韫珍	www.91sqs.com/1889
广东	广东省人民医院	风湿科	张 晓	www.91sqs.com/113
广东	广州军区广州总医院	中医风湿科	陈志煌	www.91sqs.com/1590
广东	广州军区广州总医院	中医风湿科	刘正民	www.91sqs.com/2788
广东	广州南方医院	中医风湿科	李 娟	www.91sqs.com/880
广东	广州市第一人民医院	风湿科	蔡小燕	www.91sqs.com/4402
广东	广州医学院第二附属医院	风湿科	黄文辉	www.91sqs.com/879
广东	广州医学院荔湾医院	风湿科	吴炜戎	www.91sqs.com/1730
广东	花都人民医院	风湿科	梁 晶	www.91sqs.com/13353
广东	韶关粤北医院	风湿科	王 海	www.91sqs.com/591
广东	深圳南山区人民医院	风湿科	黄胜光	www.91sqs.com/110
广东	深圳市罗湖区人民医院	风湿科	丁 怡	www.91sqs.com/18545
广东	深圳市人民医院	风湿免疫科	孙保东	www.91sqs.com/2617
广东	深圳市中医院	风湿科	张剑勇	www.91sqs.com/885
广东	中山大学附属第一医院	风湿科	梁柳琴	www.91sqs.com/1078
广东	中山大学附属第一医院	风湿科	杨岫岩	www.91sqs.com/120
广东	中山大学附属第一医院	风湿科	叶玉津	www.91sqs.com/1080
广东	中山大学附属第一医院	风湿科	詹钟平	www.91sqs.com/1082
广东	中山大学附属第五医院	血液风湿科	徐景勃	www.91sqs.com/18382
广东	中山市博爱医院	内科	鞠文东	www.91sqs.com/9754
广西	广西中医学院瑞康医院	肾内科	庞学丰	www.91sqs.com/741
广西	广西壮族自治区人民医院	风湿科	朱 霞	www.91sqs.com/3534
河北	保定一中心医院	风湿免疫科	路克文	www.91sqs.com/1104
河北	沧州人民医院	肾内科	杜书同	www.91sqs.com/789
河北	沧州中西医结合医院	风湿科	姜淑华	www.91sqs.com/1634

地区	医院	科室	医生	医生博客
河北	邯郸中心医院	风湿科	刘　曦	www.91sqs.com/11629
河北	河北白求恩国际和平医院	风湿科	惠乃玲	www.91sqs.com/1261
河北	河北白求恩国际和平医院	风湿科	李振彬	www.91sqs.com/389
河北	河北省人民医院	风湿科	陶杰梅	www.91sqs.com/382
河北	河北省人民医院	风湿科	张凤肖	www.91sqs.com/4947
河北	河北省三院	风湿科	顾　光	www.91sqs.com/904
河北	河北省三院	肾内科	林海英	www.91sqs.com/829
河北	衡水市国际和平医院	风湿免疫科	刘　丽	www.91sqs.com/4552
河北	华北煤炭医学院附属医院	风湿科	王志文	www.91sqs.com/4610
河北	华北煤炭医学院附属医院	肾内科	史国辉	www.91sqs.com/799
河北	开滦集团有限责任公司医院	风湿科	韩依轩	www.91sqs.com/15380
河北	秦皇岛海港医院	风湿科	吕　鸿	www.91sqs.com/3824
河北	唐山市工人医院	风湿免疫科	李春芬	www.91sqs.com/1013
河北	唐山市工人医院	风湿免疫科	饶　丽	www.91sqs.com/1011
河北	唐山市工人医院	风湿免疫科	佟胜全	www.91sqs.com/641
河北	唐山市工人医院	风湿免疫科	周玉秀	www.91sqs.com/3831
河北	唐山市铁路中心医院	内科	申　岩	www.91sqs.com/3825
河北	唐山市中医院	风湿科	张英来	www.91sqs.com/6082
河南	安钢职工医院	风湿免疫科	高素琴	www.91sqs.com/4827
河南	安阳市人民医院	风湿免疫科	赵保明	www.91sqs.com/3398
河南	安阳中医院	风湿免疫科	路建军	www.91sqs.com/5156
河南	河南大学淮河医院	中西医结合风湿科	张建军	www.91sqs.com/662
河南	河南科技大学第二附属医院	风湿免疫科	邓　昊	www.91sqs.com/833
河南	河南科技大学第一附属医院	风湿科	付建斌	www.91sqs.com/1099
河南	河南洛阳东方医院	风湿科	何　慧	www.91sqs.com/1100
河南	河南省人民医院	肾病风湿科	楚天舒	www.91sqs.com/3384

地区	医院	科室	医生	医生博客
河南	河南省中医院	骨内科	孟庆良	www.91sqs.com/556
河南	河南中医学院第一附属医院	风湿科	王济华	www.91sqs.com/3369
河南	河南中医学院第一附属医院	肾病科	张翥	www.91sqs.com/8658
河南	开封155中心医院	血液风湿科	唐家宏	www.91sqs.com/3366
河南	南阳市中心医院	肾病风湿科	任东升	www.91sqs.com/404
河南	南阳市中心医院	肾病风湿科	陶雅非	www.91sqs.com/1311
河南	濮阳油田总医院	血液风湿科	郭学军	www.91sqs.com/1096
河南	商丘市第一人民医院	肾病风湿科	龚家川	www.91sqs.com/3329
河南	商丘市第一人民医院	肾病风湿科	郭秀霞	www.91sqs.com/3328
河南	商丘市第一人民医院	肾病风湿科	魏新平	www.91sqs.com/3327
河南	新乡医学院第一附属医院	肾病风湿科	郭明好	www.91sqs.com/363
河南	新乡医学院第一附属医院	肾病风湿科	刘云	www.91sqs.com/1906
河南	郑州大学第一附属医院	风湿科	李红	www.91sqs.com/3375
河南	郑州大学第五附属医院	肾病风湿科	王燕	www.91sqs.com/1510
河南	郑州市第五人民医院	风湿免疫科	史丽璞	www.91sqs.com/834
河南	驻马店中心医院	肾内科	丁国印	www.91sqs.com/959
黑龙江	大庆油田总医院	风湿科	陈坊	www.91sqs.com/1221
黑龙江	哈尔滨医科大学附属第二医院	风湿科	李洋	www.91sqs.com/2132
黑龙江	哈尔滨医科大学附属第一医院	风湿科	梅轶芳	www.91sqs.com/375
黑龙江	哈尔滨医科大学附属第一医院	风湿科	赵彦萍	www.91sqs.com/1508
湖北	湖北省中医附院	风湿科	杨德才	www.91sqs.com/141
湖北	荆州市中心医院	风湿科	董莉	www.91sqs.com/515
湖北	十堰人民医院	风湿科	熊焰	www.91sqs.com/174
湖北	武汉大学人民医院	风湿科	褚爱春	www.91sqs.com/198
湖北	武汉大学人民医院	肾内科	胡海云	www.91sqs.com/1526

地区	医院	科室	医生	医生博客
湖北	武汉市第二医院	风湿科	周文煜	www.91sqs.com/14847
湖北	武汉市第一医院	风湿科	潘 静	www.91sqs.com/208
湖北	武汉市中医院	风湿科	李建武	www.91sqs.com/511
湖北	武汉同济医院	风湿科	雷小妹	www.91sqs.com/923
湖北	武汉同济医院	风湿科	张胜桃	www.91sqs.com/491
湖北	武汉同济医院	风湿免疫科	何培根	www.91sqs.com/357
湖北	武汉同济医院	肾病科	曾红兵	www.91sqs.com/1578
湖北	武汉同济医院	肾病科	姚 颖	www.91sqs.com/1580
湖北	武汉同济医院	中医科	胡永红	www.91sqs.com/492
湖北	武汉协和医院	风湿科	杜 戎	www.91sqs.com/500
湖北	武汉协和医院	风湿科	吴清敏	www.91sqs.com/10048
湖北	襄樊中心医院	风湿科	童允洁	www.91sqs.com/207
湖北	宜昌中心医院	风湿科	崔向军	www.91sqs.com/3422
湖北	中南医院	风湿科	陈晓奇	www.91sqs.com/7273
湖南	长沙市三医院	风湿科	胡筱薇	www.91sqs.com/920
湖南	湖南省人民医院	风湿科	饶 慧	www.91sqs.com/4372
湖南	南华大学附属第一医院	风湿科	黄丽芳	www.91sqs.com/19940
湖南	南华大学附属第一医院	风湿科	李君君	www.91sqs.com/3679
湖南	南华大学附属第一医院	风湿科	颜家运	www.91sqs.com/3676
湖南	南华大学附属第一医院	肾病科	欧继红	www.91sqs.com/5661
湖南	邵阳市第一人民医院	风湿科	王华杰	www.91sqs.com/4925
湖南	湘东医院	风湿科	吴柏杨	www.91sqs.com/19574
湖南	湘潭市中心医院	肾病风湿科	成建钊	www.91sqs.com/1047
湖南	湘乡市人民医院	风湿科	潘建华	www.91sqs.com/3750
湖南	岳阳市二医院	肾病科	蔡先娇	www.91sqs.com/16463
湖南	中南大学湘雅二医院	风湿科	陈进伟	www.91sqs.com/4510
湖南	中南大学湘雅二医院	风湿科	李 芬	www.91sqs.com/1252
湖南	中南大学湘雅二医院	风湿科	田 静	www.91sqs.com/3853
湖南	中南大学湘雅二医院	风湿科	谢 希	www.91sqs.com/11962
湖南	中南大学湘雅医院	风湿科	罗 卉	www.91sqs.com/1725

地区	医院	科室	医生	医生博客
湖南	中南大学湘雅医院	风湿科	文 斌	www.91sqs.com/3143
湖南	中南大学湘雅医院	风湿科	谢艳莉	www.91sqs.com/3641
湖南	中南大学湘雅医院	肾内科	杨敬华	www.91sqs.com/3645
湖南	中南大学湘雅医院	中西结合科	梁清华	www.91sqs.com/4621
吉林	长春中医药大学附属医院	风湿科	荣大奇	www.91sqs.com/1156
吉林	吉林大学第二临床医院	肾内科	卢雪红	www.91sqs.com/15142
吉林	吉林大学中日联谊医院	肾内科	刘 锋	www.91sqs.com/1002
吉林	吉林大学中日联谊医院	肾内科	周广宇	www.91sqs.com/815
江苏	常熟第一人民医院	风湿科	曹向东	www.91sqs.com/625
江苏	常州第二人民医院	风湿科	高 泉	www.91sqs.com/202
江苏	常州第二人民医院	风湿科	孙国民	www.91sqs.com/249
江苏	常州第一人民医院	风湿科	陆亚华	www.91sqs.com/200
江苏	常州市中医院	风湿科	周正球	www.91sqs.com/199
江苏	鼓楼医院	风湿科	刘布俊	www.91sqs.com/3253
江苏	鼓楼医院	风湿科	王 红	www.91sqs.com/178
江苏	江苏大学附属江滨医院	风湿科	戴 靖	www.91sqs.com/1489
江苏	江苏省人民医院	风湿科	梅焕平	www.91sqs.com/213
江苏	江苏省人民医院	风湿科	王 嬗	www.91sqs.com/4993
江苏	江苏省人民医院	风湿科	张缪佳	www.91sqs.com/87
江苏	江苏省人民医院	肾内科	邢昌赢	www.91sqs.com/91
江苏	江苏省中西医结合医院	风湿科	耿 洁	www.91sqs.com/13342
江苏	江苏省中西医结合医院	风湿科	张 芳	www.91sqs.com/256
江苏	江苏省中医院	风湿科	郭 峰	www.91sqs.com/3134
江苏	江阴人民医院	风湿科	高克明	www.91sqs.com/261
江苏	江阴中医院	风湿科	薛益兴	www.91sqs.com/3657
江苏	南京军区总院	中医科	陈林囡	www.91sqs.com/1420
江苏	南京市第一医院	血液免疫科	沈敏宁	www.91sqs.com/1422

地区	医院	科室	医生	医生博客
江苏	南京市第一医院	血液免疫科	徐燕丽	www.91sqs.com/1423
江苏	南京市儿童医院	免疫科	钱小青	www.91sqs.com/12046
江苏	南京市中医院	风湿科	徐 蕾	www.91sqs.com/3315
江苏	苏北人民医院	风湿科	魏 华	www.91sqs.com/186
江苏	苏州大学附属二院	肾内科	石永兵	www.91sqs.com/177
江苏	苏州大学附属一院	风湿科	陈志伟	www.91sqs.com/145
江苏	苏州大学附属一院	风湿科	顾美华	www.91sqs.com/126
江苏	苏州市九龙医院	风湿科	谭魁麟	www.91sqs.com/565
江苏	无锡市中医院	风湿科	陶 娟	www.91sqs.com/1632
江苏	吴江第一人民医院	风湿科	温志惠	www.91sqs.com/859
江苏	武进人民医院	血液风湿科	任 敏	www.91sqs.com/376
江苏	盐城市第三人民医院	内分泌科	丁福万	www.91sqs.com/4120
江苏	盐城市第三人民医院	中医科	肖立成	www.91sqs.com/3778
江苏	镇江市第一人民医院	肾内科	项呈喜	www.91sqs.com/1219
辽宁	鞍山汤岗子疗养院	风湿科	魏瑞华	www.91sqs.com/1157
辽宁	鞍山中心医院	风湿免疫科	伊 晶	www.91sqs.com/1168
辽宁	大连大学附属中山医院	肾内科	钟 麟	www.91sqs.com/665
辽宁	大连第二人民医院	血液科	王燕真	www.91sqs.com/3667
辽宁	大连市中心医院	肾内科	常 明	www.91sqs.com/1813
辽宁	大连市中心医院	血液风湿科	韩树洲	www.91sqs.com/712
辽宁	大连市中心医院	血液风湿科	练诗梅	www.91sqs.com/11453
辽宁	大连医科大学附属第二医院	风湿科	刘海燕	www.91sqs.com/713
辽宁	大连医科大学附属第二医院	风湿科	张晓萍	www.91sqs.com/1239
辽宁	大连医科大学附属第二医院	风湿科	张 彦	www.91sqs.com/725
辽宁	大连医科大学附属第一医院	风湿科	彭洪菊	www.91sqs.com/726
辽宁	大连医科大学附属第一医院	风湿科	孙国珍	www.91sqs.com/621
辽宁	大连医科大学附属第一医院	肾内科	王可平	www.91sqs.com/607

地区	医院	科室	医生	医生博客
辽宁	大连医科大学附属第一医院	肾内科	谢 华	www.91sqs.com/436
辽宁	丹东第一医院	血液风湿科	顾红玉	www.91sqs.com/2349
辽宁	辽宁省人民医院	风湿科	于学满	www.91sqs.com/23870
辽宁	辽宁中医药大学附属第一医院	风湿科	陈 颖	www.91sqs.com/1162
辽宁	辽宁中医药大学附属第一医院	风湿科	高明利	www.91sqs.com/509
辽宁	辽宁中医药大学附属第一医院	风湿科	刘智慧	www.91sqs.com/3675
辽宁	辽宁中医药大学附属第一医院	风湿科	莫成荣	www.91sqs.com/496
辽宁	辽宁中医药大学附属第一医院	风湿科	薛书燕	www.91sqs.com/1161
辽宁	沈阳维康医院	肾内科	杨广珍	www.91sqs.com/3680
辽宁	中国医科大学附属第一医院	风湿科	李舒帆	www.91sqs.com/3736
辽宁	中国医科大学附属第一医院	风湿科	鲁 静	www.91sqs.com/1709
辽宁	中国医科大学附属第一医院	风湿科	肖卫国	www.91sqs.com/129
辽宁	中国医科大学附属第一医院	肾内科	李艳秋	www.91sqs.com/1707
辽宁	中国医科大学附属第一医院	肾内科	李子龙	www.91sqs.com/1705
辽宁	中国医科大学附属第一医院	肾内科	栗霄立	www.91sqs.com/1706
辽宁	中国医科大学附属第一医院	肾内科	姚 丽	www.91sqs.com/1637
辽宁	中国医科大学附属盛京医院	风湿科	郭 韵	www.91sqs.com/614
辽宁	中国医科大学附属盛京医院	风湿科	刘冬梅	www.91sqs.com/10990
辽宁	中国医科大学附属盛京医院	风湿科	王晓非	www.91sqs.com/4289

地区	医院	科室	医生	医生博客
辽宁	中国医科大学附属盛京医院	风湿科	张　宁	www.91sqs.com/2391
辽宁	中国医科大学附属盛京医院	风湿科	张晓莉	www.91sqs.com/3734
内蒙古	包头医学院第一附属医院	风湿科	王永福	www.91sqs.com/192
内蒙古	包头医学院第一附属医院	肾病科	王彩丽	www.91sqs.com/329
内蒙古	包头中心医院	肾病风湿科	孙秀丽	www.91sqs.com/3531
内蒙古	内蒙古医学院第一附属医院	风湿科	白丽杰	www.91sqs.com/586
内蒙古	内蒙古医学院第一附属医院	风湿科	李鸿斌	www.91sqs.com/1321
内蒙古	内蒙古医学院第一附属医院	风湿科	肖　镇	www.91sqs.com/3408
内蒙古	内蒙古医学院第一附属医院	肾内科	赵建荣	www.91sqs.com/3333
内蒙古	内蒙古医学院第一附属医院	肾内科	智淑清	www.91sqs.com/1216
内蒙古	内蒙古自治区医院	肾内风湿科	林　琳	www.91sqs.com/4421
内蒙古	乌兰浩特兴安盟人民医院	肾内风湿科	辛克弘	www.91sqs.com/7640
山东	滨州市人民医院	风湿免疫科	邹　霓	www.91sqs.com/841
山东	德州市人民医院	风湿科	刘卫中	www.91sqs.com/1056
山东	聊城市第二人民医院	风湿科	陈美璞	www.91sqs.com/5727
山东	聊城市人民医院	风湿科	石颜军	www.91sqs.com/5441
山东	临沂市人民医院	肾内科	李延国	www.91sqs.com/972
山东	临沂市人民医院	肾内科	水文珠	www.91sqs.com/3479
山东	临沂市人民医院	肾内科	杨秀芹	www.91sqs.com/973
山东	青岛大学医学院附属医院	肾内科	刘丽秋	www.91sqs.com/820
山东	青岛市立医院	风湿科	苏厚恒	www.91sqs.com/4708
山东	日照莒县人民医院	肾内科	汪玉琴	www.91sqs.com/3358
山东	荣城市人民医院	风湿科	邢晓燕	www.91sqs.com/12205

地区	医院	科室	医生	医生博客
山东	山东大学齐鲁医院	肾内科	杨向东	www.91sqs.com/67
山东	山东中医药大学附属医院	风湿科	杜秀兰	www.91sqs.com/1559
山东	山东中医药大学附属医院	风湿科	付新利	www.91sqs.com/1193
山东	山东中医药大学附属医院	风湿科	李大可	www.91sqs.com/1191
山东	山东中医药大学附属医院	风湿科	刘　英	www.91sqs.com/1192
山东	山东中医药大学附属医院	风湿科	孙素平	www.91sqs.com/1294
山东	山东中医药大学附属医院	风湿科	周翠英	www.91sqs.com/1560
山东	山东中医药大学附属医院	风湿科	周海蓉	www.91sqs.com/1981
山东	胜利油田中心医院	风湿科	张　旗	www.91sqs.com/574
山东	泰安中心医院	风湿科	陈东育	www.91sqs.com/3501
山东	泰安中心医院	风湿科	李　芳	www.91sqs.com/1283
山东	泰安中心医院	风湿科	甄广宁	www.91sqs.com/5210
山东	泰安中心医院	肾内科	卢连元	www.91sqs.com/5220
山东	泰山医学院附属医院	风湿科	翟乾勋	www.91sqs.com/6266
山东	滕州市中心医院	风湿科	刘永杰	www.91sqs.com/1189
山东	潍坊市人民医院	风湿科	朱　芸	www.91sqs.com/206
山东	潍坊市人民医院	肾内科	韩学忠	www.91sqs.com/3101
山东	潍坊市人民医院	肾内科	王建英	www.91sqs.com/3714
山东	潍坊市人民医院	肾内科	赵　军	www.91sqs.com/3097
山东	潍坊医学院附属医院	风湿科	孙希志	www.91sqs.com/3896
山东	潍坊益都中心医院	风湿科	王小磊	www.91sqs.com/1126
山东	潍坊中医院	风湿科	尹国富	www.91sqs.com/572
山东	烟台山医院	风湿科	尉世同	www.91sqs.com/907
山东	烟台毓璜顶医院	风湿科	袁威玲	www.91sqs.com/1679
山东	烟台毓璜顶医院	肾内科	张　青	www.91sqs.com/908
山东	枣庄市立医院	肾内科	王继军	www.91sqs.com/1607
山东	枣庄市中医院	风湿科	申　康	www.91sqs.com/1495

地区	医院	科室	医生	医生博客
山东	职业卫生与职业病防治研究院	风湿科	张云忠	www.91sqs.com/68
山西	长治医学院附属和平医院	风湿科	公惠萍	www.91sqs.com/8652
山西	大同市第五人民医院	风湿科	赵 颖	www.91sqs.com/5002
山西	晋城市人民医院	风湿科	霍毓萍	www.91sqs.com/4020
山西	晋城市人民医院	肾内科	张德英	www.91sqs.com/4994
山西	晋中市第一人民医院	风湿科	李静玲	www.91sqs.com/3932
山西	吕梁市人民医院	风湿科	王丽华	www.91sqs.com/19949
山西	山西大医院	风湿科	冯 玫	www.91sqs.com/3237
山西	山西大医院	风湿科	于为民	www.91sqs.com/3741
山西	山西大医院	风湿科	张莉芸	www.91sqs.com/358
山西	山西省人民医院	血液科	张乃红	www.91sqs.com/3252
山西	山西医科大学第二医院	风湿科	高惠英	www.91sqs.com/3296
山西	山西医科大学第二医院	风湿科	李军霞	www.91sqs.com/379
山西	山西医科大学第二医院	风湿科	王彩虹	www.91sqs.com/425
山西	山西医科大学第二医院	风湿科	王来远	www.91sqs.com/3681
山西	山西医科大学第二医院	风湿科	温鸿雁	www.91sqs.com/3294
山西	山西医科大学第二医院	风湿科	张 琳	www.91sqs.com/4997
山西	山西医科大学第二医院	肾内科	刘新艳	www.91sqs.com/3529
山西	山西医科大学第二医院	肾内科	乔 晞	www.91sqs.com/3869
山西	山西医科大学第二医院	肾内科	王利华	www.91sqs.com/817
山西	山西医科大学第一医院	风湿科	刘秀梅	www.91sqs.com/166
山西	省中医研究院	肾内科	刘光珍	www.91sqs.com/766

地区	医院	科室	医生	医生博客
山西	太原钢铁医院	风湿科	孟祥云	www.91sqs.com/4774
山西	太原钢铁医院	风湿科	王燕临	www.91sqs.com/4775
山西	太原市第二人民医院	风湿科	申 明	www.91sqs.com/3659
山西	武警总队医院	风湿科	王 岚	www.91sqs.com/356
山西	阳泉煤业集团总医院	肾内科	陆宪英	www.91sqs.com/4995
山西	阳泉市人民医院	风湿科	王 雁	www.91sqs.com/12662
山西	运城市中心医院	风湿科	杜正福	www.91sqs.com/1062
陕西	长安医院	肾病科	刘水琴	www.91sqs.com/19899
陕西	宝鸡解放军第三医院	肾病科	宋海波	www.91sqs.com/1614
陕西	宝鸡中心医院	血液风湿科	姚亚洲	www.91sqs.com/1119
陕西	西安交通大学医学院第二附属医院	肾内科	姚纲练	www.91sqs.com/4642
陕西	西安交通大学医学院第二附属医院	肾内科	朱 丹	www.91sqs.com/6072
陕西	西安交通大学医学院第一附属医院	风湿科	崔 巍	www.91sqs.com/3387
陕西	西安交通大学医学院第一附属医院	风湿科	郭 辉	www.91sqs.com/3184
陕西	西安交通大学医学院第一附属医院	风湿科	蒲 丹	www.91sqs.com/5048
陕西	西安交通大学医学院第一附属医院	风湿科	施秉银	www.91sqs.com/2915
陕西	西安交通大学医学院第一附属医院	风湿科	孙怡宁	www.91sqs.com/11204
陕西	西安交通大学医学院第一附属医院	风湿科	张进安	www.91sqs.com/2913
陕西	西安交通大学医学院第一附属医院	肾内科	冯学亮	www.91sqs.com/2916
陕西	西安交通大学医学院第一附属医院	肾内科	解立怡	www.91sqs.com/4196
陕西	西安交通大学医学院第一附属医院	肾内科	申 燕	www.91sqs.com/4387
陕西	西安交通大学医学院第一附属医院	肾内科	谭 峰	www.91sqs.com/983

地区	医院	科室	医生	医生博客
陕西	西安交通大学医学院第一附属医院	肾内科	张亚莉	www.91sqs.com/4384
陕西	西安解放军323医院	血液科	王黎明	www.91sqs.com/3288
陕西	西安市第四人民医院	肾内科	张莉	www.91sqs.com/4541
陕西	西安市第五医院	风湿科	陈爱琳	www.91sqs.com/10563
陕西	西安市第五医院	风湿科	陈庆平	www.91sqs.com/3264
陕西	西安市第五医院	风湿科	丁景春	www.91sqs.com/154
陕西	西安市第五医院	风湿科	杜鹃丽	www.91sqs.com/2906
陕西	西安市第五医院	风湿科	吉建华	www.91sqs.com/598
陕西	西安市第五医院	风湿科	刘丹	www.91sqs.com/605
陕西	西安市第五医院	风湿科	刘英纯	www.91sqs.com/1805
陕西	西安市第五医院	风湿科	王蔼萍	www.91sqs.com/1398
陕西	西安市第五医院	风湿科	王健	www.91sqs.com/2904
陕西	西安市第五医院	风湿科	王利	www.91sqs.com/606
陕西	西安市第五医院	风湿科	王颖	www.91sqs.com/3345
陕西	西安市第五医院	风湿科	熊秀莲	www.91sqs.com/2910
陕西	西安市第五医院	风湿科	徐鹏刚	www.91sqs.com/1804
陕西	西安市第五医院	风湿科	杨军锋	www.91sqs.com/14969
陕西	西安市第五医院	风湿科	张静	www.91sqs.com/3265
陕西	西安市第五医院	风湿科	张俊莉	www.91sqs.com/1325
陕西	西安市第五医院	风湿科	张薇	www.91sqs.com/602
陕西	西安市第五医院	风湿科	张智	www.91sqs.com/2911
陕西	西安市第五医院	风湿科	周雅婷	www.91sqs.com/2908
陕西	西京医院	临床免疫科	杜望磊	www.91sqs.com/2903
陕西	西京医院	临床免疫科	郭颖华	www.91sqs.com/6286
陕西	西京医院	临床免疫科	冷南	www.91sqs.com/1735
陕西	西京医院	临床免疫科	李英	www.91sqs.com/2898
陕西	西京医院	临床免疫科	刘俊彬	www.91sqs.com/2902
陕西	西京医院	临床免疫科	牛敏	www.91sqs.com/10278
陕西	西京医院	临床免疫科	吴振彪	www.91sqs.com/600
陕西	西京医院	临床免疫科	肖广智	www.91sqs.com/2900
陕西	西京医院	临床免疫科	杨西超	www.91sqs.com/2897
陕西	西京医院	临床免疫科	张惠琴	www.91sqs.com/3244
陕西	西京医院	临床免疫科	朱平	www.91sqs.com/629

地区	医院	科室	医生	医生博客
陕西	西京医院	肾内科	李元勋	www.91sqs.com/11187
陕西	西京医院	肾内科	张 鹏	www.91sqs.com/1076
陕西	延安大学附属医院	风湿科	涂院海	www.91sqs.com/636
上海	长海医院	风湿科	戴生明	www.91sqs.com/1413
上海	长海医院	风湿科	韩星海	www.91sqs.com/55
上海	长海医院	风湿科	施冶青	www.91sqs.com/3120
上海	长海医院	风湿科	张兰玲	www.91sqs.com/2961
上海	长海医院	风湿科	赵东宝	www.91sqs.com/56
上海	长海医院	肾内科	傅 鹏	www.91sqs.com/57
上海	长征医院	风湿科	包 军	www.91sqs.com/3611
上海	长征医院	风湿科	刘 彧	www.91sqs.com/3609
上海	长征医院	风湿科	许 臻	www.91sqs.com/2457
上海	长征医院	风湿科	张立斌	www.91sqs.com/4473
上海	华东医院	肾脏风湿科	叶志斌	www.91sqs.com/664
上海	华山医院	风湿科	吕 玲	www.91sqs.com/11401
上海	华山医院	风湿科	万伟国	www.91sqs.com/3598
上海	华山医院	肾病科	朱彤莹	www.91sqs.com/3596
上海	龙华医院	风湿科	顾军花	www.91sqs.com/3121
上海	龙华医院	风湿科	茅建春	www.91sqs.com/61
上海	龙华医院	风湿科	苏 励	www.91sqs.com/1384
上海	仁济医院	风湿科	戴 岷	www.91sqs.com/4026
上海	仁济医院	风湿科	杜 蕙	www.91sqs.com/4027
上海	仁济医院	风湿科	顾越英	www.91sqs.com/49
上海	仁济医院	风湿科	郭 强	www.91sqs.com/3124
上海	仁济医院	风湿科	胡大伟	www.91sqs.com/3122
上海	仁济医院	风湿科	江尧湖	www.91sqs.com/2972
上海	仁济医院	风湿科	陆敏华	www.91sqs.com/3123
上海	仁济医院	风湿科	王 元	www.91sqs.com/1554
上海	仁济医院	风湿科	张 巍	www.91sqs.com/1556
上海	上海第一人民医院	风湿科	金毓莉	www.91sqs.com/2960
上海	上海第一人民医院	风湿科	魏强华	www.91sqs.com/59
上海	上海第一人民医院	风湿科	杨虎天	www.91sqs.com/2962
上海	上海杨浦区中心医院	肾内科	张 芸	www.91sqs.com/3949
上海	同济医院	风湿科	汤建平	www.91sqs.com/13250

地区	医院	科室	医生	医生博客
四川	成都军区总医院	肾病科	王 涛	www.91sqs.com/4191
四川	成都军区总医院	肾病科	张 凡	www.91sqs.com/4190
四川	成都军区总医院	肾病科	郭东阳	www.91sqs.com/4188
四川	成都军区总医院	中医风湿科	郭明阳	www.91sqs.com/4189
四川	成都市第五人民医院	风湿科	朱 勇	www.91sqs.com/9327
四川	成都市第一人民医院	风湿科	练 颖	www.91sqs.com/3629
四川	成都中医药大学附属医院	风湿科	符小艳	www.91sqs.com/304
四川	广元市人民医院	风湿科	黄 源	www.91sqs.com/4297
四川	乐山市人民医院	风湿科	许 良	www.91sqs.com/3620
四川	凉山州第二人民医院	肾内科	刘志康	www.91sqs.com/3613
四川	四川大学华西医院	风湿科	谭淳予	www.91sqs.com/16751
四川	四川大学华西医院	肾病科	余廷龙	www.91sqs.com/11883
四川	省人民医院	风湿科	龙武斌	www.91sqs.com/3615
四川	宜宾市第二人民医院	肾内科	刘 牧	www.91sqs.com/3590
天津	天津宝坻县医院	肾内科	安自民	www.91sqs.com/651
天津	天津宝坻中医院	骨科	周 新	www.91sqs.com/19877
天津	天津市254医院	肾内科	陶新朝	www.91sqs.com/791
天津	天津市第一中心医院	风湿科	龚宝琪	www.91sqs.com/561
天津	天津市第一中心医院	风湿科	齐文成	www.91sqs.com/167
天津	天津市第一中心医院	风湿科	史玉泉	www.91sqs.com/563
天津	天津市港口医院	肾内科	史 宾	www.91sqs.com/3907
天津	天津中医药大学第一附属医院	风湿科	王 伟	www.91sqs.com/3354
天津	天津医科大学总医院	感染免疫科	李宝全	www.91sqs.com/655
天津	天津医科大学总医院	感染免疫科	李 昕	www.91sqs.com/649
天津	天津医院	风湿科	黄桂芬	www.91sqs.com/231
新疆	新疆医科大学第五附属医院	风湿科	焦 江	www.91sqs.com/7882
新疆	新疆医科大学第一附属医院	风湿科	罗 莉	www.91sqs.com/5872
新疆	新疆医科大学第一附属医院	肾病科	马 昆	www.91sqs.com/5731
云南	云南省中医医院	风湿科	彭江云	www.91sqs.com/5769

地区	医院	科室	医生	医生博客
浙江	东阳市人民医院	肾病风湿科	王 健	www.91sqs.com/324
浙江	杭州市第一医院	内分泌科	马丽珍	www.91sqs.com/4671
浙江	杭州市中医院	肾内科	楼季华	www.91sqs.com/3449
浙江	湖州第三人民医院	风湿科	蒋 峰	www.91sqs.com/2307
浙江	嘉兴市第二医院	血液风湿科	叶 俏	www.91sqs.com/3836
浙江	嘉兴市第一医院	风湿科	王宏智	www.91sqs.com/340
浙江	嘉兴市第一医院	康复科	吴美娟	www.91sqs.com/3614
浙江	解放军117医院	中医风湿科	赵治友	www.91sqs.com/1462
浙江	宁波余姚中医院	肾内科	方亚军	www.91sqs.com/3320
浙江	宁波镇海炼化职工医院	风湿科	毛玉山	www.91sqs.com/1135
浙江	平湖市中医院	骨伤科	戚建弘	www.91sqs.com/3845
浙江	绍兴第二人民医院	风湿科	张 颖	www.91sqs.com/3783
浙江	绍兴市人民医院	内分泌科	俞钟明	www.91sqs.com/2462
浙江	绍兴中医院	中医风湿科	王根荣	www.91sqs.com/318
浙江	省人民医院	风湿科	应振华	www.91sqs.com/204
浙江	省中医院	肾内科	何灵芝	www.91sqs.com/3508
浙江	桐庐县中医院	骨科	金建伟	www.91sqs.com/3842
浙江	温州市第二人民医院	风湿科	李素蘋	www.91sqs.com/1275
浙江	温州市第二人民医院	肾内科	江其泓	www.91sqs.com/3563
浙江	温州医学院附属第二医院	肾内科	周志宏	www.91sqs.com/684
浙江	温州医学院附属第一医院	风湿免疫科	朱小春	www.91sqs.com/677
浙江	温州医学院附属第一医院	骨伤科	吴春雷	www.91sqs.com/5515
浙江	温州医学院附属第一医院	皮肤科	杨 毅	www.91sqs.com/11534
浙江	温州医学院附属第一医院	肾内科	陈朝生	www.91sqs.com/728
浙江	温州乐清第三人民医院	肾内科	汤金龙	www.91sqs.com/4162
浙江	温州乐清人民医院	内分泌科	金 聂	www.91sqs.com/4661
浙江	浙江大学医学院附属第二医院	风湿科	王巧宏	www.91sqs.com/316

地区	医院	科室	医生	医生博客
浙江	浙江大学医学院附属第二医院	风湿科	吴华香	www.91sqs.com/194
浙江	浙江大学医学院附属第二医院	风湿科	薛　静	www.91sqs.com/319
浙江	浙江大学医学院附属第一医院	风湿科	林　进	www.91sqs.com/317
浙江	浙江大学医学院附属第一医院	风湿科	乔崇年	www.91sqs.com/3226
浙江	浙江大学医学院附属第一医院	风湿科	孙德本	www.91sqs.com/3227
浙江	浙江大学医学院附属第一医院	风湿科	徐立勤	www.91sqs.com/314
重庆	重庆医科大学附属第二医院	中医科	李增高	www.91sqs.com/764
重庆	重庆医科大学附属第一医院	肾内科	甘　华	www.91sqs.com/3770
重庆	重庆医科大学附属第一医院	中医科	李荣亨	www.91sqs.com/5695
重庆	重庆医科大学附属第一医院	中医科	荣晓凤	www.91sqs.com/12902
重庆	大坪医院	风湿科	刘重阳	www.91sqs.com/3235
重庆	西南医院	肾内科	余荣杰	www.91sqs.com/4391
重庆	西南医院	中医风湿科	柏干苹	www.91sqs.com/5485
重庆	西南医院	中医风湿科	方勇飞	www.91sqs.com/668
重庆	西南医院	中医风湿科	洪多伦	www.91sqs.com/4410
重庆	西南医院	中医风湿科	李古贵	www.91sqs.com/3767
重庆	西南医院	中医风湿科	李景怡	www.91sqs.com/14389
重庆	西南医院	中医风湿科	王　勇	www.91sqs.com/457
重庆	西南医院	中医风湿科	张荣华	www.91sqs.com/4411
重庆	西南医院	中医风湿科	张绍碧	www.91sqs.com/3768
重庆	新桥医院	风湿科	王儒鹏	www.91sqs.com/5604
重庆	新桥医院	肾内科	冯　兵	www.91sqs.com/10311

感谢以下风湿科专家对本书的最终审校
（按医院名称及医生姓名拼音排序）

地区	医院	科室	医生
上海	长海医院	风湿科	戴生明
上海	长征医院	风湿科	包 军
上海	华山医院	风湿科	吕 玲
上海	华山医院	风湿科	万伟国
上海	龙华医院	风湿科	丁之江
上海	龙华医院	风湿科	顾军花
上海	龙华医院	风湿科	茅建春
上海	仁济医院	风湿科	陈 盛
上海	仁济医院	风湿科	胡大伟
上海	仁济医院	风湿科	江尧湖
上海	仁济医院	风湿科	陆敏华
上海	仁济医院	风湿科	张 巍
上海	上海市第一人民医院	风湿科	付红卫
上海	上海市第一人民医院	风湿科	魏强华
上海	同济医院	风湿科	汤建平
上海	中山医院	风湿科	姜林娣
上海	中山医院	风湿科	於 强

说明：本书籍中部分未标明回答医生的问答由本书编者根据现有医学文献整理补充。

主要参考文献

编写本书过程中,我们曾参考近年出版或发表的医学专著及文献,其中主要参考书籍和文献如下。因编写水平有限,难免会有疏漏,如有个别参考书籍或文献未被列出,请见书后与编者联系,我们会在书籍加印时增补注明。

1. 葛均波,徐永健主编. 内科学. 第 8 版. 北京:人民卫生出版社,2013:808 - 859.
2. 陈国连. 银屑病的合理饮食和护理对策. 检验医学与临床,2013,10(16):2186 - 2187.
3. 赵云,张奉春. 抗风湿药物对生育力、妊娠及哺乳的影响. 中华临床免疫和变态反应杂志,2013,7(2):188 - 192.
4. 宋楠,林春花,赵佩瑚. 功能锻炼在强直性脊柱炎护理中的应用. 护士进修杂志,2011,26(19):1791 - 1792.
5. 中华医学会风湿病学分会. 原发性痛风诊断和治疗指南. 中华风湿病学杂志,2011,15(6):410 - 413
6. 中华医学会风湿病学分会. 干燥综合征诊断及治疗指南. 中华风湿病学杂志,2010,14(11):766 - 768.
7. 中华医学会风湿病学分会. 银屑病关节炎诊断及治疗指南. 中华风湿病学杂志,2010,14(9):631 - 633.
8. 中华医学会风湿病学分会. 强直性脊柱炎诊断及治疗指南. 中华风湿病学杂志,2010,14(8):557 - 559.
9. 中华医学会风湿病学分会. 骨关节炎诊断及治疗指南. 中华风湿病学杂志,2010,14(6):416 - 419.

10. 中华医学会风湿病学分会. 系统性红斑狼疮诊断及治疗指南. 中华风湿病学杂志,2010,14(5):342－346.

11. 中华医学会风湿病学分会. 类风湿关节炎诊断及治疗指南. 中华风湿病学杂志,2010,14(4):265－270.

12. 古洁若. 患强直性脊柱炎,怀孕无须怕. 家庭医生杂志,2010,(23):12－13.

13. 于孟学主编. 风湿科主治医生 1053 问. 第 3 版. 北京:中国协和医科大学出版社,2010:246－258,322－329.

14. 张奉春,张烜主编. 协和风湿免疫病答疑. 北京:中国协和医科大学出版社,2009:191－193.

15. 陈珊莹,吴彼得,连学坚,等. 妊娠合并狼疮性肾炎的诊治. 中国全科医学杂志,2009,12(8):657－659.

16. 鲍春德,吕良敬. 老年系统性红斑狼疮诊治进展. 实用老年医学杂志,2008,22(1):17－20.

17. 陈秋萍,王培光,杨森,等. 儿童系统性红斑狼疮的进展. 国际皮肤性病学杂志,2007,33(6):352－354.

18. 张琳,张伟. 系统性红斑狼疮相关的生物标志物. 中国免疫学杂志,2007,23(9):860－863.

19. 蒋明,DAVID YU,林孝义,等主编. 中华风湿病学. 北京:华夏出版社,2004:1216－1227.

20. 刘嘉玲,鲍春德主编. 风湿病疑难问题. 北京:人民卫生出版社,2004:246－253.

21. 林以环,王俊清. 系统性红斑狼疮伴发精神障碍的护理. 中国民康医学杂志,2004,16(2):123－124.

22. Smolen JS, Landewé R, Breedveld FC, et al. EULAR recommendations for the management of rheumatoid arthritis with synthetic and biological disease-modifying antirheumatic drugs: 2013 update. Ann Rheum Dis, 2014, 73(3):492－509.

23. Firestein GS, Budd RC, Gabriel SE, et al. Kelley's textbook

of rheumatology. 9th ed. Philadelphia, PA: Saunders Elsevier, 2013:1059 – 1330, 1533 – 1573, 1617 – 1657.

24. Moreland LW, O'Dell JR, Paulus HE, et al. A randomized comparative effectiveness study of oral triple therapy versus etanercept plus methotrexate in early aggressive rheumatoid arthritis: the treatment of Early Aggressive Rheumatoid Arthritis Trial. Arthritis Rheum, 2012,64(9):2824 – 2835.

25. Aletaha D, Neogi T, Silman AJ, et al. 2010 Rheumatoid arthritis classification criteria: an American College of Rheumatology/European League Against Rheumatism collaborative initiative. Arthritis Rheum, 2010,62(9):2569 – 2581.

26. van der Kooij SM, Goekoop-Ruiterman YP, de Vries-Bouwstra JK, et al. Drug-free remission, functioning and radiographic damage after 4 years of response-driven treatment in patients with recent-onset rheumatoid arthritis. Ann Rheum Dis, 2009,68(6):914 – 921.

27. Saag KG, Teng GG, Patkar NM, et al. American College of Rheumatology 2008 recommendations for the use of nonbiologic and biologic disease-modifying antirheumatic drugs in rheumatoid arthritis. Arthritis Rheumatism, 2008, 59(6): 762 – 784.

28. Moroni G, Quaglini S, Gallelli B, et al. The long-term outcome of 93 patients with proliferative lupus nephritis. Nephrol Dial Transplant, 2007,22(9): 2531 – 2539.

29. Goekoop-Ruiterman YP, de Vries-Bouwstra JK, Allaart CF, et al. Comparison of treatment strategies in early rheumatoid arthritis: a randomized trial. Ann Intern Med, 2007,146(6): 406 – 415.

30. Hochberg MC, Silman AJ, Smolen JS, et al. Rheumatology.

3rd ed. London: Mosby, 2003:753 - 943.

31. Illei GG, Austin HA, Crane M, et al. Combination therapy with pulse cyclophosphamide plus pulse methylprednisolone improves long-term renal outcome without adding toxicity in patients with lupus nephritis. Ann Intern Med, 2001,135 (4):248 - 257.

32. Gourley MF, Austin HA 3rd, Scott D, et al. Methylprednisolone and cyclophosphamide, alone or in combination, in patients with lupus nephritis. A randomized, controlled trial. Ann Intern Med, 1996,125(7):549 - 557.

33. Austin HA 3rd, Klippel JH, Balow JE, et al. Therapy of lupus nephritis. Controlled trial of prednisone and cytotoxic drugs. N Engl J Med, 1986,314(10):614 - 619.

"手牵手全媒体"简介

手牵手全媒体（网址：www.91sqs.com）是一个专业的医学全媒体平台，包括医学百科、医学图书馆、医患在线交流、医学博客、疾病自我诊断、科室网站、手机医学新闻、医学视频、医学杂志和移动医疗等多种媒体形式，将为医生和患者提供专业的医学服务和便捷的沟通途径。

为了帮助风湿病患者更好地就医和管理疾病，现推荐其中部分媒体工具，如需帮助请垂询客服热线：400-820-5615。

● 手牵手博客

简介：专业的医学博客，已有近12000位医生在网站上开通个人博客，在线回答患者的疾病咨询，是可以信任的医患沟通平台。

网址：http://www.91sqs.com/index_home.php

● "生命新知"微信公众号

简介：汇集最新、最前沿的医学和科技资讯，用专业视野解读医学进展，分享和探究医学新发现，是风湿病患者获取医学资讯的好帮手。

微信号：info91sqs

关注微信方法：请扫描二维码，或"查找公众号"——info91sqs，关注"生命新知"微信公众号。

● "微科室"微信公众号

简介:全国500多家风湿科已在该平台开通科室官网,您可随时获悉科室门诊、医疗服务、病友活动等信息,并与医生进行互动咨询,是风湿病患者就医导航的好助手。

微信号:WKISCN

关注微信方法:请扫描二维码,或"查找公众号"——WKISCN,关注"微科室"微信公众号。

● "风湿咨询中心"微信公众号

简介:汇聚全国知名的风湿科专家,为风湿病患者提供专业的疾病知识查询、疾病自我评估、医患互动咨询等服务,是患者求医问诊和管理疾病的好助手。

微信号:风湿咨询中心

关注微信方法:请扫描二维码,或"查找公众号"——风湿咨询中心,关注"风湿咨询中心"微信公众号。

图书在版编目(CIP)数据

风湿病问答集锦/肖飞主编. —上海:复旦大学出版社,2014.6
("医患和谐"丛书)
ISBN 978-7-309-10531-5

Ⅰ.风… Ⅱ.肖… Ⅲ.风湿病-诊疗-问题解答 Ⅳ.R593.21-44

中国版本图书馆 CIP 数据核字(2014)第 068320 号

风湿病问答集锦

肖　飞　主编
责任编辑/魏　岚

复旦大学出版社有限公司出版发行
上海市国权路 579 号　邮编:200433
网址:fupnet@ fudanpress.com　http://www.fudanpress.com
门市零售:86-21-65642857　　团体订购:86-21-65118853
外埠邮购:86-21-65109143
扬中市印刷有限公司

开本 890×1240　1/32　印张 12.5　字数 307 千
2014 年 6 月第 1 版第 1 次印刷
印数 1—11 000

ISBN 978-7-309-10531-5/R·1377
定价:40.00 元